全国高职高专药学类专业规划教材（第三轮）

中药材产地加工技术

（供中药材生产与加工、中药学、中药制药专业用）

主　编　易东阳　熊　凯

副主编　陈玉秀　赵启苗　史俊卿　李　珍

编　者　（以姓氏笔画为序）

史俊卿（渭南职业技术学院）

成小璐（毕节医学高等专科学校）

朱　艳（贵州健康职业学院）

李　珍（漳州卫生职业学院）

陈玉秀（湖南食品药品职业学院）

易东阳（重庆市中药研究院）

郑　雷（四川中医药高等专科学校）

赵启苗（辽宁医药职业学院）

祖文宇（重庆三峡医药高等专科学校）

黄敏桃（广西生态工程职业技术学院）

黄燕秋（广东江门中医药职业学院）

鹿　君（重庆化工职业学院）

熊　凯（重庆万力药业有限公司）

中国健康传媒集团

中国医药科技出版社·北京

内 容 提 要

本教材为"全国高职高专药学类专业规划教材（第三轮）"之一，根据本课程教学大纲的基本要求和课程特点编写而成，内容上涵盖中药材产地加工、植物类道地药材采收加工、其他各类药材采收加工及产地鲜加工、中药材的包装与仓储等。本书具有以下特点：按照产区对中药材产地加工进行分类介绍，有良好的行业适应度；挖掘了部分传统工艺，体现了继承性，又注重融入新时代、新政策、新技术对中药材产地加工的新要求和新趋势。本教材为书网融合教材，即纸质教材有机融合电子教材、教学配套资源（PPT、微课、视频、图片等）、题库系统、数字化教学服务（在线教学、在线作业、在线考试），使教学资源更加多样化、立体化。

本教材主要供全国高等职业院校中药材生产与加工、中药学、中药制药专业师生教学使用，也可作为中医药相关行业培训用书。

图书在版编目（CIP）数据

中药材产地加工技术 / 易东阳，熊凯主编. -- 北京：
中国医药科技出版社，2025. 8. -- ISBN 978-7-5214
-5297-6

Ⅰ. R282.4

中国国家版本馆 CIP 数据核字第 20256ET758 号

美术编辑　陈君杞
版式设计　友全图文

出版　**中国健康传媒集团** | 中国医药科技出版社
地址　北京市海淀区文慧园北路甲 22 号
邮编　100082
电话　发行：010 - 62227427　邮购：010 - 62236938
网址　www. cmstp. com
规格　889mm × 1194mm $\frac{1}{16}$
印张　13
字数　381 千字
版次　2025 年 8 月第 1 版
印次　2025 年 8 月第 1 次印刷
印刷　北京盛通印刷股份有限公司
经销　全国各地新华书店
书号　ISBN 978-7-5214-5297-6
定价　**49. 00 元**

版权所有　盗版必究
举报电话：010 - 62228771
本社图书如存在印装质量问题请与本社联系调换

获取新书信息、投稿、为图书纠错，请扫码联系我们。

数字化教材编委会

主　编　易东阳　熊　凯

副主编　陈玉秀　赵启苗　史俊卿　李　珍

编　者　（以姓氏笔画为序）

史俊卿（渭南职业技术学院）

成小璐（毕节医学高等专科学校）

朱　艳（贵州健康职业学院）

李　珍（漳州卫生职业学院）

陈玉秀（湖南食品药品职业学院）

易东阳（重庆市中药研究院）

郑　雷（四川中医药高等专科学校）

赵启苗（辽宁医药职业学院）

祖文宇（重庆三峡医药高等专科学校）

黄敏桃（广西生态工程职业技术学院）

黄燕秋（广东江门中医药职业学院）

鹿　君（重庆化工职业学院）

熊　凯（重庆万力药业有限公司）

出版说明

全国高职高专药学类专业规划教材，第一轮于2015年出版，第二轮于2019年出版，自出版以来受到各院校师生的欢迎和好评。为深入学习贯彻党的二十大精神，落实《国务院关于印发国家职业教育改革实施方案的通知》《关于深化现代职业教育体系建设改革的意见》《关于推动现代职业教育高质量发展的意见》等有关文件精神，适应学科发展和高等职业教育教学改革等新要求，对标国家健康战略、对接医药市场需求、服务健康产业转型升级，进一步提升教材质量、优化教材品种，支撑高质量现代职业教育体系发展的需要，使教材更好地服务于院校教学，中国健康传媒集团中国医药科技出版社在教育部、国家药品监督管理局的领导下，组织和规划了"全国高职高专药学类专业规划教材（第三轮）"的修订和编写工作。本轮教材共包含39门，其中32门为修订教材，7门为新增教材。本套教材定位清晰、特色鲜明，主要体现在以下方面。

1. 强化课程思政，辅助三全育人

贯彻党的教育方针，坚决把立德树人贯穿、落实到教材建设全过程的各方面、各环节。教材编写将价值塑造、知识传授和能力培养三者融为一体。深度挖掘提炼专业知识体系中所蕴含的思想价值和精神内涵，科学合理拓展课程的广度、深度和温度，多角度增加课程的知识性、人文性，提升引领性、时代性和开放性，辅助实现"三全育人"（全员育人、全程育人、全方位育人），培养新时代技能型创新人才。

2. 推进产教融合，体现职教特色

围绕"教随产出、产教同行"，引入行业人员参与到教材编写的各环节，为教材内容适应行业发展献言献策。教材内容体现行业最新、成熟的技术和标准，充分体现新技术、新工艺、新规范。

3. 创新教材模式，岗课赛证融通

教材紧密结合当前实际要求，教材内容与技术发展衔接、与生产过程对接、人才培养与现代产业需求融合。教材内容对标岗位职业能力，以学生为中心、成果为导向，持续改进，确立"真懂（知识目标）、真用（能力目标）、真爱（素质目标）"的教学目标，从知识、能力、素养三个方面培养学生的理想信念，提升学生的创新思维和意识；梳理技能竞赛、职业技能等级考证中的理论知识、实操技能、职业素养等内容，将其对应的知识点、技能点、竞赛点与教学内容深度衔接；调整和重构教材内容，推进与技能竞赛考核、职业技能等级证书考核的有机结合。

4. 建新型态教材，适应转型需求

适应职业教育数字化转型趋势和变革要求，依托"医药大学堂"在线学习平台，搭建与教材配套的数字化课程教学资源（数字教材、教学课件、视频及练习题等），丰富多样化、立体化教学资源，并提升教学手段，促进师生互动，满足教学管理需要，为提高教育教学水平和质量提供支撑。

前言 PREFACE

中药材产地加工技术在我国传承已久，一直属于中药材生产的重要内容。随着《中华人民共和国中医药法》的实施，中药材产地加工技术越来越受到重视，《"十四五"中医药发展规划》明确提出"制定中药材采收、产地加工、野生抚育及仿野生栽培技术规范和标准""健全中药材种植养殖、仓储、物流、初加工规范标准体系"，并将"研发中药材种植、采收、产地加工装备"列入中药质量提升工程专栏。2022 年，教育部发布了新修订的《职业教育专业简介》，根据该专业简介，"中药材产地加工技术"是中药材生产与加工专业的专业核心课程。上述新动态对高职高专中医药类专业的课程建设产生了深远影响。

为促进高等职业教育人才培养，满足经济社会发展实际需要，推动中医药高职高专教育的发展，培养中医药高级技术技能型人才，本教材坚持"三基、五性、三特定"原则，按照中药材产地加工的工作要求，精简理论讲述，满足中药种植员、中药购销员等中药相关职业的岗位能力、素质培养要求，在内容、章节组织和编写方面进行了创新。本教材分 4 个模块，包括 17 个项目，主要内容包括中药材产地加工、植物类道地药材采收加工、其他各类药材采收加工及产地鲜加工、中药材的包装与仓储。本教材参考《中华人民共和国药典》（简称《中国药典》）（2025 年版）进行编写。

全书共 17 个项目，分别由 13 位老师通力合作编写完成：项目一、项目十五由易东阳编写；项目二由鹿君编写；项目三由朱艳编写；项目四、项目十三由赵启苗编写；项目五由祖文宇编写；项目六由黄敏桃、李珍编写；项目七、项目十四由陈玉秀编写；项目八、项目十一由黄燕秋编写；项目九由郑雷、成小璐编写；项目十由史俊卿编写；项目十二由黄敏桃编写；项目十六、项目十七由熊凯编写。

本教材参考了部分专家、学者的文献资料，在此向相关文献作者、机构及专家学者表示衷心感谢。

本书参考了部分专家、学者的文献资料，在此一并表示衷心感谢。本书引用的《中国药典》内容均为 2025 年版。同时因编者水平有限，疏漏不足之处在所难免，恳请广大师生及读者提出宝贵意见，以便我们不断完善。

编　者
2025 年 4 月

CONTENTS 目录

模块一　认识中药材产地加工

模块二　植物类道地药材采收加工

模块三　其他各类药材采收加工及产地鲜加工

模块四　中药材的包装与仓储

中药材产地加工技术是指在中医药理论指导下，为满足医疗、调配和制剂的需要，对作为中药材来源的植物、动物、矿物及菌物进行采收、加工与仓储处理的技术。其主要任务是在继承传统中药材产地加工理论和技术基础上，运用现代科学理论与方法进行研究，以弄清理论，改进方法，提高加工效率及中药材质量，更好地为中药现代化工程和人类医疗保健事业服务。

项目一　认识中药材产地加工的起源与发展

PPT

学习目标

知识目标：通过本项目学习，应能掌握中药材产地加工技术的概念；熟悉中药材产地加工技术的基本内容和历史论述；了解中药材产地加工技术的起源与发展。

能力目标：能运用中药材产地加工技术的概念、内容与历史等理论知识，进行对中药材产地加工技术的概念、内容与相关文化的解释。

素质目标：通过本项目学习，树立中医药文化自信，提高中药材产地加工技术能力。

情境导入

情境：人类在长期的生活实践中发现，食用某些动植物可以充饥，有些会中毒，而有些动植物的全体或某一部分可使某些疾病得以康复。这些知识、经验的积累，通过最初的口传心授，到使用文字加以记载，代代相传，形成了我国独特的中药。同样为了食用方便，人们将可食的动植物进行处理，诸如洗涤、劈成小块、截断等操作也应用于药材的简单加工，这是药材产地加工的启蒙。火的发现变生食为熟食，熟食的方法用来处理药材，不仅方便应用，而且便于干燥贮藏、交流，形成了初级的药材产地加工。随着社会的发展和技术的进步，人类从使用石器到使用金属器具，药材加工方法和经验逐渐增加，慢慢形成了一套药材加工技术和方法。

思考：中药材产地加工是怎么形成的？

中药材产地加工又称中药材初加工或中药材加工。早期文献称之为"采造""采治""采药""收采""采取"，现代文献一般称之为采制、采集、加工。中药材产地加工主要按药材商品规格的要求进行加工，多在原产地进行，属原药材生产范围。内容包括三部分：原药材的适时采收、原药材的产地加工，以及为适应医疗保健需要进行的产地加工后药材的进一步加工处理。

任务一　认识中药材产地加工技术的历史沿革

中药材的产地加工是随着中药的使用而产生的，我国有文字记载的中药材采收和加工大约始于春秋战国时代，《灵枢·邪客》记载"半夏汤"用"制半夏"，即用水浸半夏或热水煮半夏。《礼记·

月令》云"孟夏月也……聚蓄百药",说明人们已经学会在初夏季节采集与贮存药材,这也是有关药材采集的最早文献记载。《诗经》是我国第一部诗歌总集,在全书所收的三百多篇诗歌中,记载了大量的植物、动物,其中也记载了一些植物的采集、产地等。如《国风》篇中"春日迟迟,采蘩祁祁""八月剥枣""八月断壶",分别指出了白蒿、大枣、葫芦的采集季节。说明这一时期,我们的祖先就已经有了采集药材方面的知识。

西汉帛书《五十二病方》是现已发现的我国最早的方书,书中在记述了一些方剂的煎煮法、服药时间、服药次数、禁忌的同时,还记述了一些药材的采集、收藏方法。如该书中有"咀莲"而涂之的记载,即将药嚼烂涂患处之意。

我国最早的药学专著《神农本草经》系统地总结了秦汉以前本草学发展的成就和民间用药经验,也记述了有关中药材采收和加工的基本法则,如在其《序列》中指出"药有……有毒无毒,阴干暴干,采造时月,生熟,土地所出,真伪新陈,并各有法"。其中,"阴干""暴干"是指产地加工,"采造时月"是指采收时间、季节。同时期还出现了中药材采收加工专著《桐君采药录》,全书大约收载了12种加工炮制方法,如:硝石"炼之如膏"。

《伤寒论》和《金匮要略》两书共载药183种,其中有73种都有药材加工与炮制,如药材的纯净方法有去污、去芦、去节、去毛、去皮、去皮尖、去核、去翅足、去足等。还有将药材制成咀、片、段,而用斩、折、挫、切、削、碾等方法。又如采用浸泡法,如海藻洗去咸,泽漆洗去腥,半夏热汤洗去滑沫,百合浸泡去白沫,赤小豆发芽,酒浸大黄,醋浸泡乌梅等,初步反映了中药材采收和加工的基本内容。

魏晋南北朝时期的《吴普本草》在《神农本草经》基础上,体例上增设了采药时间,对大多数药材的采药时间都有了明确的规定。而同时期的《名医别录》对药材的异名、产地、采收时间和采收条件等叙述更为具体。梁代陶弘景所著的《本草经集注》收载药物730种,是在《神农本草经》基础上整理补充所成,该书十分强调药材的采收与加工,每药项下除对原有的性味、功能与主治有所补充外,还增加了产地、采集时间和加工方法等内容,对中药材采收和加工作出了历史性的贡献。南朝刘宋时代的雷敩总结了前人的药材加工处理技术,撰写出《雷公炮炙论》,此书分为上、中、下三卷,不仅内容丰富而且颇多发明,主要有蒸、煮、炒、焙、炮、炙、燀、浸、飞等。如浸有盐水、蜜水、米泔水、浆水、醋浸和药汁浸等方法;炙有蜜炙、酥蜜炙、猪脂炙、黄精汁浸炙等;煮有盐水煮、甘草水煮、乌豆汁煮等;蒸有清蒸、酒蒸、黄精汁蒸、生地汁蒸、药汁蒸等。但该书已失传,主要散见于《证类本草》和《本草纲目》。至清末由张骥辑成《雷公炮炙论》,虽托其名,但并非原来面目,该书对后世中药材采收、加工与炮制发展亦产生极重要影响,书中所载的某些加工炮制方法,至今尚有重要参考价值。

唐代苏敬等修订的《新修本草》是世界上最早的药典,在其"本草"部分就有产地、采收等内容,也很重视中药材的采收加工,指出"离其本土,则质同而效异;乖于采摘,乃物是而实非"。该书还收载了很多药材加工与炮制方法,如煨、燔、作豉、作大豆卷等;对矿物类中药的加工方法亦有记载,内容较以前的著作更为丰富。孙思邈所著的《备急千金要方》是我国最早的临床应用百科全书,也载有羚羊角加工"须末如粉",又提出"烧成炭"便于粉碎等方法;对中药乌头以"姜汁煮"。孙思邈在《千金翼方》中记载了238种中药材的采集时间,并指出中药材采集时间、干燥方法、贮藏期限等与质量的关系。"夫药采取,不知时节,不以阴干、暴干,虽有药名,终无药实。故不依时采取,与朽木不殊,虚费人工,卒无神益"。《备急千金要方》和《千金翼方》中还出现了"药出州土""采药时节"和"药藏"等专论内容,并指出"凡药,皆须采之有时日,阴干、暴干,则有气力。若不依时采之,则与凡草不别,徒弃功用,终无益也"。《外台秘要》对中药昆布则记曰"白末汁浸一宿,洗去咸味"。证明唐代中药材采收加工技术已达到了较高水平。

宋代政府组织了全国药材大普查，又下令向全国征集各州郡所产药材标本及实图，标明开花结实、收集季节及功用，并将集中起来的药材标本和药图加以研究整理而成《本草图经》，收载的每味药都有药图和注文两部分，注文内容丰富，其中也包括药材的采收、加工等内容。而后出现的《本草衍义》中也将有关采收内容作为药材的论述内容之一。《太平惠民和剂局方》设有专章，提出药物要"依法炮制""修制合度"，现在的水飞、醋淬、纸煨、蒸、炮、炒等均与该书所列方法相似。

金元时期李东垣的《用药法象》中指出"凡诸草木昆虫，产之有地，根叶花实，采之有时；失其地，则性味少异，失其时，则性味不全"。强调了中药材的产地及采收时间对中药材的影响。该书还论述了炮制理论，认为药物"大凡生升熟降。大黄须煨，恐寒则损胃气，至于川乌、附子，须炮以制毒也"。

《本草品汇精要》是明代的大型官修本草，材料收集广博，具体药物条下的内容分二十四则叙述，其中"地：载出处也""时：分生、采也""收：书蓄法也"，三则分述各药地道产区、生长时月、采集季节及干燥方法。李时珍的《本草纲目》可谓一部内容丰富、影响深远的医学巨著，载药1892 种，对每种药材的性味、产地、形态、采集、炮制、药理、配方等也都详加叙述，是 16 世纪以前中国人民用药经验和药学知识的总结，也是药材采集加工的重要文献。"生产有南北，节气有早迟，根苗异收采，制造异法度"，书中每药专列"修治"一项，不仅阐述各药加工炮制方法，还运用中医理论加以说明其道理。《本草蒙筌》总结出中药采制的原则，并专列"出产择地土""采收按时月""藏留防耗坏"等采收加工专论，曰"实已熟，味纯；叶采新，力倍"。《救荒本草》收载了可供荒年食用的植物 414 种，每种植物按名称、产地、形态、性味、加工烹调法等依次论述，另辟"救饥"一项，说明其可供采集的部分。《炮炙大法》在南北朝时期《雷公炮炙论》的基础上提出著名的"炮、爁、煿、炙、煨、炒、煅、炼、制、度、飞、伏、镑、揉、晒、曝、露"十七大法，被称之为"炮制十七法"。同时叙述了 439 种药物的炮制方法，也述及了产地、采集时节等内容（图 1-1）。

清代，张仲岩将历代各家有关药材加工炮制的记载予以综合归纳而撰成《修事指南》，该书叙述了各药加工炮制方法，在理论上对加工炮制辅料的作用与运用颇有见地。如"吴萸汁制，抑苦寒，而扶胃气；猪胆汁制，泻胆火而解肝郁……"还对炒与炙的作用差别加以论述"炙者取中和之性，炒者取芳香之性……"

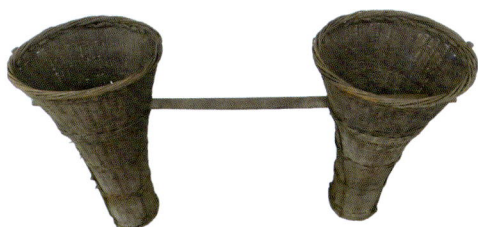

图 1-1　古代上山采药挑子

中华人民共和国成立后，在鼓励使用中医中药政策的指导下，政府和医药管理部门十分重视中药材采收、加工和炮制的整理与研究工作，先后出版《中药炮制经验集成》《历代中药炮制资料辑要》《历代中药炮制法汇典》等，将散落在民间和历代文献中的中药材采收和加工、炮制方法进行了系统整理。20世纪 50 年代出版的《中药志》《中药材手册》《药材学》等对传统中药材采收和加工技术的基本内容和方法进行了整理，各中药品种设产地、产季、加工方法、贮藏等条目。各地方性"药材志"中也将各药材的主产区、采收、加工、贮藏保管等加工学内容编入其中。20 世纪 70 年代出版的《中药大辞典》共收载中药 5767 种，每药项下也有基源、栽培、采集、制法等内容。这一时期又相继出版了有关中药材采集的著作，如《常用中药材采集法》《采药参考手册》等。20 世纪 80 年代出版的《中国药用植物栽培学》《中国道地药材》《中药材及鉴别手册》《中药采集收购鉴别手册》等对中药材的采收加工技术进行了较系统的总结。20 世纪 90 年代出版的《中药现代研究与应用》《中国药材学》《中国药材商品学》等对中药材采集加工设专章讨论并收集了国内外有关中药材的产地、采收等方面的研究进展。同期各省市地区还编辑出版了"药材加工炮制规范"类图书。

进入 21 世纪，随着中药学科的不断发展，以及新技术的交叉渗透，相关著作如《中华本草》

《新编中药志》《中药采制与炮制技术》等，均收载有中药材采收和加工内容或反映其现代研究新进展。目前，中药学科不断向深度和广度发展，有关中药材采收和加工研究也取得了一定成绩，如人参、附子、川贝母、黄连等。但总体来说，有些研究成果与传统观点有出入，还有许多工作要做。因此，《"十四五"中医药发展规划》明确提出"制定中药材采收、产地加工、野生抚育及仿野生栽培技术规范和标准"和"健全中药材种植养殖、仓储、物流、初加工规范标准体系"，并将"研发中药材种植、采收、产地加工装备"列入中药质量提升工程专栏。希望以此能带动中药材采收加工方面的研究。随着中药材生产规范化进程的不断发展，中药材采收和加工研究已受到人们普遍重视，其研究必将深入，其工艺必将规范。

过去中药材采收和加工炮制处于手工业状态，随着社会生产力的发展和科学技术的进步，中药材采收、加工与炮制已走向机械化，如滚筒式洗药机、高压水冲式洗药机、去皮机、镑片机、切片机、电动滚筒式炒药锅、药材烘干机、微波干燥机等的应用。

在教学方面，我国很多高等职业院校与专科院校目前已开设中药材生产与加工、中草药栽培技术等中药材生产类新专业，并将《中药材产地加工技术》设为该类专业的必修课。把本课程纳入高等农林及中医药学教育，将带动该学科不断向纵深发展。

提高中药质量的工作是一项系统工程，中药质量包括中药材质量、中药饮片质量和中成药质量，而中药材质量又直接影响到中药饮片质量进而影响中成药质量。因此，应重视中药材采收和加工的研究工作。

任务二 认识中药材产地加工技术的基本内容

一、中药材采收技术

中药材采收技术包括适宜药材采收时间的确定，药材采收的各种方法，不同用药部位中药材采收的一般原则等。中药材主要来源于药用植物、药用动物和药用菌物，其自身具有各自的生长和发育的周期规律。中药材起疗效作用的物质基础是其内部含有的代谢产物，也就是通常所说的药效成分。这些药效成分在药用生物体内不是一成不变的，不同的种子种质、产地、生态环境、培育方法以及不同的采集年限、采收季节、采收时间、采收的器官部位、采收的方法均会影响其含量，进而影响药材的质量和药效作用的发挥。

二、中药材产地初加工技术

中药材产地加工包括产地加工的一般方法和各类中药材加工的一般原则。中药材产地初加工应按照《中药材生产质量管理规范》的要求，运用现代科学技术手段，对中药材采收和加工前后进行化学成分与药理及临床比较试验，在继承整理的基础上，"去粗取精""去伪存真"，淘汰一些不符合科学的加工方法，丰富现代中药材采收和加工的理论。

三、中药材采收和加工的新方法、技术和设备

中药材采收和加工在继承传统采收加工技术的基础上，应不断创新新技术、新方法和新设备，保证中药材的质量，以使中医用药安全有效、中药材质量稳定可控。现代科学和技术的发展使中药材的加工工艺和技术有了长足的进步。药材加工设备的发明和革新，极大地提高了加工效率，降低了劳动

强度。在探索新的加工方法和加工技术时，可在多种传统方法与技术途径中进行比较试验，选出切实可行、行之有效的先进方法和技术，同时研究减少中药材农药残留和重金属超标的初加工技术，制定出统一的中药材采收和加工的新工艺和标准操作规程。

四、中药材的包装、贮藏和保管

中药材的包装、贮藏和保管也是关乎中药材质量的一个重要环节，需要引起人们重视。实际上每年由于药材的包装、贮藏和保管不当造成的药材失效等损失很大。若包装、贮藏和保管方式不规范，极易引起二次污染，影响人的健康。中药材的有效期不同于保质期，并非指直到药材腐坏和霉变的这段时期。事实上，中药材也是药物，即便是保存得当，外观和气味变化不大，其内部成分在较长时间后也会出现散逸和变化，其疗效也会逐步降低。因此，在对于药材包装、贮藏环节的考察中，必须结合其化学成分变化进行多因素分析，得出科学合理的有效期。

五、其他中药材产地加工

随着现代科学技术的发展和社会进步，中药的应用方式也在扩展，中药材从单纯的用作中药材、中药饮片的原料，发展到作为中药提取物、药食两用食品、保健品、化妆品等原料，中药材产地加工也相应发展到产地的中药提取物生产、食品生产等深加工形式，尤其是药食两用食品的产地加工形式多样、内容丰富，是中药材产地加工的一个新兴方向。

◆ 知识链接

中药材产地加工的研究方法

中药材产地加工的研究方法：①传统经验和文献整理研究。主要有实地调研和文献整理 2 种途径，其中实地调研可采用拜师学艺的方式进行，掌握不同地区特色加工方法和经验，这是研究中药材采收和加工的基础。中药材采收和加工起源于古代，通过文献学研究方法了解其加工历史沿革，这是中药加工学研究不可缺少的一种手段。②化学成分分析研究方法。中药不同的生长年限、采收季节、采收时间、采收方法及加工方法都会对中药材所含的有效成分有影响，从而对中药的临床疗效产生影响。因此，研究上述因素对中药材有效成分产生的影响将有助于阐明加工原理、评价加工方法和指导加工方法的改进，同时上述研究也将是制定中药材质量标准的依据。③多学科综合研究方法。中药材采收加工技术涉及面较广，在上述研究方法的基础上，运用生物学、药理学、工艺学、生物化学、微生物学、计算机技术等多学科的近代科学技术，对中药材采收和加工的理论、方法、工艺等进行研究，可在传统方法与技术途径中进行比较研究，优选出切实可行并行之有效的先进方法与技术，制订出统一、规范的中药材采收和加工新工艺。

◆ 目标检测

答案解析

一、单项选择题

1. 以下有关药材采集记载的最早文献是（　）

　　A.《灵枢·邪客》　　　　B.《礼记·月令》　　　　C.《五十二病方》

　　D.《神农本草经》　　　　E.《伤寒论》

2. 以下属于中药材采收加工专著的文献是（ ）

    A.《神农本草经》   B.《新修本草》   C.《唐本草》

    D.《桐君采药录》   E.《伤寒论》

3.《唐本草》又名（ ）

    A.《神农本草经》   B.《证类本草》   C.《大观本草》

    D.《吴普本草》   E.《新修本草》

4. 提出"凡诸草木昆虫，产之有地，根叶花实，采之有时；失其地，则性味少异，失其时，则性味不全"论述的文献是（ ）

    A.《神农本草经》   B.《证类本草》   C.《新修本草》

    D.《本草蒙筌》   E.《用药法象》

5. 提出"药有……有毒无毒，阴干，暴干，采造时月，生熟，土地所出，真伪新陈，并各有法"论述的文献是（ ）

    A.《神农本草经》   B.《证类本草》   C.《新修本草》

    D.《本草蒙筌》   E.《用药法象》

二、简答题

1. 简述中药材产地加工的概念。

2. 简述中药材产地加工技术的基本内容。

（易东阳）

书网融合……

                    重点小结   习题

项目二 中药材采收知识准备

PPT

学习目标

知识目标： 通过本项目学习，应能掌握中药材采收的一般原则和方法；熟悉中药材采收的目的；了解中药材采收中的注意事项。

能力目标： 能运用中药材现代采收原则选择适宜的采收方法，具有对中药材采收原则与方法等具体问题的理解和分析能力。

素质目标： 通过本项目学习，树立对于保证中药质量、保障临床用药安全的意识，帮助提升中药质量安全观念。

情境导入

情境： 我国劳动人民在长期的生产实践中积累了丰富的中药材采收经验。如"当季是药，过季是草""春采茵陈夏采蒿，秋天上山挖桔梗，及时采收质量高，知母黄芩全年刨，唯有春秋质量高""九月中旬采麻黄，十月山区五味找"等谚语，还有总结各类药材采收经验的民间采药歌，如"含苞待放采花朵，树皮多在春秋剥，秋末初春挖根茎，全草药物夏季割，色青采叶最为好，成熟前后摘硕果"。

思考： 1. 中药材的采收时间对中药材质量会有什么样的影响？
2. 中药采收人员应该具有什么样的职业精神和素养？

任务一　认识中药的采收

中药材的采收是指在中医药理论指导下，对药用植物、动物及矿物的入药部位进行采集的方法和技术。由于动植物在不同的生长发育阶段其入药部位所含的有效成分和有害成分各不相同，因此中药的采收时间和方法在很大程度上会影响中药的质量，故药材的采收必须在适合时节。孙思邈曾在《千金要方》云"早则药势未盛，晚则盛势已歇"，强调了中药材依时采收的重要性。

中药材的采收方法和时间是否合理，直接影响到中药材品质的优劣和药效的高低。因此判断中药材采收是否恰当，主要考虑采收方法和采收时间两个因素。

一、中药材适宜采收的器官发育形态指标

在对动植物中药材进行采收时，其入药部位应该是成熟的器官。与药用动植物的生理成熟强调能延续动植物生命为标准不同的是，中药材采收时的器官成熟指标主要强调其符合药用标准。因此，药用部位器官的成熟与动植物生理成熟有些是相同的，有些是不同的。很多以花入药的中药材，如辛夷、玫瑰花、丁香等均是以花蕾入药，当其达到生理成熟的全开放的花朵时反而不能入药；果实类药材中也有类似的情况，比如青皮和枳壳也是以未成熟的果实或未成熟的果实的果皮入药。药用部位器官是否成熟，从外观性状上比较容易判断，但是对于其内在质量，尤其是有效成分的含量是否达到药

用标准则很难判断。在长期的生产实践和观察中发现，可以通过其药用部位的生长发育和形态等方面在生长过程中表现出来的一定特征来判断药用器官的成熟程度，以此来确定药材适宜的采收时期从而达到合理采收的目的。药用植物器官达到成熟程度的采收标志因其种类、药用部位的不同而有很大的差别。如种子类药用植物大部分在种子完全成熟时进行采收最为合理，但也有特例，枳实的采收就以绿色幼小的果实为适宜的采收标志。

二、中药材适宜采收时间

1. 中药材采收时间与其品质的关系 在长期的生产实践中发现，对于多年生的草本药用植物来说，其生长年限不同，药用有效成分的含量也不一样，因此药材的生长年限对于中药材的质量优劣有很大影响。中药材的采收年限即收获年限，是指播种（或栽植）到采收所经历的年数。药材收获年限的长短主要取决于药用植物自身特性、环境因素和药材品质要求三个方面。根据药用植物品种不同，中药材的收获年限有1年收获、2年收获、多年收获和连年收获等，有的中药材一年还可收获数次。

我国地域辽阔，自然气候差异较大，中药材生长地区分布广泛，种类繁多，每种药用动植物及矿物在其生长发育或形成的各个阶段差异较大，因此所含有效成分的含量也存在很大差别。如果不采用合理的时间和方法对药物进行采收，会影响药材的质量和疗效。中药材的采收时间和采收方法直接影响中药材的产量、质量和收获效率，其中采收时间的影响最大。合理适时的采收，对于保证中药材的品质和产量有很重要的意义，对于保护药用资源尤其是野生药用资源的可持续发展和利用也有很深远的意义。

2. 中药材适宜采收期的确定 中药材的采收考虑药材质量和药材产量这两方面，一方面是要求入药部位的药性及有效成分的含量符合药用标准；二是要求入药部位器官已经达到成熟程度。而不同的药用动植物在不同生长发育阶段，其有效成分的含量不同，同时也受地理环境、气候、土壤等多种因素的影响。因此中药材的采收期的确定，不但与季节有关，也与中药材的种类、药用部位有关。

除此之外，确定中药材适宜的采收期，不仅要考虑到中药材的品质和产量，也要考虑在动植物生长发育的不同阶段药用部位有效成分和毒性成分含量的动态积累规律，以及与时间、空间变化的相关性规律，以此来确定最适宜的采收时期。在实际生产过程中，必须严格按照药典的要求，来确定中药材合理的采收期。

对于每一种药用动植物来说，药材的产量与其有效成分、毒性成分含量这两个指标的变化规律有些是同步的，有些是不同步的，所以必须根据每种中药材的具体情况进行细致的分析，以确定最适宜的采收期。可以通过绘制含量与产量对时间的曲线图，通过曲线图的交点来寻找最适宜采收期。如薄荷药用部位为全草，叶在药材中的所占比重较大，经研究表明，叶的产量高峰期在开花后，而其有效成分挥发油的含量在花蕾期最高。以时间为横坐标，在同一坐标上绘制产量高峰曲线图和含量高峰曲线图，两曲线交点所对应的时间点，即为适宜采收期。另外，对于既含有效成分又含毒性成分的某些中药材，在采收时还应特殊考虑，要充分考虑药用部位的产量、有效成分和毒性三者随季节的变化规律，综合考虑以确定最适宜采收期。

3. 采收时间 中药材入药部位不同，采收时间差别很大。

（1）根及根茎类 一般情况下，大多数的根及根茎类药材是在药用植物已经停止生长或者已近枯萎的秋季及冬季进行采收，也有部分在次年早春萌芽前进行采收。此时植物的营养成分大部分都储藏在根及根茎内，有效成分的含量较高，如大黄、人参等多年生草本药用植物。以根及根茎入药的中药材，采收时还应注意其采收年限，如人工种植的园参要在栽培后5~6年才能采收，此时药材药物部位内活性成分才富集到可采收的程度。对于具体品种的采收时间，需要结合药材的品种、生长特性和生长情况来定。另外还需要特别注意的是，有些中药材要在植株抽薹开花前进行采收，如当归、白芷等。

（2）茎木类　一般在秋、冬季落叶或初春萌芽前进行采收。木质的藤本植物应在全株枯萎后或秋冬至早春前进行采收。如忍冬藤、络石藤等，但有些高大乔木类药材，如沉香、降香、苏木等也可全年采收。

（3）皮类　皮类药材包括树皮、枝皮和根皮。树皮、小枝皮类一般在春末夏初进行采收，此时树木生长旺盛，有效成分含量较高，且此时皮层与木质部较易剥离，形成层分裂快，利于伤口愈合，如厚朴、肉桂、杜仲、秦皮、地骨皮等。而在盛夏时期一般不对此类药材进行采收，一是此时期属于植株的旺盛生长期，对于水和其他营养物质的需求量大，有效成分含量较低，二是此时采收后由于水和营养物质供给量的减少，植株死亡的情况较为频发。为实现中药材资源可持续发展及利用，部分药材如杜仲和黄柏可采用环剥技术。根皮类药材多在秋季进行采收，如苦楝皮、牡丹皮。

（4）叶类　一般在植物枝叶茂盛、花蕾含苞待放或初开、果实成熟前采收。此时药用植物叶有效成分含量高。少数品种因临床需要在经霜后进行采收，如桑叶要在经霜打后才能采收。有的品种一年当中可以多次采收，如枇杷叶、大青叶等。

（5）花类　花类药材的采收期，因药用植物种类与入药部位不同而有较大差别。大多数花类药材要在花蕾饱满、含苞待放的春夏季进行采收，如丁香、金银花、辛夷等，也有些在冬季采收的，如腊梅花、款冬花等。而以花序、柱头入药的，应在花盛开时进行采收，如菊花、红花、西红花。花类药材的采摘还需要注意保持花朵完整形态，及时干燥。

（6）果实类及种子类　多数果实类中药材需要在果实完全成熟后进行采收，如五味子、栀子、瓜蒌、花椒等。也有些品种是需要使用未成熟幼果的，则需要在果实尚未成熟时采摘，如青皮、枳壳等，还有些品种要求果实成熟后再经霜打后进行采收，如山茱萸。种子类中药材要在果实成熟、果皮呈现完全成熟色泽、种子内物质积累停止并达到特定的硬度和呈现特有色泽时采收，为避免果实完全成熟后破裂，导致种子散落而不便收集，也可在近成熟前采收，如急性子等。

（7）全草类　一般在植物充分生长的旺盛期，或花蕾将开放时进行采收。此时全草类药材有效成分含量较高，如青蒿、穿心莲、薄荷、藿香。也有些品种例外，如绵茵陈需要在苗嫩时采收，荆芥、益母草、香薷等要在开花时进行采收。

（8）藻、菌、地衣类　菌类中药种类繁多，由于各地区气候条件不同，种类不同的菌类中药材生长发育情况也各不同，因此采收期各异。一般来说，以子实体入药的野生菌类多在雨量充沛、气候湿润的 7~8 月子实体刚成熟时进行采收，如马勃等。一些胶质菌如黑木耳等在 5~6 月时进行采收。以菌核入药的，如茯苓，猪苓，雷丸等，野生菌核多在秋季（7~9 月）采挖，人工栽培的茯苓多在接种后第二年春季（4~5 月）采收，猪苓大多在栽培后 4~5 年的秋季采收为佳。入药的藻类多来源于红藻门、褐藻门和绿藻门，通常在夏、秋两季采收。地衣类多在夏、秋季的雨后采收。

（9）树脂、汁类　应根据药用植物种类和入药部位来确定最佳采收时间。

（10）动物类　动物类药材的采收，因药材的种类和药用部位不同而各不相同，采收前要充分掌握其生活习性和生长发育规律。昆虫类以全体入药的应在其活动期捕捉，如土鳖虫。有翅昆虫多选在清晨露水未干时采收，此时昆虫憩息于植物上，不易起飞，便于捕捉，如斑蝥、虻虫等。两栖类、爬行类动物大多在夏、秋、冬三季采收，如蟾蜍、蛇等，林蛙于霜降前捕捉，此时体内的蛤蟆油较多，药材质量较高。来源于脊椎动物的动物药一般可全年采收，如龟甲、鸡内金等，但也有例外，如鹿茸应于清明前后 40~60 天（5~7 月）截取，过时便角化，不能再作药用。

（11）矿物类　矿物类药材的采收时间受季节气候变化的影响较小，因此一般可全年进行。矿物药在形成过程中，受地理环境、地质条件等诸多因素的影响，其质量有高低之分，一般以未露出地面，未风吹日晒者为佳。

任务二　中药材采收的一般原则

中药材的采收时期和采收方法要根据中药材的生长发育状况和有效成分的变化规律以及自然条件等因素来综合确定。对于同时含有有效成分和毒性成分的中药材，必须同时重视其变化规律，将药材产量、药物有效成分含量和毒性成分综合进行分析评价，来确保中药材的质量。

对于每一种药用动植物来说，药材单位面积产量和有效成分、毒性成分含量这两个指标有的是相一致的，有的又不一致，故必须根据中药材的具体情况加以分析，以确定最适宜的采收期。常见的情况有如下几种。

（1）当有效成分含量的高峰期和产量的高峰期基本一致时，其共同高峰期就是该药材最适宜采收期。如山药、人参、麦冬等根及根茎类药材在早春植物发芽前或深秋地上部分枯萎时，质量和产量都比较高，则该时期为这几种药材的最适宜采收期。

（2）当有效成分的含量有显著的高峰期，而药用部分的产量变化不明显时，应将有效成分含量高峰期定为最适宜采收期。如研究表明对于在12月产量变化不大但多糖含量较高的铁皮石斛而言，其建议采收的最佳时期在冬季。

（3）药用动植物生长发育各阶段有效成分含量无明显变化的，应将药材产量的高峰期确定为其最适宜采收期。通过对丹参的产量和有效成分含量变化进行研究后发现，丹参中的不同指标成分在9~12月达到最大值，结合丹参的传统采收习惯，再考虑每年的物候变化，丹参的实际采收期在每年霜降前后植株开始枯萎时至冻土前（每年11~12月）进行采收。

（4）有效成分含量的高峰期与药用部分产量的高峰期不一致时，应该根据有效成分的总含量来确定，利用公式（有效成分的总量＝单产量×有效成分含量）进行计算，将有效成分总含量的最高时期确定为最适宜采收期。也可通过绘制含量与产量对时间的曲线图，通过两曲线的交点来寻找最适宜采收期。如薄荷药用部位为全草，叶在药材中的比重比较大，经研究发现，叶的产量高峰期在开花后，而有效成分挥发油含量在花蕾期最高。以时间为横坐标，在同一坐标上绘制产量高峰曲线图和含量高峰曲线图，两曲线交点所对应的时间点，即为适宜采收期。另外，对于既含有效成分又含毒性成分的某些中药材，采收时还应给予特殊考虑，应充分掌握药用部位的产量、有效成分和毒性三者随季节的变化规律，综合考虑以确定最适宜采收期。

任务三　中药材的采收方法与技术

一、中药材采收方法

中药材入药部位不同，采收方法也不同，其采收方法可分为人工采收、机械采收与化学采收三种，其中人工采收最为常见。

（一）人工采收

1. 挖掘　主要用于根及根茎类药材的采收。采挖时要注意保持药材主根、支根、须根及根皮的完整，避免因挖掘失当造成根及根茎的损伤，最终影响中药材的质量。

2. 锤击、抽离 主要用于根皮类药材的采收。

3. 收割 主要用于花类、叶类、全草类、果实及种子类药材的采收。

4. 采摘 主要用于叶类、花类、果实种子类药材的采收。采摘时动作宜轻，注意保护植物以及未成熟部分。

5. 击落 用于以高大木本或藤本植物的果实或种子入药的药材的采收。

6. 剥离 用于皮类药材的采收，具体有砍树剥皮、砍枝剥皮、挖根剥皮和环剥等方法。近些年来，在采收杜仲、黄柏等皮类药材时，通常采用环剥技术。在植物充分生长的时期，于适宜的温度和湿度条件下，将树干距地面10cm处以上至分枝处的所有树皮全部进行环形剥离，剥皮处的裸露部位消毒后用塑料薄膜包裹，待其日后长出新皮并达到正常原皮厚度时，又可进行环剥，一般需3年左右。

7. 割伤 主要用于树脂类药材的采收。

动物类中药材的采收方法因具体动物品种和药用部位而异，昆虫类、两栖类及爬行类通常用捕捉的方法。

矿物类中药材通常用挖掘的方法采收。

（二）机械采收

随着中药材采收加工行业的发展及机械化程度的加深，部分中药材在采收时，为了提高劳动效率，也采用机械采收的方式进行。根据药材自身的特点，选取合适的机械设备进行采收。

一般情况下，除了传统的人工挖取，根及根茎类药材根据其生长特点的不同，也可选取适宜的采挖机械进行采挖，如利用拖拉机进行牵引耕犁，但是在采用这种机械设备进行工作时，需要注意在设备作业过程中不要伤及药用部位，在设备作业结束后要及时拣去非药用部位。

部分根皮类药材也可采用机械进行采挖，除去泥土和须根后，趁鲜采用适宜的方法如敲打等使药材木质部与皮部分离来达到分离药用部位和非药用部位的目的，如白鲜皮、地骨皮和五加皮等。

叶类药材的采收有时也适用于机械采收。如大面积银杏叶的采收可采用往复切割、螺旋式滚动和旋转勾刀式等切割采叶机进行作业。

部分种子类药材的采收有时也会采用机械进行。如薏苡仁的采收就可在其种子成熟度达到80%时采用机械将果穗采下，收获放至成熟后再使用脱粒机进行脱粒，晾晒干燥后碾去外皮过筛即可。

（三）化学采收

部分中药材为提高其采收效率，可采用适宜的化学试剂进行处理后进行采收。这类方法适用于部分叶类、果实种子类和树脂类药材。如银杏叶的采收除了传统的人工采收和机械采收外，还可以采用化学方式进行采收，可在采收前10~20天对采摘区域喷洒0.1%的乙烯利，使其自然脱落，然后进行收集和干燥即可，此方法适用于大面积的采叶园。

二、中药材采收中应注意的事项

在中药材的采收过程中，应尽量避免混入非药用部位、异物及有毒物质，减少后续产地加工的工序和麻烦，而对于非药用部位，也不能一味地只将其作为废料丢弃，必要时可根据再生增值的综合利用原则对其进行探究，扩大药物的药用部位。采收时所用的机械和器具应尽量保持洁净，避免污染药材，尤其是活体采药时要进行严格的消毒，避免药用动植物的感染；对于野生动植物药材采收时要做到有计划地进行，加强野生药物资源的保护，保证中药资源的可持续利用。对于采收后的药材要及时进行产地加工处理，减少药材因长时间的搁置所造成的霉烂变质等现象。

知识链接

国家重点保护野生药物物种名录

国家重点保护的野生药材物种名录，由国家医药管理部门会同国务院野生动物、植物管理部门制定。在国家重点保护的野生药材物种名录之外，需要增加的野生药材保护物种，由省、自治区、直辖市人民政府制定并抄送国家医药管理部门备案。

《野生药材资源保护管理条例》部分条文如下。

第四条 国家重点保护的野生药材物种分为三级。

一级：濒临灭绝状态的稀有珍贵野生药材物种（以下简称一级保护野生药材物种）。

二级：分布区域缩小、资源处于衰竭状态的重要野生药材物种（以下简称二级保护野生药材物种）。

三级：资源严重减少的主要常用野生药材物种（以下简称三级保护野生药材物种）。

第六条 禁止采猎一级保护野生药材物种。

第七条 采猎、收购二、三级保护野生药材物种的，必须按照批准的计划执行。该计划由县以上（含县，下同）医药管理部门（含当地人民政府授权管理该项工作的有关部门，下同）会同同级野生动物、植物管理部门制定，报上一级医药管理部门批准。

第八条 采猎二、三级保护野生药材物种的，不得在禁止采猎区、禁止采猎期进行采猎，不得使用禁用工具进行采猎。

前款关于禁止采猎区、禁止采猎期和禁止使用的工具，由县以上医药管理部门会同同级野生动物、植物管理部门确定。

第九条 采猎二、三级保护野生药材物种的，必须持有采药证。

取得采药证后，需要进行采伐或狩猎的，必须分别向有关部门申请采伐证或狩猎证。

第十条 采药证的格式由国家医药管理部门确定。采药证由县以上医药管理部门会同同级野生动物、植物管理部门核发。

采伐证和狩猎证的核发，按照国家有关规定办理。

第十三条 一级保护野生药材物种属于自然淘汰的，其药用部分由各级药材公司负责经营管理，但不得出口。

第十四条 二、三级保护野生药材物种属于国家计划管理的品种，由中国药材公司统一经营管理；其余品种由产地县药材公司或其委托单位按照计划收购。

第十五条 二、三级保护野生药材物种的药用部分，除国家另有规定外，实行限量出口。

实行限量出口和出口许可证制度的品种，由国家医药管理部门会同国务院有关部门确定。

目标检测

答案解析

一、单项选择题

1. 一般叶类药材采收期通常是（　　）

　　A. 秋季至次年早春植株开始生长时期　　B. 花将开放或正盛开的时期

　　C. 花开放至凋谢时　　D. 果实成熟期

　　E. 种子成熟期

2. 八月最宜采集的药材是（ ）
　　A. 叶类　　　　　　B. 花类　　　　　　C. 全草类
　　D. 果实类　　　　　E. 根及根茎类

3. 枳实的采收应在（ ）
　　A. 含苞待放时　　　B. 果实成熟时　　　C. 果实未成熟时
　　D. 花盛开时　　　　E. 以上均不对

4. 桑叶的采收宜在（ ）
　　A. 春季　　　　　　B. 深秋霜降后　　　C. 夏季
　　D. 冬季　　　　　　E. 初春

5. 延胡索的采收季节是（ ）
　　A. 春季　　　　　　B. 冬季　　　　　　C. 深秋
　　D. 夏季　　　　　　E. 春夏

二、简答题

1. 简述确定中药材采收时间的基本原则。
2. 为什么要注意中药材的采收时间？
3. 为什么树皮类药材多在春、夏季节采收？

（鹿　君）

书网融合……

重点小结　　　　习题

项目三 中药材产地加工方法知识准备

中药材在采收后，除鲜地黄、生姜等少数药材以鲜药应用外，绝大部分都要进行产地加工。通过产地加工对中药材进行处理，确保药材的质量，使其具有一定商品规格，利于流通、销售、储存和使用。产地采收的新鲜药材内部含水量高，且含大量的糖类、蛋白质、脂肪及多种有机成分，若不及时加工处理，很容易腐烂变质，使疗效降低甚至产生有毒物质。早期人们对中药材产地加工的处理方式较简单，因时因地各不相同，特别是气候对药材采收加工影响较大。近年来，随着中药规模化种植，加工设备和加工技术的改进，产地加工越来越受到重视，现已成为中药生产的关键技术之一，也是道地药材形成的主要因素之一。

≫ 学习目标 ⫻

知识目标：通过本项目学习，应能掌握中药材产地加工的一般原则，净制、切制及干燥的方法；熟悉中药材产地加工技术的目的意义及对中药材质量的影响，常用的净制、切制及干燥等产地加工设备；了解其他中药产地加工方法。

能力目标：能运用中药材产地加工基本知识正确选择净制、切制及干燥的方法。

素质目标：通过本项目学习，树立精益求精的工匠精神，及规范操作、安全第一、质量为本的生产意识。

≫ 情境导入 ⫻

情境：霍山石斛产地加工在中药中非常具有特色，通常要经过挑杂、剪根、去叶、分拣、炒制、剥叶鞘、清洗、摊晒、绕条、加箍、烘焙、紧胚、复焙、放胚、去箍、整形、复火、分档等众多工序。以上工序每一步看似简单，但其实都暗含对中药加工匠人师傅功力的考验，如绕条时手法和力度拿捏要恰到好处，既要防止因揉捻过度将茎秆汁液挤出，又要防止因揉捻不足导致米斛环扁曲不饱满。因此，没有反复千百次的揉搓锤磨，不足以成为一个合格的石斛加工匠人。如此劳心劳力的制作和精益求精的精神不仅使石斛便于保存和运输，更是保证了石斛的药性和稳定性。

思考：1. 中药材产地加工对中药材质量会产生什么样的影响？

2. 中药加工人员应该具有什么样的品质与精神？

任务一 认识中药材产地加工

一、中药材产地加工的目的与意义

（一）除去杂质及非药用部位，保证药材的纯净度

中药材大多是药用植物的某个部位、组织、器官入药，或者药用动物的某个器官、组织、分泌物、病理产物等入药。因此大都存在药用部位和非药用部位之分，或者有不同入药类型之分。通过产地加工可以去除药材中夹杂的泥土沙石，去除非药用部位，或者分开不同的入药部位，以保证药材纯

净度，提升药材商品等级，保证其质量。如根茎类药材要除去残茎、叶基或叶鞘、须根和泥土；花、果实类药材要除去枝梗、茎叶；皮类药材要除去里面木质部分；动物类药材乌梢蛇、蕲蛇等需要除去内脏，龟甲、鳖甲等则是除去残肉；矿物类药材一般都伴生有其他矿物，经过加工以后可以除去杂石及泥沙，纯净药材。

（二）趁鲜切制，便于炮制加工

不同中药材，大小形态各异。个别体积较大或质地坚硬的药材在采收后不及时切制，难以干燥、不利于炮制、贮藏等，因此需要趁鲜切制，切成片、段、丝、块、瓣等形状，改变其体积和形状，利于干燥、粉碎和炮制。如山楂、香橼等果实类中药材，宜采收后产地趁鲜切片，加工后直接或炮制后应用于临床；鸡血藤等藤茎类药材，干燥后不利于切制，因此趁鲜切片；还有一些根及根茎类药材，体积较大，趁鲜切段或块，如肉苁蓉、何首乌等。

（三）保持药效，防止发霉变质，利于贮运

大部分中药材采收后需及时干燥，否则会发霉变质，失去药效。药材采收后常以堆垛或袋装的形式放置，在放置过程中由于新鲜药材含水量高，堆内或袋内湿度和温度增高，使药材表面或包装袋上潮湿或有水珠凝结的现象，称为"出汗"，又称"结露"。出汗极其不利于药材贮藏，加之药材中含有大量糖分、淀粉和蛋白质等营养物质，进一步促进微生物的生长繁殖，最终导致药材腐烂变质，失去药效或产生毒性成分。因此新鲜药材需及时干燥，使存在于药材中的酶失去活性，控制一定的含水量，缩小体积，保证药效，防止发霉腐烂，便于贮藏和运输。

（四）改变药性，降低或消除药材的毒副作用

药材经过产地加工处理后，不仅改变了大小和形状，还会有一些复杂的化学变化。药材的颜色、气味、药性及毒性都会发生明显的改变。如地黄在产地加工干燥过程中，药材含有的环烯醚萜苷类成分发生了化学反应，形成新的化合物使药材断面的颜色由橙黄色、黄白色变为乌黑色，同时药性也发生了变化。鲜地黄性寒，味甘、苦，功效为清热生津、凉血、止血；生地黄性寒，味甘，功效为清热凉血、养阴、生津。"发汗"会改变药材的颜色、色泽、气味和药性，如玄参发汗后颜色加深，其中环烯醚萜苷类成分和苯丙素类成分发生了变化，由此可以保证其临床疗效。而含有毒性成分的药材，经过加工处理后可以消除或降低其毒性。附子为乌头子根的加工品，乌头子根含有的毒性成分双酯型生物碱，药性极毒，其有效剂量常常就是毒性剂量，口服 2mg 即可造成死亡，因此须经过正确加工方可用于临床。

（五）降低药材损耗，提高企业的经济效益

中药材产地加工是中药材在种植、采收后的延续，亦是中药材在流通领域的开始，它虽不创造新的产品，但能在原有产品基础上追加价值，从而创造新的价值。做好产地加工工作，能够避免和减少损耗，加快中药材流通速度，加速资金周转，提高工作效率，扩大服务范围，从而可以节约开支、增加收益，提高企业的经济效益。

二、产地加工对中药材质量的影响

产地加工不仅可以使中药材具有一定的形状，将水分的含量控制在允许范围内，而且经过加工还使中药材具有不同的规格和质量，在药材形状、颜色、气味、表面及断面会有明显差异，其化学成分的种类和数量也发生明显变化。

（一）对药材形状的影响

中药材采收后，根据药材的不同商品规格要求进行加工，一般加工成个、段、丝、片、块、瓣等

不同形状。如附子，毛茛科植物乌头子根的加工品，可加工成盐附子、黑顺片和白附片三种规格，其形状各异，盐附子为纺锤形，而黑顺片和白附片为片状。因此加工方法不同使药材具有不同的形状。还有一些药材由于产地特殊的加工方法而产生特定的形状特征。如巴戟天，新鲜的根呈圆柱形，产地加工时将其挖出后洗净泥土，除去地上茎及须根，用水略烫后捞起，晒至六七成干，轻轻捶扁，晒干。因此，巴戟天药材有了"扁圆柱形，长短不等，有的皮部横向断裂露出木质部"的性状特征。再如山茱萸，产地加工时一般手工或机械除去果核，晒干或烘干，药材性状呈囊状或破碎的片状，个别地区加工时手工去核，手工挤出果核后再把果皮与果肉捏成片状，晒干或烘干，药材的形状则呈"类似西瓜子形的片状"。

（二）对药材颜色的影响

药材在新鲜时色泽艳丽，特别叶、花、果实种子类药材，新鲜时颜色鲜艳，但加工干燥后颜色会变暗、变淡，如桑叶、菊花、枳实等。有些药材经过特殊的加工方法，也会产生特定的颜色。如玄参，在加工过程中经过反复"发汗"，药材断面的颜色由新鲜的白色变为黑色，从而使玄参药材有了"断面黑色"的特征。多数含有淀粉、多糖、黏液质的药材，在加工时常采用蒸、煮或烫的方法，药材表面及断面的颜色常常较深，质地呈角质状、半透明，如黄精、天冬、天麻等。

（三）对药材气味的影响

药材的气、味是内在化学成分的外在表现，一般含有挥发油的药材有香气，主含生物碱的药材有苦味，主含有机酸的药材有酸味，主含苷类或糖类的药材有甜味等。产地加工方法应保持药材特有的气味，如含挥发油的药材一般阴干或低温烘干，否则干燥温度过高会导致挥发性成分损失，药材香气减弱。有些药材会因加工方法使气味增强、减弱或改变，如厚朴在加工时通过"发汗"，使药材质地油润香气增强；砂仁在焙干过程中用新鲜樟树叶烟熏，药材香气更浓。主含苷类或糖类的药材在加工时经过蒸、煮或烫，促进了苷类或糖类成分分解，产生具有甜味的寡糖或单糖，药材甜味增强，如黄精；有些药材经过长时间的低温烘焙，因为相同的原理药材甜味增强，如地黄；而中药全蝎在加工时采用盐水煮产生咸味。

（四）对药材表面特征的影响

药材在产地加工时一般根据商品规格的要求，经过修制除去非药用的部分。如根类药材，常需除去地上茎、须根等，药材表面留下有茎痕、根痕；茎木类药材，需要除去枝和叶，表面留有叶痕、枝痕。有些药材因加工方法留有特殊的表面特征。如浙贝母，产地加工时用竹笼撞擦除去外皮，表面产生浆汁，然后拌入贝壳粉，拌匀后放置过夜，使贝壳粉吸去浆汁，再晒干或烘干，所以药材表面有一层白色粉末。还有根、根茎、根皮类药材，在加工时有的保留外皮，有的刮去外皮，药材表面特征区别明显，形成不同规格的药材，如毛知母和光知母、毛山药和光山药、连丹皮和刮丹皮等。

（五）对药材化学成分的影响

在产地加工过程中，简单地分离药用部位和杂质以及清洗等加工方法对药材中的化学成分影响较小，但是加热、浸泡、发汗或发酵等加工方法会引起化学变化，其中化学成分的数量或含量会有明显改变。如杜仲采用堆置"发汗"、阴干和烫泡"发汗"等不同加工方法，松脂醇二葡萄糖苷含量：堆置"发汗" >阴干>烫泡"发汗"（表3-1）。

表3-1　杜仲不同加工方法松脂醇二葡萄糖苷的含量

加工方法	松脂醇二葡萄糖苷（mg/g）
堆置"发汗"	3.37

续表

加工方法	松脂醇二葡萄糖苷（mg/g）
烫泡"发汗"	2.24
阴干	2.57

地黄有鲜地黄和生地黄之分，鲜地黄为秋季采挖，除去芦头、须根及泥沙；生地黄则是将地黄缓慢烘焙至约八成干。鲜地黄中的多糖由葡萄糖、葡萄糖醛酸、木糖、半乳糖、甘露糖、鼠李糖、岩藻糖、阿拉伯糖和半乳糖醛酸等9种单糖组成，而生地黄中的多糖则是由葡萄糖、木糖、半乳糖、甘露糖、鼠李糖、岩藻糖和半乳糖醛酸等7种单糖组成，其化学成分的种类因加工产生差异。

知识链接

道地药材

道地药材是指经过中医临床长期应用优选出来的，产在特定地域，与其他地区所产同种中药材相比，品质和疗效更好，且质量稳定，具有较高知名度的药材。道地药材作为专有名词在《本草品汇精要》（1505年）中首次出现，每种药项下专列"道地"条目。迄今为止，中药材一直有道地之分，如"四大怀药"指的是怀山药、怀菊花、怀地黄、怀牛膝；"浙八味"指的是白术、白芍、浙贝母、杭白菊、元胡、玄参、麦冬、郁金，还有川药、关药及秦药等。随着中药规范化种植，规模化生产，道地药材种植已成为偏远山区的特色产业和农民收入的重要来源。如何对道地药材进行保护，主要有五种模式，一是非物质文化遗产保护，二是专利保护，三是中药品种保护，四是商业秘密保护，五是地理标志保护。

任务二 中药材产地加工的一般原则

中药材品种繁多，来源广泛，大小规格不同，用药部位不同，形状、颜色、气味、质地各异，所含化学成分有一定差异，且不同地区用药习惯有所区别，所以中药材的加工因地制宜，可以根据加工目的和要求，药材性质和部位的不同及商品规格不同选择合适的加工方法。总的要求是要达到外形符合要求，有适宜的含水量，色泽好，气味正常，有效物质损失少，从而确保药材商品的规格与质量。

一、植物类药材

（一）根及根茎类药材

根及根茎类药材在采收后一般应趁鲜除去地上部分、须根、芦头等非药用部位，洗净泥沙，剔除腐烂变质部分，然后按不同情况进一步进行加工处理。

1. 大小分档，便于干燥 为了能够便于及时干燥，一些药材在采收后按大小进行分级，然后干燥，如丹参、黄芪、白芷、甘草、牛膝等。

2. 趁鲜切片 药材体积粗大，不易干燥，或干燥后质地太过坚硬，不易进行下一步加工的，要趁鲜进行切片或剖开后再干燥，如葛根、何首乌、乌药、大黄、苦参、天花粉、虎杖、狼毒、商陆等。

3. 趁鲜去皮 有些药材干燥后难以去皮，应趁鲜刮去栓皮，再进行干燥或下一步加工，如山药、桔梗、南沙参等。

4. 蒸、煮、烫 有些根茎类药材不易直接去皮，先放入沸水中煮至透心，再刮去或剥去外皮，洗净，干燥。如北沙参、白芍、天冬、明党参等。含有淀粉或黏液质的药材，含糖分或水分较高的块根或鳞茎类药材，或肉质性药材，不宜直接进行干燥，需用沸水煮或蒸至透心后再干燥，如莪术、黄精、郁金、姜黄、天麻、玉竹、百部等。

5. 其他 有的药材需反复经"发汗"处理后，使药材内部的水分渗出，再干燥，才能符合药用要求，如续断、玄参、秦艽等。

（二）皮类药材

采收后一般趁鲜修切成一定长度或大小的片、块等形状，再进行干燥。有的需趁鲜刮去外皮，再进行干燥，如桑白皮、牡丹皮、黄柏等。有的需经"发汗"处理，使内表皮变成紫褐色或棕褐色，再干燥，如杜仲、厚朴。

（三）叶类药材

采收后一般应放在通风处晾干或阴干，如番泻叶；或晒干，如枇杷叶、淫羊藿等。

（四）花类药材

花类中药大都含有芳香挥发性成分，采收后一般放在通风处晾干或在低温下迅速干燥，一方面可以保持花朵的完整和色泽的鲜艳，另一方面可以保持花类药材的浓郁香气，减少有效成分散失，如西红花、红花、款冬花、玫瑰花、金银花、辛夷等；而杭菊花需要上笼蒸 3~5 分钟后，再晒干。

（五）果实类药材

果实类药材一般采收后直接干燥，但是一些果实类药材为了去除非药用部位、干燥或提高药材质量，需特殊处理。如陈皮、山茱萸、瓜蒌皮等以果皮或果肉为用药部位的需先除去瓤、去核或剥下果皮后干燥；而女贞子、五味子、栀子等药材需将果实蒸至上汽或置沸水中略烫后干燥，以保证药材的质量；对于香橼、佛手、木瓜、枳壳等大而不易干透的药材，或像山楂干燥后不易切片，应趁鲜切片后干燥；而乌梅则需要低温烘干后闷至变黑。

（六）种子类药材

大多是采收成熟的果实，干燥、脱粒后收集种子，如沙苑子、决明子、牵牛子等。有的需要击碎果核，取出种子，如酸枣仁、郁李仁、桃仁、苦杏仁等。有的需要除去种皮，以种仁入药，如肉豆蔻、薏苡仁等。

（七）全草类药材

采收后一般应放在通风处晾干、阴干或晒干。如果药材含有挥发性成分，如广藿香、青蒿、薄荷，为避免有效成分损失，药材不宜暴晒，宜晾干、阴干或低温下迅速干燥。有的全草类药材在未干透之前需扎成小把，再晾至全干以免叶、花、果等破碎或散失，如紫苏、香薷、薄荷等。有的全草类药材为肉质叶片，含水量较高，不易干燥，应先用沸水略烫后再进行干燥，如垂盆草、马齿苋等。

二、动物类药材

动物类药材是指动物的干燥全体、除去内脏的干燥体或某一部分（如角、骨骼、鳞甲、贝壳、脏器、皮等）、动物的生理或病理产物、排泄物以及其他加工品。对于含有蛋白质、脂肪油等成分，干燥加工时不宜温度过高，否则易"泛油"，引起药材变色、变质，一般自然晒干、阴干或低温烘干。不同入药部位加工方法各有异同。

（一）干燥全体或除去内脏的干燥体

对于干燥全体的动物药材一般用适当方法处死后晒干或者低温干燥，如地龙、水蛭、全蝎、土鳖虫、蜈蚣等用水烫死；而除去内脏入药的动物类药材则是先要剖开动物腹部，除去内脏，洗净血迹或泥沙，再干燥，如蛤蚧、乌梢蛇、蕲蛇、金钱白花蛇等，但是蛤蚧去除内脏后需用纸拭净，不能水洗，否则会降低药效。

（二）角、甲、骨骼、贝壳

角、甲、骨骼、贝壳类动物药材一般含水量较少，一般采收后晾干即可。如角类的鹿角、羚羊角、水牛角等，为动物骨化的角，采收后晾干即可，而鹿茸为未骨化的幼角，含有血液和较多水分，需要经过排血、煮烫、烘干等加工；来源于甲类的鳖甲、龟甲等，骨骼类的狗骨、猴骨等，以及贝壳类的石决明、牡蛎、珍珠母、海螵蛸、瓦楞子等，含水分很少，一般剔除非药用部分的筋肉，洗净泥沙，晾干。

（三）脏器类

来源于动物脏器类的药材，因含有大量的蛋白质和脂肪油，容易腐烂变质，需要及时阴干或低温烘干。如哈蟆油、鸡内金、刺猬皮等，但是桑螵蛸因含有昆虫螳螂的卵，有较强的耐热性，需要蒸透至虫卵死后再干燥。

（四）生理或病理产物

来源于动物生理药材大多晾干或低温干燥即可，如分泌物类的麝香、蟾酥、熊胆粉、蜂蜡等，排泄物类的五灵脂、夜明砂等，其他生理产物如蝉蜕、蛇蜕、蜂蜜、蜂房等，而麝香主要有效成分为麝香酮等，具有较强的挥发性，加工时应注意密封。动物的病理产物，如牛黄、马宝、狗宝、猴枣等，为胆囊结石，需要用通草丝或棉花包裹，在阴凉处晾干，多在半干时需用线扎好以防破裂。

（五）动物体加工品

一些动物类药材是动物的某一部分经过加工而成，如阿胶、鹿角胶、龟甲胶、水牛角浓缩粉等，都有特定的加工工艺，需要严格按其规范操作。

三、矿物类药材

一般矿物类药在开矿采收后，除去黏附的泥沙等杂质和非药用部位即可，如石膏、滑石、雄黄、磁石等；但是有些矿物类药材需要经过特殊加工，如轻粉、红粉等则是经过原料药物人工炼制而成，而芒硝经加工精制而成的结晶体，需要严格按照加工工艺规范操作。

四、菌、藻、地衣类药材

菌、藻、地衣类药材一般采收后净制，除去泥土砂石和非药用部位晒干即可，如猪苓、海藻和松萝等。但是灵芝、冬虫夏草等药材为避免有效成分损失，适宜用阴干或低温干燥；茯苓则需要"发汗"，目的是使其变色变软，提高药材质量。

任务三　中药材净制的方法及设备

中药材采收时会夹杂有泥土、砂石、非药用部位和腐烂霉变品，需及时进行净制处理，使药材纯净，保证其质量，便于下一步加工。大部分中药材的净制采用机械设备完成，少量中药材需要人工处理。

一、净制的基本方法

(一) 净选

1. 挑选 挑选就是用手工挑选的方式除去杂质的方法，主要针对量较少的贵重药材和其他机械无法剔除杂质的药材。如通过挑选的方式去除砂石，如莱菔子；除去枯枝、腐叶等非药用部位，如淡竹叶、紫苏叶、红花；除去腐烂变质品，如枸杞子、百合。挑选还可以将中药材按大小、粗细分档，如半夏、五倍子、天冬、麦冬等。

2. 水选 水洗就是将药材放入清水中，快速洗涤，除去上浮、下沉各类杂物及黏附于药材表面的脏物，及时捞出，进一步加工处理。一般除清水直接清洗外，还可以结合刷子刷洗或利用流动的水冲洗，确保清洗干净。刷洗是借用毛刷将药材表面的泥土刷洗干净，但是在刷洗时注意选用毛硬度适中的刷子，防止刷破表皮，造成有效成分流失。冲洗是用流动的水将药材表面附着的污垢冲洗下来，如含泥土少的小量药材，将药材放在竹筐或塑料筐内，用流水冲去药材表面的泥土。药材的清洗一般以洗去泥沙为主，注意控制与水接触的时长，以免损失有效成分；对于贝壳及某些动物类药材，如牡蛎、石决明、用于加工成阿胶的动物皮等脏垢较多，洗的时间要长一些。但是对于一些直接晒干和阴干的药材，不需要水洗，以免损失有效成分，影响质量，如木香、白芷、薄荷、细辛、菊花等。

3. 筛选 利用药材和杂质的体积大小不同，选用不同规格的筛或箩，使药材与杂质分开，从而达到洁净药材的目的。如药材在采收时带的泥土、沙石等细小的杂质可以用过筛的方法除去，筛选的工具有筛、箩等，现代规模化生产多用机械筛。根据药材和杂质体积大小不同，可以选用不同孔径的筛或箩。而对于一些细小的种子类、花粉、孢子类药材也可以通过筛选的方法筛取药材，除去杂质。

4. 风选 风选是利用中药材与杂质的质量密度不同，借助风力将杂质吹走从而除去的方法。一般在药材产地药材量小时，常利用簸箕或其他容器将其颠出；药材量大时可利用风机，使杂质与药用部分分开，如莱菔子、王不留行、牵牛子等。

5. 磁选 磁选是利用磁铁对金属杂质的吸附力从而除去杂质的方法。一些矿物类药材会带有金属杂质，用其他方法难以挑出，可选用磁铁将其中的金属杂质去除，如朱砂。

(二) 修制

修制是指用适宜的方法选取规定的药用部分，除去非药用部分，以达到药材质量标准要求，符合商品规格，保证临床疗效。

1. 去芦头、鳞叶、须根、茸毛等 根及根茎类药材，头部常有芦头（根头），有的是非药用部分，加工时需切去，如牛膝、丹参、黄芪、甘草等。有的药材表面有鳞叶须根或毛茸等，易夹带泥沙，影响药材的品质，需要在加工时除去。生产中常把晒干的药材放在竹篓、箩筐等容器中，然后通过"撞"或搓揉等方法去掉药材表面的鳞叶、须根，如黄连、麦冬；或者采用"火燎"的方法用火烧去药材表面鳞叶、茸毛或须根，火燎处理时以除去表面的鳞叶、茸毛或须根为度，防止烧焦药材，如狗脊、骨碎补、香附等。

2. 去皮 有些药材是除去外皮入药，且多在产地趁鲜去皮，干后不易除去。"去皮"以除去表皮或栓皮为度，个大的根及根茎类药材可刮或削去外皮，如大黄、山药、桔梗、桑白皮、明党参、知母等；天冬、白芍等需置于沸水中烫或煮至透心，再刮去外皮。去皮的工具一般不宜用生铁刀具，否则容易引起药材变色，可用不锈钢刀具，或竹、木等加工的器具。一些个小的根及根茎类药材，在采挖后洗净泥土，常放入竹篓、箩筐等容器中，然后通过"撞"或搓揉等方法去掉表皮，如半夏、天南星、川贝母、浙贝母等。有些皮类、茎木类药材的栓皮属非药用部位，不具有疗效，或栓皮内有效成分含量甚微，且表面常附有地衣、苔藓等，可用刀刮去，如黄柏、厚朴、肉桂、杜仲等。

3. 去心 一般指除去根类药材的木质部或种子的胚芽，如牡丹皮、远志、巴戟天等木质心不入药，须除去，以保证用量的准确；又如莲子心（胚芽）与莲子肉的作用不同，需分别入药。去心多在产地趁鲜进行，根类药材一般趁鲜抽去木心比较容易，莲子一般用竹签插出莲子心。

4. 去核 有些果实类药材常用其果肉而不用核或种子。有的核（或种子）为非药用部位，须去除，如山茱萸、乌梅、诃子、金樱子等；有的果肉（果皮）与果核（种子）作用不同，须分别入药，如瓜蒌皮与瓜蒌子、陈皮与橘核、大腹皮与槟榔等。

5. 去壳 种子类药材一般是把果实采收后，晒干去壳，收获种子，如车前子、菟丝子等。有些种子类药材在自然生长时外面包裹有比较坚硬的外壳，加工时须除去外壳，如杏仁、桃仁、郁李仁、酸枣仁、核桃仁、杏仁等。传统加工为手工砸破外壳拣出种子或种仁，现在可采用机械去壳。

6. 去瓤及种子 一些果实类药材需要去除果瓤和种子等非药用部位，如枳壳，通常用果肉而不用瓤，果瓤无治疗作用。据研究枳壳及其果瓤和中心柱三者均含挥发油、柚苷及具升压作用的辛弗林和 N – 甲基酪胺，但果瓤和中心柱挥发油含量甚少，且不含柠檬烯。枳壳瓤占枳壳重量的20%，又易霉变和虫蛀，水煎液味苦而酸涩，不堪入口；同时，还有"去瓤者免胀"的说法。瓜蒌皮为栝楼或双边栝楼的干燥成熟果皮，采收后需及时去除果瓤及种子。

7. 去内脏 有些动物类药材需除去内脏后入药，加工时需要先剖开腹部，除去内脏，再加工干燥，如地龙、蕲蛇、金钱白花蛇、乌梢蛇、蛤蚧等。

8. 去茎叶枝梗 根及根茎类药材需要去除茎叶等非药用部位或分离不同药用部位，如麻黄和麻黄根，在进行加工时注意将两者分离，不同用药部位作用差别较大，麻黄具有发汗散寒、宣肺平喘、利水消肿的功效，而麻黄根具有固表止汗作用。花、叶及果实种子类药材，在采收时往往会带入枝梗，需通过挑选或风选等方式除去，如菊花、金银花、王不留行、莱菔子等。

二、中药材净制的设备

（一）清洗设备

水洗是最常用于清洗药材表面泥土和砂石的方法，主要的清洗设备有洗药池和洗药机。常用的洗药机有滚筒式清洗机、旋转式清洗机、摇摆式清洗机和传动式高压水清洗机等。清洗需根据药材性质选择，对于水洗成分易流失和一些药材水洗后吸水导致难以干燥的，不宜水洗，可选择其他净制方法。

1. 洗药池 洗药池多是用水泥和瓷砖等材料砌成的池子，也可以是不锈钢的。洗药池一般配有进水口和出水口以便于清洗和排放脏水。

2. 滚筒式清洗机 滚筒式清洗机利用滚筒转动，在大量水冲洗过程中，药材随着滚筒转动而达到清洗的目的，常常还会在滚筒里面安装毛刷，以转、刷、冲的方式清洗药材。采用筒体旋转，进料口、出料口、筒体一般采用不锈钢制成，配有高压水泵喷淋冲洗，采用内螺导板推进物料，实行连续生产、自动出料，对特殊品种，可反复倒顺至洗净，具有劳动强度低、噪声低、效率高、洗净效果好、设备简单易维修等特点，适合2mm以上的根茎、皮、果实、种子、贝壳和矿物类药材（图3-1）。

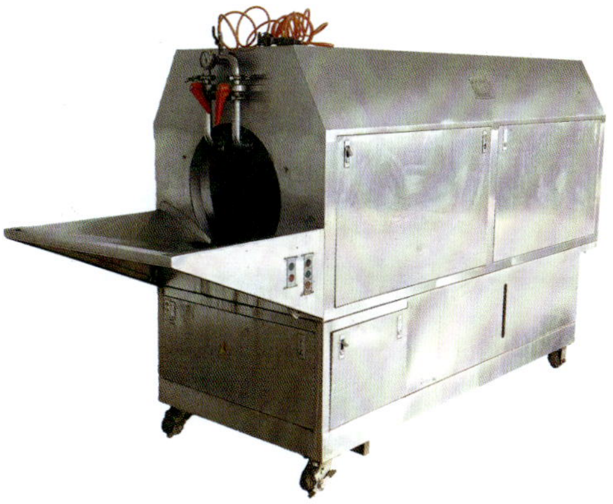

图3-1 滚筒式洗药机

3. 气泡清洗脱水机 物料在水槽内网带上输送的同时，在气泡、水浪的作用下对物料进行初洗，物料随网带提升至清洗区时经高压水再次喷淋冲洗。清洗后的物料输送至风干区，经多个风刀吹干，脱去物料表面的水珠和水液，无明显滴水现象，符合 GMP 要求。用于表面较为平整、枝杈较少的中药材和果蔬类等农副产品的清洗。具有连续作业，结构简单，运料平稳，喷淋水循环使用，节水效果明显等优点（图 3 - 2）。

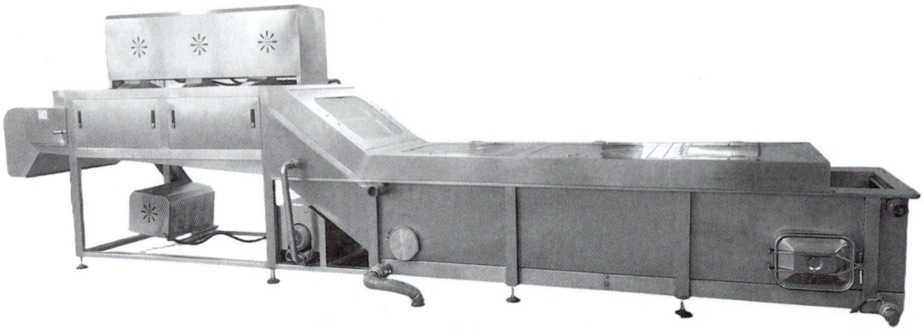

图 3 - 2   QXYT 型鼓泡清洗脱水机

4. 网带式高压冲洗机   网带式高压冲洗机是物料平置在网带上跟网带同步向前输送，输送过程中由安装在网带上方和网带下方的多组高压喷洗装置对药材进行全覆盖、多角度高压喷射清洗，使静态清洗无死角，洗净后的药材输送至下道工序，主要用于表面较为平整、长度较长的中药材，具有连续生产，产量大，有防溅装置，结构简单，清场方便，运料平稳等优点。

5. 摇摆式清洗机   用细钢管制成装药笼，钢管缝隙可根据需要焊接。由电机带动，每次清洗药量为 5 ~ 10kg。适用于一些小鳞茎类或块根类中药材的清洗，如贝母、半夏、延胡索等，摇摆笼有 1/2 ~ 2/3 浸在流水池中。用机械涮洗代替手工涮洗。

（二）筛选设备

手工筛选主要利用竹筛、尼龙筛和铁筛等工具，手动筛去杂质，存在费人力、效率低、粉尘污染等问题，目前生产中极少用，生产过程常用机械筛或风选的方式去除杂质。

1. 振动筛药机   该机由筛箱、振动器、偏心轮和电动机等组成。筛网固定在筛箱上，根据需要可选用不同孔径的筛网。电动机带动偏心轴进行振动，从而使机器产生振动。操作时将待筛中药材放入筛箱内，启动机器，即可使杂质与中药材分离开，或将中药材大小分档。该机结构简单，效率高，振动小，噪声低，维修方便，配有多种规格筛网，床身斜度可调，整机运转平稳、振动小、噪声低、免维护性好。但操作过程中易产生粉尘，影响环境清洁。

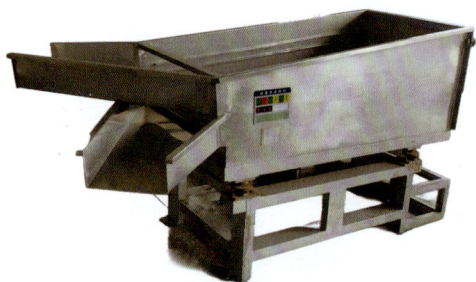

图 3 - 3   SXX 型旋转筛药机

2. 旋转式筛选机   旋转式筛选机是床身作水平匀速圆周运动，使物料沿倾斜的筛网面自上向低处移动，经筛网分离达到分筛物料的工艺要求，整机运转平稳、振动小、噪声低、免维护性好。可用于中药材去除杂质及大小分级选别（图 3 - 3）。

3. 变频立式风选机   变频立式风选机是通过风机产生的气流匀速进入倾斜的立式风管，物料经输送机、振动送料器在风管中部落下，重物在风管底部排出，轻物被气流带至风选箱，经分级后排出。目前风选机主要有两种工作模式，一是除轻法：用较小的风速，物料下落，毛发、棉纱等上行。二是除重法：用较大的风速，物料上行，石块、铁器、泥沙等下落。变频立式风选机具有自动上料、连续作业，变频无级调风，自适应进料，选别精度高，适用于除去毛发、棉纱、石块、铁器、泥沙等杂物。

（三）其他净制设备

1. 脱皮机　市场上的脱皮机有多种形式，比较常见的是毛刷清洗脱皮机，该机采用毛刷（辊）旋转式无序摩擦原理，脱去物料表皮，清洗物料，适用于圆形、椭圆形药材的清洗、脱皮，比如半夏、生地黄等。还有一种是挤压式脱皮机，该机通过辊压轮将药物挤压去皮，主要适用于处理后的杏仁、桃仁、郁李仁等种子类药材（图3－4）。

2. 脱壳机　主要用于杏仁、桃仁、郁李仁等果实种子类药材去壳，目前常用有挤压式，一般采用高碳钢与普通钢制作，通过机械内部锭子与转子挤压，破碎硬壳。也有通过锥形磨磨开坚硬的外壳，达到碎壳与种仁的分离，如酸枣仁等。

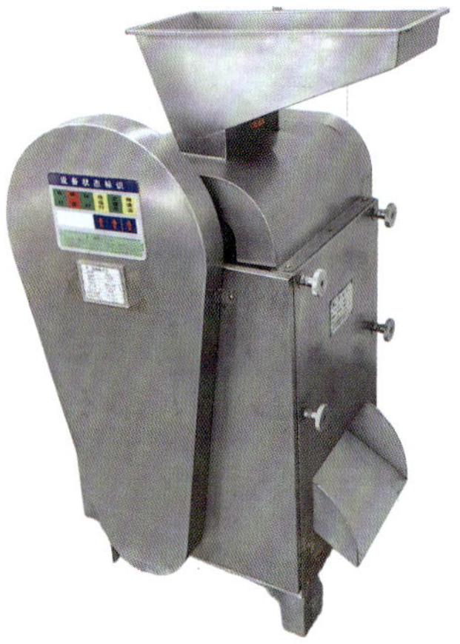

图 3 - 4　TP 型脱皮机

任务四　中药材产地切制

一、中药材产地切制的基本方法

中药材产地切制是指在中药材采收后，为了便于干燥、运输、贮藏和进一步加工，将药材切成段、片、块、瓣或丝等形状。一些药材体积较人，直接干燥需要时间较长，为缩短干燥时间将其切制后可提高干燥效率；还有一些药材干燥后质地坚硬，不利于进一步的加工，因此在产地切制。而含挥发性成分的芳香药材或有效成分易氧化变质的药材不宜切制，如川芎、当归、白芷、槟榔等，否则会增加有效成分的损失，影响药材质量。

（一）切片

切片是中药材产地切制常见的一种，将药材切成片状，主要针对一些药材在干燥后难以切制或为了加工成符合要求的商品规格。如佛手、土茯苓、竹茹等常切薄片，山药、川木通、片姜黄、狗脊、浙贝母、葛根切厚片，而功劳木则是切块片。

（二）切段

中药材采收后，一些体积较大或长度过长，不利于干燥、运输和贮藏，在产地切制成段，如肉苁蓉、通草、桑寄生、首乌藤、益母草。

（三）切瓣

切瓣是一些体积较大、水分含量较高，难以干燥或干燥后难加工的药材纵切或横切成瓣，从而利于干燥或进一步加工。如木瓜对半纵剖，化橘红割成 5 瓣或 7 瓣，枳实和枳壳横切成两半，大腹皮纵剖两瓣。

（四）切块

切块是针对体积较大的药材，干燥困难或分离不同药用部位，切制成块状。如何首乌来源于蓼科植物何首乌的干燥块根，个大不易干燥者切成块；茯苓通过切块分离不同的药用部位，外皮为茯苓皮，削去外皮后的淡红色部分为赤茯苓，白色部分为白茯苓，中心有松根者为茯神。

二、中药材产地切制常用的设备 e 微课

中药材产地切制分为手工切制和机械切制，对于量少药材常常用手工切制，如铡刀；量大时采用机械切制，切制速度快，厚度均匀，节省劳力，提高生产效率。

（一）铡刀

铡刀是常用的一种产地加工切制的工具，可根据需要将药材切制成片、段、瓣、丝等不同形状，价廉易得，操作简单。主要由刀座和刀片组成，切制时将药材置于刀口处，按下刀片即可切制（图3－5）。

（二）剁刀式切药机

剁刀式切药机是一种通过刀片上下往复运动来切割中药材的设备。其工作原理是利用传送带将药材送入刀床，刀片在刀枕上做剪切式运动，将药材切成所需的形状。该型切药刀刀片宽厚，切割力度大，通常配有压板固定药材，适合处理硬质或体积较大的原料，如根、根茎、全草类、茎类、叶类等长条形药材，但不适宜颗粒状药材（图3－6）。

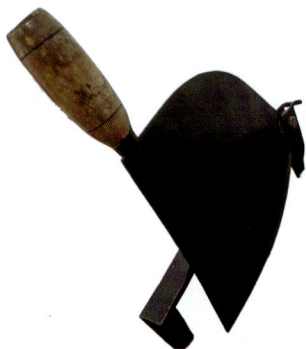

图3－5　铡刀

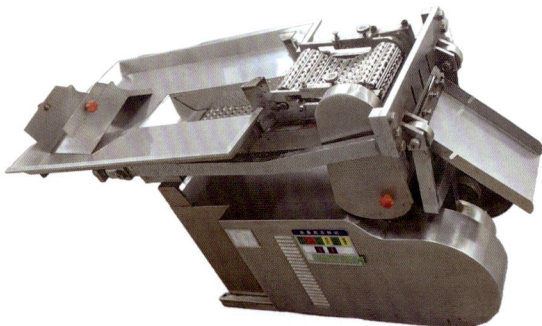

图3－6　QYJ1型剁刀式切药机

（三）旋刀式切药机

旋刀式切药机是一种通过高速旋转的刀片来切割药材的设备。其工作原理是利用挤压式输送链与旋转刀盘垂直布置，物料连续向刀盘输送，旋转刀片将药材切成所需的形状。旋刀式切药机刀盘转速可调，配备自动进料装置，切割连续高效。适用于根茎、茎木、皮、草、叶类等强纤维药材，以及颗粒状药材（图3－7）。

（四）多功能切片机

通过进料装置将物料连续向旋转刀盘输送，刀盘上的刀片将物料切成片状。用于药材直片、圆片、斜片等片型切制。多功能切片机结构简单，片型厚薄调节方便，细粉率在3％以内，适合水冲洗，符合GMP要求（图3－8）。

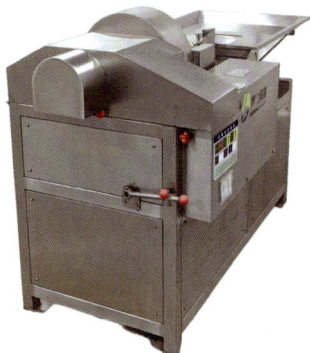

图3－7　QYJ2型转盘式切药机

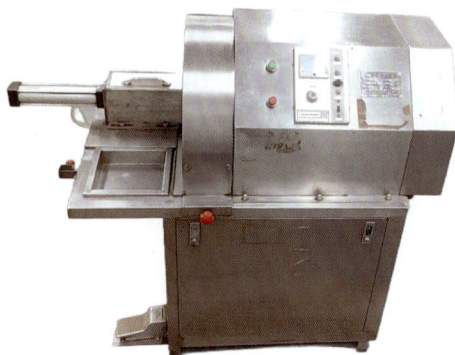

图3－8　DQG型多功能切片机

任务五　中药材干燥

　　药材在采收后，不及时干燥，则会发霉变烂，最终造成较大损失。干燥是药材产地加工的重要环节，是指利用天然或人工热能除去药材中过多水分的加工方法。干燥是中药材产地加工最为普遍和主要的方法，除矿物药和部分药以鲜药入药外，其余均需要经过干燥加工。鲜药经过干燥后，使其体积缩小，重量减轻，控制一定的含水量，避免发霉、虫蛀以及有效成分的分解和破坏，从而便于运输、贮藏，保证药材质量。中药的安全水分是指在一定条件下，能使其安全储存，不发生质量变异的临界含水量。不同药材的安全水分有差异，多数药材的安全水分为10%～15%，因此，药材水分控制在其安全水分范围内，有利于药材的贮存，保证质量。药材的干燥需根据其性质和数量、气候以及设备条件选择适当的干燥方法，遵循干燥速度快、干燥程度适宜、干燥温度不破坏有效成分、干燥后色泽较佳的原则，从而确保外观性状和内在质量。

一、中药材干燥的方法

（一）晒干法

　　又称日晒法，是利用太阳产生的热量直接晒干药材的方法，选择晴朗的天气，将药材摊开在席子上或干净的水泥地上铺成薄层晒干即可。该方法简单方便、生产成本低、节约能源、单次干燥药材量不受限制，且太阳光中的紫外线还有杀菌作用，可以杀灭微生物，利于保存。晒干法是较为常用的干燥方法，根据药材性质，与蒸、煮、烫和发汗等其他产地加工方法结合使用。但是注意季节和天气的影响，多雨潮湿的季节会延长干燥时间，影响药材质量。是否选用晒干法，需依据药材的性质和所含化学成分决定。某些白色的药材如桔梗、浙贝母宜用日晒，越晒越白。含挥发油的药材，如某些花类、叶类及全草类药材不宜此法，尤其暴晒，易使挥发油散失，影响药材质量，如薄荷、金银花；还有些药材受日光直晒后易变色变质者不宜此法。如当归，日晒后皮色变红，失去油性，枯瘦如柴，质量下降；麻黄久晒发黄，生物碱含量降低；红花及一些有色花类如玫瑰花、月季花等，晒后败色及香气散失；此外，有些药材在烈日下晒后易爆裂，故不宜暴晒，如郁金、白芍、厚朴等。

（二）阴干法

　　阴干法又称摊晾法，是将药材放置在室内或者阴凉通风处，避免日光直射，借助空气流通，使药材中的水分自然蒸发而干燥的方法。阴干法在干燥过程中药材避免了阳光直射，适合于不宜暴晒、久晒及阴雨天气干燥的药材。如含挥发性成分的药材，如玫瑰花、薄荷、花椒等含有挥发性成分，暴晒、久晒因温度过高，干燥时间过长，有效成分分解或挥发而损失变质。对于含油脂成分的中药材，如酸枣仁、杏仁、桃仁、火麻仁、郁李仁等，油脂成分因日光直射而氧化分解，药材品质受损且久晒还会出现泛油现象，因此选择阴干。花类药材含有色素且一些药材有效成分为挥发油，在日光下暴晒因色素发生化学变化导致色泽变浅变暗、质地变脆、花瓣散落，而对于有效成分为挥发油的花类药材还会使成分损失，从而使质量严重下降，故不宜暴晒。

（三）烘干法

　　烘干法是利用炭火、柴火、煤电等人工加热使药材干燥的方法。烘干法可控制干燥温度和时间，具有效率高、节省人力、降低费用、不受天气限制的优点，因此适合大多数药材。干燥过程中将采收药材放置在烘箱、烘房。一般药材温度控制在50～60℃；芳香性药材控制在30～40℃；含维生素C

的多汁果实类如山楂、木瓜等可用 70～90℃ 的温度迅速干燥。在烘干时，应严格控制温度，适时翻动，防止烘枯烤焦，影响药材质量。

（四）其他干燥方法

1. 远红外干燥技术 红外线是一种介于可见光和微波之间的电磁波，其波长为 0.72～1000nm，一般将波长在 5.6～1000nm 的红外线称为远红外线，而 5.6nm 以下的称为近红外线，由于中药材大多属于毛细管多孔胶体，对远红外线吸收能力较强，因此在对中药材干燥时选用远红外线，干燥温度可达 150℃。远红外加热干燥的原理是将电能转变为远红外线辐射药材，被干燥药材的分子吸收后产生共振，引起分子、原子的运动，导致药材变热，然后通过热扩散、蒸发或化学变化，最终达到干燥的目的。远红外干燥具有干燥速率快、提高中药材质量、设备简单和自动化程度高等优点，但是一些对红外线没有吸收和药材太厚不适宜采用该法干燥。

2. 微波干燥技术 微波是波长范围 1mm～1m、频率范围 300MHz～300GHz 的高频电磁波，目前我国工业领域使用的微波频率为 915MHz 或 2450MHz。中药材在待干燥时内部含水量较大，水分子能够吸收微波能量，导致药材内部水分气化，在内部与表面之间形成巨大的压力梯度，推动内部水分迅速向表面迁移扩散，实现对药材的干燥；此外水分子吸收微波产生的能量还对药材有较好的杀菌作用，可抑制药材生虫及预防霉变。微波干燥时间短、速度快，适合于含水量高的药材，能够快速干燥。

3. 联合干燥技术 联合干燥技术是联合两种及以上单一干燥技术同时或分段对物料干燥。通过将单一的干燥技术联合使优势互补，可在一定程度上改善单一干燥技术的缺陷。目前，中药材干燥领域联合干燥技术有微波—真空干燥、微波—热风干燥以及远红外—热泵干燥等。

二、中药材干燥常用设备

（一）烘干房

烘干房是利用煤、电、燃气等能源产生的热风输送进入密闭空间内进行加热，并且及时将内部产生的水分输送至外界，从而使药材干燥的方法。普通热风循环烘干房主要是由热泵烘干机、烘干房、循环风机和推车、不锈钢托盘组成。利用热泵等器具将热量搬运（转移）至烘干房中，烘干房内的热空气经过反复循环加温，吸收物料中的水分，自身降温加湿，经过热风排湿或者冷凝除水的过程，把物料中的水分排出带走，并实现物料的连续干燥（图3-9）。

（二）敞开式烘箱

敞开式烘箱由烘箱、接管、风机、热源组成。通过热源加热，产生热量，再通过风机鼓风使热量进入烘箱，使物料干燥。适用于根、茎、叶等药材干燥（图3-10）。

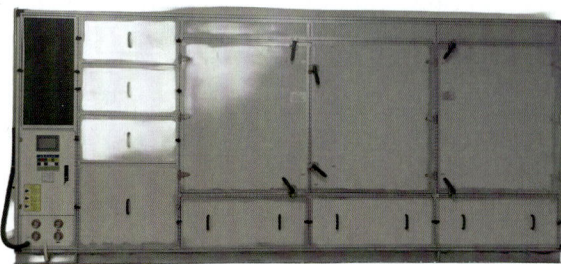

图 3-9 50XCJL 型空气能柜式烘干机

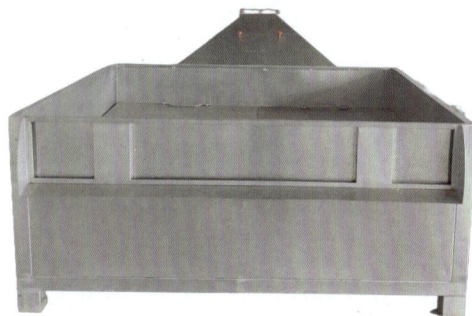

图 3-10 CHQ-4BQ 型敞开式烘箱

任务六　其他中药产地加工方法

中药材产地加工常常因地域、药材性质或需要增效减毒等因素，而形成特定的加工方式。除净制和切制等常规加工外，还有很多特殊的加工方法，如发汗、揉搓、蒸、煮、烫、制绒、烟熏、杀青等。

一、发汗

"发汗"是指鲜药或半干的药堆积，使其发热回潮，内部水分向外蒸发，堆内温度高于堆外，水汽遇堆外低温凝结成水珠附着于药材表面，如同人出汗，故名"发汗"。发汗是为了促使药材变色，增强气味或减小刺激性，有利于干燥，针对一些根及根茎或某些皮类药材需发汗处理。如玄参、续断、厚朴、秦艽、杜仲、茯苓等。玄参半干后堆放发汗，反复多次至干燥；续断半干发汗至内部变为绿色；厚朴干皮微煮后发汗至内表面变紫褐色至棕褐色。在发汗过程中要注意观察，当药材表面出现水珠，应及时摊开晾干，使内部水分得以除去，避免堆内温度过高，湿度过大，药材腐烂变质。

二、揉搓

揉搓是中药材产地加工的特殊方法，对于一些根及根茎类药材，通过揉搓的方法改变药材性状或除去杂质。如玉竹反复揉搓至半透明状；山药用搓板将其搓圆整；当归经过反复揉搓，使其支根收拢，具有塑形的作用；黄芪一般搓到条直、皮紧实；而滇龙胆因所含化学成分不宜水洗则通过反复揉搓去除泥土沙石等杂质，金樱子经过揉搓的方式去除表面的毛刺。

三、蒸、煮、烫

蒸、煮、烫是在干燥前进行高温处理，将鲜药置蒸笼中蒸或沸水中烫、煮不同时间的热处理。中药材进行蒸、煮、烫的原因较多，一是除去药材内部的空气，避免药材氧化变色和分解而降低有效成分的含量，药材的性质不会发生变化；二是使药材细胞内原生质凝固，产生质壁分离，促进药材内水分蒸发，便于干燥；三是使药材易于刮皮、剥皮和抽心；四是杀死虫卵及蚜虫；五是经过高温水处理，破坏药材中所含毒性的成分，降低其毒性。对于某些药材含糖分、淀粉、黏性的汁液较多或者含有虫卵，采收后直接干燥困难且不能放置较长时间，否则会腐烂变质，一般在产地加工会选择蒸、煮、烫后再进行下一步处理。在加工过程中，应根据药材性质和自身特点不同选择适当加热方法和处理时间，如黄精、白及含糖分较多，一般是略烫或蒸至透心；土贝母煮至无白心，白芍煮后去皮或去皮后再煮，含汁液的药材如石斛、马齿苋等略烫或蒸后利于干燥；桑螵蛸、五倍子蒸后可杀死虫卵或蚜虫；天麻、红参需要蒸透。此外还有一些药材蒸煮烫后更易于分离非药用部位或起到处死作用，如龟甲、鳖甲等，需烫至硬皮能剥落，北沙参、麦冬烫后易于去皮，九香虫、土鳖虫需要烫死。

目标检测

答案解析

一、单项选择题

1. 下列哪项不是中药材产地加工的目的（　　）

　　A. 除去杂质及非药用部位，保证药材的纯净度

B. 趁鲜切制，便于炮制加工

C. 保持药效，防止霉变，利于储运

D. 改变药性，降低或消除药材的毒副作用

E. 便于服用

2. 有些药材在产地加工过程中为了促使变色，增强气味或减小刺激性，有利于干燥，常对其进行（　　）

A. 干燥   B. 发汗   C. 揉搓

D. 蒸、煮、烫   E. 水洗

3. 下列药材加工过程中一般需要切制的是（　　）

A. 含浆汁、淀粉或糖分多的药材   B. 皮、肉易分离的药材

C. 种子类药材   D. 芳香类药材

E. 体积较大的根及根茎类药材及坚硬的藤木类药材

4. 为避免发霉、变色、虫蛀及有效成分的分解和破坏，药材储藏前一般均需（　　）

A. 干燥   B. 蒸、煮、烫   C. 熏硫

D. 发汗   E. 切片

5.《中国药典》禁用的加工方法为（　　）

A. 干燥   B. 蒸、煮、烫   C. 熏硫

D. 发汗   E. 切片

二、多项选择题

1. 产地加工对中药材质量的影响（　　）

A. 对药材形状的影响   B. 对药材颜色的影响

C. 对药材气味的影响   D. 对药材表面特征的影响

E. 对药材化学成分的影响

2. 中药材产地加工常用的方法有（　　）

A. 切片   B. 拣、洗   C. 蒸、煮、烫

D. 干燥   E. 炒炭

3. 在产地加工时需要"发汗"的药材有（　　）

A. 玄参   B. 厚朴   C. 黄柏

D. 续断   E. 杜仲

三、简答题

1. 简述产地加工的目的和意义。

2. 何谓"发汗"，发汗的目的是什么，请举例说明。

（朱　艳）

书网融合……

重点小结   微课   习题

模块二 植物类道地药材采收加工

目前，我国是世界上规模最大、品种种类最多、生产体系最完整的中药材生产大国，常用中药材600多种，其中300多种已实现人工种养，种植面积达到3000万亩以上，初步形成了川药、怀药、关药、秦药、浙八味等一批产品质量好、美誉度高的道地药材优势产区，其中中药材的采收与加工是优质药材生产的重要一环，甚至同一个品种因加工方法的不同会形成不同的道地药材商品（如川麦冬、浙麦冬等）。为更好地学习与掌握中药材采收与加工，本模块根据《全国道地药材生产基地建设规划（2018—2025年)》规划的7大道地药材生产区域，将植物类道地中药材采收与加工分为7个项目进行介绍。

项目四 东北道地药材采收加工

学习目标

知识目标： 通过本项目的学习，应能掌握东北地区道地药材的品种、采收加工方法与技术；熟悉东北地区道地药材的植物来源、药材性状与商品规格；了解东北地区道地药材品种的药用功效等。

能力目标： 能运用所学知识对东北地区道地药材的品种进行采收、加工操作；能正确判定药物采收、加工后的成品质量。

素质目标： 通过本项目学习，树立在中药材采收加工岗位的安全生产意识，培养责任心，提高中药材产地加工技术的能力。

情境导入

情境： 人参俗称"棒槌"，属五加科多年生草本植物，是珍贵药材，被人们称为"百草之王"，是"东北三宝"之一。由于人参根部肥大，形若纺锤，常有分叉，全貌颇似人的头、手、足和四肢，故而得名。在古代，它有许多别名、雅号，如：神草、王精、地精、血参、人衔、人微等。人参每次出土，相隔数十年。中国人参（野生人参）主要分布在辽宁东部山区，吉林的长白山脉及近地山区和黑龙江的大小兴安岭一带的林区。吉林省抚松县素有"人参之乡"的美誉。

思考： 1. 东北的道地药材有哪些？
        2. 人参是如何采收加工的？

东北道地药材区域大部属温带、寒温带季风气候，是关药主产区。包括内蒙古东北部、辽宁、吉林及黑龙江等，本区域优势道地药材品种主要有人参、鹿茸、北五味、关黄柏、辽细辛、关龙胆、辽藁本、赤芍、关防风等。

人 参 微课
GINSENG RADIX ET RHIZOMA

【来源】为五加科植物人参 *Panax ginseng* C. A. Mey. 的干燥根和根茎。栽培者为"园参"；播种在山林野生状态下自然生长的又称"林下山参"，习称"籽海"。

【原植物形态】多年生草本，主根圆柱形或纺锤形，常分枝，顶端有明显的根茎。掌状复叶轮生茎端，通常一年生者生 1 片三出复叶，二年生者生 1 片五出复叶，三年生者生 2 片五出复叶，以后每年递增一叶，最多可达 6 片复叶。复叶有长柄，椭圆形至长椭圆形，边缘有锯齿，上面沿脉有稀疏刚毛。伞形花序单个顶生；花小，淡黄绿色；花瓣 5 片；雄蕊 5 枚，子房下位，花柱上部 2 裂。核果浆果状，扁球形，熟时鲜红色。花期 6~7 月，果期 7~9 月（图 4-1）。

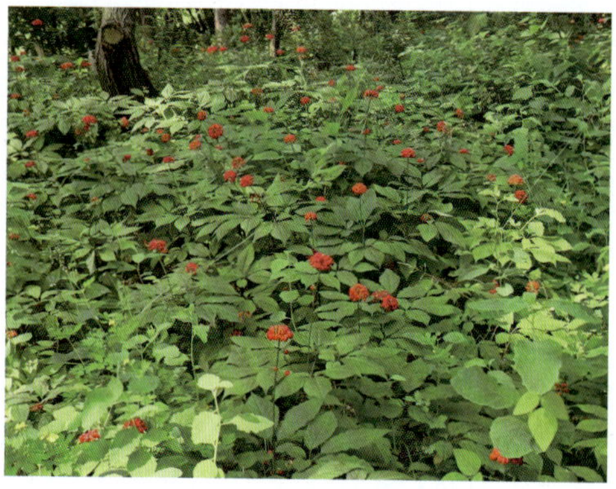

【产地】主产于吉林、辽宁、黑龙江等地。

图 4-1　人参植物图

山参主产于东北三省的长白山区及大、小兴安岭等地，现产区已缩小到长白山，且濒临灭种，被列为国家一类保护植物。

园参（生晒参与红参）主产于吉林抚松、集安，辽宁桓仁、宽甸、新宾，黑龙江五常、尚志等地，以吉林抚松、集安、长白山为道地产区。

【采收】人参一般 5~6 年采收；培植大货，可 8~9 年采收；特殊品种如石柱参，需 12~18 年采收。在 8 月下旬至 9 月上旬，人参生长进入枯萎期，参叶变黄时采挖，此时的人参浆液足、产量高。采收时先拆除棚架，然后将畦面上的土先搂下一部分，随即将参根刨出，抖掉泥土，掰掉茎叶，运回加工。人参茎叶也可进一步深加工，可在收获参根的同时予以采收。

【产地加工】人参新鲜根称为鲜人参或水参；鲜参经干燥加工成的生干参叫生晒参；鲜参经沸水烫后干燥的称为汤参或汤通参；鲜参经沸水烫后扎孔，灌入糖汁干燥后称为糖参。以上各类商品人参统称为白参类。另一类是鲜参经蒸后，干燥加工成的商品参称为红参。

1. 鲜参　鲜参分为两种，一种是"生鲜人参"，另一种是"保鲜人参"，两种产品之间的区别：生鲜人参是用物理方法或传统的人参保鲜方法保鲜，人参具有活体特征，新鲜感强；保鲜人参是采用化学方法或用保鲜剂保鲜，人参没有活体特征，但保鲜时间较长。目前市场上流通的多为"保鲜人参"，生鲜人参相对较少。

（1）生鲜人参　利用科学或传统的方法将采收的新鲜人参贮藏，使人参保持生鲜。人参保鲜方法主要有低温或冷冻保鲜、气调保鲜、辐照保鲜等。

（2）保鲜人参　采用化学或生物保鲜技术，使新鲜的人参达到延长保鲜储存时间之目的。目前市场上的保鲜人参多采用保鲜剂保鲜，品种多样。

2. 生晒参　体形较大且外形美观的鲜参适合加工成生晒参。生晒参主要品种为全须生晒参和普通生晒参。二者加工方法基本相同，主要工艺流程包括选参、洗刷、日晒、烘干、绑须等过程。

（1）普通生晒参　清洗后要下须，除留下主根上较大的侧支外，其余全部下掉，然后将鲜参按大、中、小分别摆放于晒参帘上，置于阳光下晾晒 1~2 天，经日晒后的鲜参放于温度为 30~40℃的烘干室内进行烘干。在烘干过程中，注意控制温度，温度过高会影响成品参的色泽，温度过低则易产生抽沟。烘至参根含水量为 13% 以下时，便可达到成品参含水量要求。

（2）全须生晒参　此类要进行绑须，先用喷雾器喷雾须根或用湿棉布盖在须根上，使其吸水软化，便于整形绑须。绑须时，用白棉线捆绑于须根末端，使其顺直。此后，再干燥 1 次，即成商品全须生晒参。

3. 糖参　白糖参简称糖参，缺头少尾、浆液不足、体形欠佳、质地较软的鲜参适合加工成糖参。主要工艺流程包括选参、洗刷、焯煮、排针、顺针、灌糖、干燥等步骤。

由于加工糖参的工艺较多，多次排针、浸糖，使人参的有效成分严重损失，加上贮藏、运输中易于吸潮、污染，冬季易于"烊化"返糖，夏季易于发霉变质，故使其应用受到限制，产量亦较少。

4. 红参　一般体形较大、浆液足的鲜参适合加工成红参。主要工艺流程：将运回的鲜参经浸润、清洗、分选、蒸制、晾晒、高温烘干、打潮、下须、低温烘干等步骤。

（1）浸润　要注意浸润方法和时间。一种是将鲜参根装入竹筐内，直接浸入清水 20～30 分钟。此种方法浸润均匀透彻，但浸润时间较长，易损失有效成分；另一种方法是喷淋浸润，即将鲜参放在参帘上，厚度不超过 20cm，水通过管道、喷嘴形成人工雨，冲洗参根 5～10 分钟。

（2）清洗　鲜参浸润后，可采用人工清洗、滚筒式洗参机、高压雨水状喷淋冲洗式洗参机、超声波洗参机等方法将参根上的泥土洗掉，要求保持参根的根须、芦、芋等的完整性，并且不能损伤鲜参外表皮。人工刷洗时刮去病疤，刷净泥土，但不要刷破表皮和碰断支根。

（3）分选　将净制的鲜参，根据鲜参质量和商品要求进行分选，挑选出适合加工各种商品参的鲜参原料。

（4）蒸制与晾晒

1）锅灶蒸参法　在蒸制过程中应注意根据人参的等级（体积和重量）控制时间和温度。如 6～7 年生一等货需 170 分钟，二等货需 160 分钟。停火后，温度应逐渐下降，使参根慢慢冷却到一定温度，以防造成参根破裂。圆气前用武火，然后用文火保持温度。不能随意加火或撤火，以避免因温度急剧上升或下降而造成参根破裂或熟化度欠佳。出屉后，将芦头向上倾斜摆于晒参帘上晾晒。

2）蒸参机蒸制法　蒸参机的温度和压力可以自动控制，使用方便，工作效率较高。蒸制过程由升温升压、恒温恒压和降温降压三个阶段组成。升温升压过程要注意达到恒温的时间应予以控制，一般为 15～30 分钟，否则会影响红参质量。

蒸制是红参加工过程中的重要环节，蒸制时间过长，温度过高，加工出的红参色泽发黑，重量减轻；蒸制时间过短，温度过低，加工出的红参色淡，生心，黄皮。因此，蒸制时控制温度和时间非常重要。

恒温恒压过程对红参质量有决定性影响，一般恒温温度为（98±1）℃，恒压压力为 200～400kPa，压力波动范围在 ±50kPa 之内，恒温恒压时间一般为 150 分钟。降温降压过程即温度由 98℃ 降至 85℃ 的过程，降温速度一般不应超过每分钟 1℃，降压太快会造成参根破裂。蒸参水应经常更换，蒸参水的 pH 应为（7.0±0.1），不能低于 6.8，因为酸性的蒸参环境会破坏人参成分、降低红参物理性状指标。

（5）高温烘干、打潮、下须及低温烘干　烘干是影响红参质量的关键工序。烘干的最适温度为 70℃，温度超过 70℃，会使红参颜色变黑，失去光泽，断面透明度差；温度过低，失水速度太慢，可使参根略呈酸性，严重时酸败，影响人参有效成分转化，致使三醇型皂苷与二醇型皂苷的比值降低，影响红参特有的药效作用。烘干时应注意排风，如果排风间隔时间太短，会使干燥速度过快，导致表面产生抽沟，降低红参质量。

经烘干的人参，其支根及须根含水量较少，易折断，为便于进行后续操作，必须打潮软化。可将经煮沸消毒的温开水用喷雾器直接喷雾于人参根上或将洁净的厚棉布浸透温开水，直接覆盖于参根上，然后用塑料薄膜包严，闷 8～12 小时即可，也可将参根按一定间隔堆放于回潮室内，通入热蒸汽（不超过 80℃）熏蒸 20～30 分钟，或向 30～50℃ 的密闭回潮室内通入低温蒸汽使其回潮。

打潮软化后进行下须，首先剪掉主体上的毛须，在修剪须根时，较细的须根应短留，较粗的须根应长留，剪下的须根，按长短、粗细分类，捆成小把，以加工各类红参须。将剪完须的参根，按大、中、小分别置于干燥室内进行低温烘干。为使参根各部位内的水分扩散速度与干燥失水速度相近，干燥室内的温度应控制在 30～35℃。若烘干室内温度超过 40℃，会造成参根各部位干燥程度不均。过分干燥的主根尾部、中尾须、芦头因完全失水而色泽变黑，呈焦煳状，主根表面抽沟，截面不整齐。

本药材产地加工的还有活性参（冻干参）。野山参的产地加工类似生晒参。

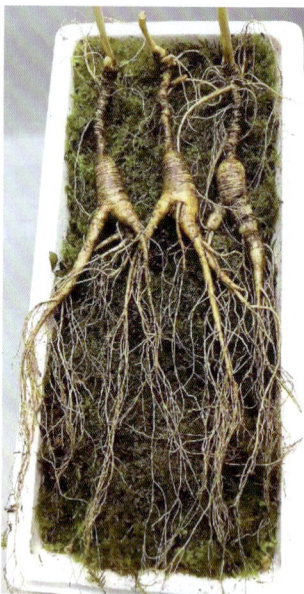

图4-2 人参药材图

【药材性状】主根呈纺锤形或圆柱形，长3～15cm，直径1～2cm。表面灰黄色，上部或全体有疏浅断续的粗横纹及明显的纵皱纹，下部有支根2～3条，并着生多数细长的须根，须根上常有不明显的细小疣状突起。根茎（芦头）长1～4cm，直径0.3～1.5cm，多拘挛而弯曲，具不定根（艼）和稀疏的凹窝状茎痕（芦碗）。质较硬，断面淡黄白色，显粉性，形成层环纹棕黄色，皮部有黄棕色的点状树脂道及放射状裂隙。香气特异，味微苦、甘。

或主根与根茎近等长或较短，呈人字形、菱形或圆柱形，长1～6cm。表面灰黄色，具纵皱纹，上部或中下部有环纹。支根多为2～3条，须根少而细长，清晰不乱，有较明显的疣状突起。根茎细长，少数粗短，中上部具稀疏或密集而深陷的茎痕。不定根较细，多下垂（图4-2）。

【商品规格】

1. 野山参 主根粗短呈横灵体，支根八字分开，五形全美（芦、艼、纹、体、须相衬），不定根中间丰满，形似枣核，皮紧细。主根上部横纹紧密而深，须根清疏而长，质坚韧，有明显的珍珠疙瘩。表面牙白色或黄白色，断面白色，味甜微苦。一等：每支重100g以上。二等：每支重55g以上。三等：每支重32.5g以上。四等：每支重20g以上。五等：呈横灵体或须体，每支重12.5g以上。六等以下呈横灵体、须体、畸形体，每支重6.5g以上，帽不大。七等：每支重4g以上。八等：每支重2g以上，间有芦须不全的残次品。

2. 鲜参 分为边条鲜参和普通鲜参。边条鲜参呈长圆柱，芦长、身长、腿长，有分枝2～3个。须芦齐全，浆足丰满，不烂，无疤痕、水锈、泥土、杂质。边条鲜参依据体长、芦和每支重量区分等级。一等：体长不短于20cm，芦不超过15%，每支重125g以上。二等：体长不短于18.3cm，芦不超过15%，每支重85g以上。三等：体长不短于16.7cm，芦不超过15%，每支重60g以上。

3. 红参 包括"普通红参"和"边条红参"两大类，另有干浆参、红混须、红直须、红弯须等商品规格。红参质地坚实，含水量低，加工中有效成分得以固定和保留，某些化学成分重新组合。

（1）普通红参 普通红参的主根呈圆柱形，以芦短、身粗、腿短为特征。表面棕红色或淡棕色，半透明，有光泽。质硬而脆，断面平坦、光洁、角质样。以每500g所含人参的支数为标准，分为"20普通红参""32普通红参""48普通红参""64普通红参""80普通红参""小货普通红参"等6个规格；每个规格名称中的数字表示每500g普通红参所允许含有的最多支数。例如，"48普通红参"，是指每500g最多允许含有48支普通红参。

（2）边条红参 由栽培7～9年的边条鲜人参按红参加工方法加工制成。边条红参主根呈圆柱形，芦长、体长、腿长。表面红棕色，半透明，有光泽。肩部有环纹，呈淡棕色或杂有黄色。有2～3条支根，较粗。根茎上有茎痕7～9个。质硬而脆，断面平坦、光滑、角质样。边条红参以每500g所含支数为标准，分为"16边条红参""25边条红参""35边条红参""45边条红参""55边条红参""80边条红参""小货边条红参"等7个规格。

（3）参须 依据红参须的长度和形状，将其划分为红直须、红混须和红弯须3个规格。

4. 生晒参 生晒参包括全须生晒参、生晒参和白干参3个规格。另有皮尾参、白混须、白直须等。

（1）全须生晒参 全须生晒参完整地保留人参各个部位的特征，芦、体、须齐全。表面黄白色，有抽沟，体质较轻。断面白色或黄白色，皮层和髓部明显，常有大小不等的裂隙。商品按单支重量区分为4个等级。

（2）生晒参 生晒参按每500g含有的支数和体表有无破疤，区分为5个等级。

（3）白直须和白混须 长度在8.3cm以上者，称白直须；长度在8.3cm以下并与细小弯须混同者，称白混须。白直须区分为2个等级。

5. 糖参 商品主要按支条是否均匀划分为两个等级。一等：根呈圆柱形；芦须齐全，表面色白，体充实，枝条均匀，断面白色；味甜、微苦；不返糖，无浮糖；无碎芦、杂质、虫蛀、霉变。二等：根呈圆柱形；表面黄白色，大小不分，断面白色；味甜、微苦；不返糖，无浮糖；无碎芦、杂质、虫蛀、霉变。

【质量要求】

1. 山参 一般以芦、艼、纹、体、须五形俱全者为佳。

2. 生晒参 以条粗、体短横、饱满无抽沟者为佳。

3. 红参 以体长、表面棕红色或棕黄色，有光泽，无黄皮、破疤者为佳。

按《中国药典》规定，本品药材的水分不得过12.0%，总灰分不得过5.0%。以高效液相色谱法测定，生晒参含人参皂苷 Rg_1（$C_{42}H_{72}O_{14}$）、Re（$C_{48}H_{82}O_{18}$）的总量不得少于0.30%，人参皂苷 Rb_1（$C_{54}H_{92}O_{23}$）不得少于0.20%。红参中 Rg_1、Re 总量不得少于0.25%，人参皂苷 Rb_1 不得少于0.20%。

【包装与贮藏】

1. 包装 活性参在选参时，随时将选好的鲜参装入塑料袋内，采用限气保鲜法存放。人参包装用无毒聚乙烯尼龙复合膜充氮气密封，或用搪瓷桶、瓷器、玻璃制品等，并且不宜太大，密封。不宜用木制或塑料制品等进行包装存储。

2. 贮藏 人参是含糖分的珍贵药材，很容易生虫和受潮发霉。应置于阴凉干燥处，密封保存，防蛀。

【功效】大补元气，复脉固脱，补脾益肺，生津，安神。

五味子
SCHISANDRAE CHINENSIS FRUCTUS

【来源】为木兰科植物五味子 *Schisandra chinensis*（Turcz.）Baill. 的干燥成熟果实。习称"北五味子"。

【原植物形态】为落叶木质藤本。单叶互生，叶柄长，红褐色，叶片纸质或膜质，卵形或倒卵形，长5～10cm，宽3～7cm，先端急尖或渐尖，基部楔形，上面绿色，光滑无毛，有光泽，下面淡黄色。花多为单性，雌雄异株，花单生或簇生于叶腋，花梗细长，乳白色或粉红色，花被6～9片；雄蕊通常5枚，花丝合生成短柱，雌蕊群椭圆形，离生心皮17～40个，螺旋状排列在花托上。果熟时呈穗状聚合果，浆果球形，成熟时红色，肉质多汁。种子1～2枚，肾形，淡褐色，有光泽（图4-3）。

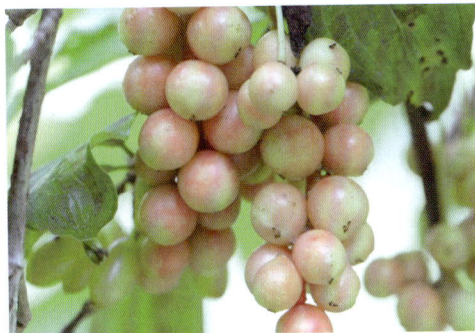

图4-3 北五味子植物果实图

【产地】五味子现多栽培。主产于辽宁、吉林、黑龙江等地。此外,河北、内蒙古等地亦产。

【采收】五味子移植二年生苗,如栽后水肥管理得当,两年后即可见果,四五年可大量结果。因我国地域气候不同,五味子采收应根据地域随熟随采,一般采收时间通常在 8~10 月进行采收,采摘时通常选择晴天采收,在上午露水未干时用剪刀采收,要注意尽量少伤枝蔓和叶片,果实要轻拿轻放,避免堆积挤压破损,以保障商品质量。完全成熟的果实呈红色或紫红色,果皮厚,果实软而有弹性,有油层,采后容易晒干,干后颜色新鲜有光泽,有效成分含量高,质量好;如过早采收,浆果未成熟,晒干后发黑,无油层,加工后成焦粒,无油性,颜色暗,有效成分含量低,质量差;如采收过晚,易落粒,造成减产。

【产地加工】五味子加工方法简单,可日晒或烘干。如天晴,可平铺在水泥地上或者苇席等工具上摊晒,过程中要勤于翻动,保证摊晒均匀;注意摊晒过程中还要注意防雨,同时也不能暴晒过度,让其自然风干,天气允许的情况下晚间可不必收起,否则晒干后油性大。如遇连雨天,可放在炕上薄薄摊开,缓缓烘干,温度不可过高,防止油性挥发,变成焦粒,要防止霉烂变质。晒至皱缩全干后,搓去果柄,挑出黑粒即可入库贮藏。

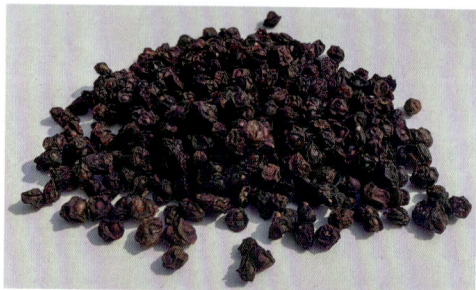

图 4 - 4 五味子药材图

【药材性状】呈不规则的球形或扁球形,直径 0.5~0.8cm。表面红色、紫红色或暗红色,皱缩,显油润,果肉柔软,有的表面呈黑红色或出现"白霜"。种子 1~2 粒,肾形,表面棕黄色,有光泽,种皮薄而脆,剥去种皮后种仁淡棕色,呈钩状,黄白色,半透明,胚乳油性。果肉气微,味酸;种子破碎后,有香气,味辛、微苦(图 4 - 4)。

【商品规格】

一等:干货。呈不规则球形或椭圆形。表面紫红色或红褐色,皱缩,肉厚,质柔润。内有肾形种子 1~2 粒。果肉微酸,种子有香气,味辛微苦。干瘪粒不超过 2%,无枝梗、杂质、虫蛀、霉变。

二等:干货。呈不规则球形或椭圆形。表面黑红、暗红或淡红色,皱缩,肉较薄,内有肾形种子 1~2 粒。果肉微酸,种子有香气,味辛微苦。干瘪粒不超过 20%,无枝梗、无杂质、虫蛀、霉变。

【质量要求】按《中国药典》规定,本品药材的杂质不得过 1%,水分不得过 16.0%,总灰分不得过 7.0%。以高效液相色谱法测定,本品含五味子醇甲($C_{24}H_{32}O_7$)不得少于 0.40%。

【包装与贮藏】五味子包装通常使用一般编织袋或麻袋,包装前应对五味子的干燥程度进行检查,并清除杂质与异物。因五味子富含油脂及水分,在冬季不易干透,到夏季容易发热而变色霉烂,故五味子贮藏时应置于通风干燥处,不使其受潮。尤其是夏季贮藏时,应经常检查并倒垛,用电阻温度计的感温棒插入包中的不同部位进行检查,观察温度,防止发热。若遇到发热现象应及时晾晒,防止霉烂。

【功效】收敛固涩,益气生津,补肾宁心。

> **知识链接**

南五味子

为木兰科植物华中五味子 *Schisandra sphenanthera* Rehd. et Wils. 干燥成熟果实。野生与栽培均有。主产陕西、四川、河南、湖北、甘肃等地。本品呈球形或扁球形,果实较小,直径 0.4~0.6cm,表面棕红色至暗棕色,干瘪,皱缩,果肉薄,常与种子紧贴。种子 1~2 粒,肾形,表面棕黄色,有光泽,具细小的颗粒凸起,种皮薄而脆,气味较淡。采收加工同五味子。商品上南五味子为统货,要求干枯粒不超过10%，无枝梗、杂质、虫蛀、霉变。

南五味子与五味子（即"北五味子"）功效相同，但由于化学成分的差异，自2005年版《中国药典》后，将南五味子单列，不再列入五味子药用。

细　辛
ASARI RADIX ET RHIZOMA

【来源】 本品为马兜铃科植物北细辛 *Asarum heterotropoides* Fr. Schmidt var. *mandshuricum* （Maxim.）Kitag.、汉城细辛 *Asarum sieboldii* Miq. var. *seoulense* Nakai 或华细辛 *Asarum sieboldii* Miq. 的根及根茎。前两种习称"辽细辛"。

【原植物形态】 为多年生草本；根茎直立或横走，密生须根。叶2枚，叶片心形或卵状心形，先端钝尖，基部深心形，叶面疏生短毛，脉上较密，叶背仅脉上被毛；叶柄光滑无毛；芽苞叶肾圆形，边缘疏被柔毛。花紫黑色单生于叶腋，花梗长2~4cm；花被筒壶形，紫褐色，内壁有疏离纵行脊皱；花被裂片三角状卵形，直立或近平展；雄蕊12枚，花丝与花药近等长或稍长；子房半下位或几近上位，球状，花柱较短，顶端2裂，柱头侧生。果近球状，棕黄色（图4-5）。

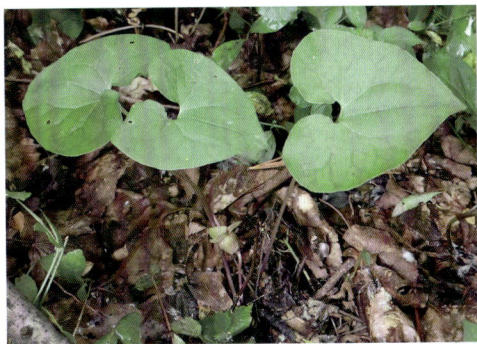

图4-5　细辛原植物图

【产地】 北细辛与汉城细辛主产于东北地区；华细辛主产于陕西、河南、山东、浙江等地。"辽细辛"以东北三省为道地产区。

【采收】 种子直播的细辛，如果密度大，生长3~4年即可采收。用二年生苗移栽的，栽后3~4年收获；用三年生苗移栽的，栽后2~3年收获。有时为了多采种子，也可延迟到5~6年收获，但超过7年植株老化容易生病，加之根系密集，扭结成板，不便采收。采收期以每年9月中旬为佳。采收时连根挖起，抖尽泥土，运回加工。

【产地加工】 将运回来的细辛去净泥沙及地上残茎，每1~2kg捆成1把，放阴凉通风处阴干。

细辛加工时避免水洗、日晒，水洗后根条发白。日晒发黄，均降低气味，影响质量。

【药材性状】 北细辛 常卷曲成团。根茎横生呈不规则圆柱状，具短分枝，长1~10cm，直径0.2~0.4cm；表面灰棕色，粗糙，有环形的节，节间长0.2~0.3cm，分枝顶端有碗状的茎痕。根细长，密生节上，长10~20cm，直径0.1cm；表面灰黄色，平滑或具纵皱纹，有须根和须根痕。质脆，易折断，断面平坦，黄白色或白色。气辛香，味辛辣、麻舌。

汉城细辛根茎直径0.1~0.5cm，节间长0.1~1cm。

华细辛根茎长5~20cm，直径0.1~0.2cm，节间长0.2~1cm。气味较弱。

均以根灰黄、干燥、味辛辣而麻舌者为佳（图4-6）。

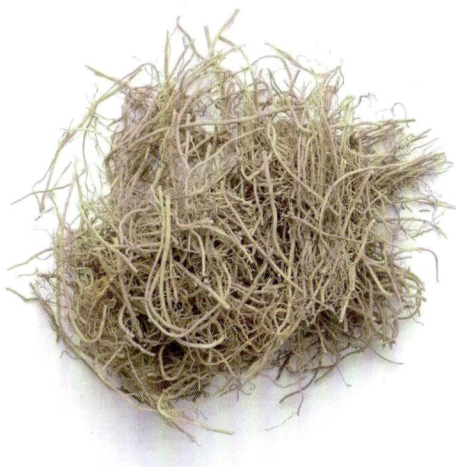

图4-6　细辛药材图

【商品规格】 商品主要以辽细辛为主。常蜷缩成团。根茎呈不规则圆柱形，具短分枝，长1~10cm，直径0.2~0.4cm；表面灰棕色，粗糙，有环形的节，节间长

0.2~0.3cm，分枝顶端有碗状的茎痕。根细长，密生节上，长10~20cm，直径0.1cm；表面灰黄色，平滑或具纵皱纹，有须根及须根痕。统货。

【质量要求】

性状　一般以根灰黄、香气浓、味辛辣而麻舌者为佳。

按《中国药典》规定，总灰分不得过12.0%，酸不溶性灰分不得过5.0%，水分不得过10.0%，浸出物不得少于9.0%；采用高效液相色谱法测定，本品含细辛脂素（$C_{20}H_{18}O_6$）不得少于0.050%；采用挥发油测定法测定，本品含挥发油不得少于2.0%。

【包装与贮藏】

1. 包装　细辛应密封包装。

2. 贮藏　细辛干后一般不易变质，但如遇雨季，极易受潮。本品富含挥发油，容易挥散走失，影响品质。因此，在贮藏过程中应置阴凉、干燥处，避光、防潮。

【功效】　解表散寒，祛风止痛，通窍，温肺化饮。

防 风
SAPOSHNIKOVIAE RADIX

【来源】　为伞形科植物防风 *Saposhnikovia divaricata*（Turcz.）Schischk. 的干燥根。药材习称"关防风"。

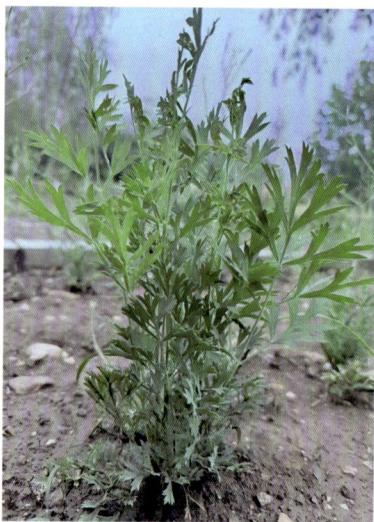

图4-7　防风植物图

【原植物形态】　多年生草本。根粗壮，长圆柱形，有分枝，淡黄棕色，根头处被有纤维状叶残基及明显的环纹。茎单生，从基部分枝比较多，斜上生长，表面有细棱，基生叶丛生，有扁长的叶柄，基部有宽叶鞘；叶片卵形或长圆形，二回或三回羽状分裂，茎生叶与基生叶相似，但比较小，有宽叶鞘；复伞形花序多数，生于茎和分枝顶端，顶生花序梗长2~5cm，伞辐5~7条，无毛，无总苞片；小伞形花序有4~10个，小总苞片4~6片，线形或披针形；萼齿三角状卵形；花瓣倒卵形，白色，无毛，先端微凹，具内折小舌片。双悬果狭圆形或椭圆形，幼时有疣状突起，成熟时渐平滑；每棱槽内有油管1条，合生面有油管2条（图4-7）。

【产地】　主产于东北及内蒙古东部。现有栽培。

【采收】　冬季在10月下旬至11月中旬或春季在萌芽前采收。用种子繁殖的防风，第二年就可收获。春季根插繁殖的防风，在水肥充足、生长茂盛的条件下，当根长30cm、粗1.5cm以上时，当年即可采收。秋播的于翌年10~11月采收。如果条件不好，土壤沙石多、贫瘠或黏重潮湿等，则3~4年才可收获。防风收获太迟，根易木质化，太早，则降低产量。防风根部入土较深，根脆易折断。采收时须从畦一端开深沟，按顺序挖掘，根挖出后除去残留茎和泥土。

【产地加工】　防风挖出根后，去净残茎、泥土等杂质，晒至半干时去掉须毛，按粗细长短分级，晒至八九成干时捆成1kg的小捆，再晒或烤至全干即可。平均干燥时间在8~10天。

【药材性状】　呈长圆柱形或长圆锥形，下部渐细，有的略弯曲，长15~30cm，直径0.5~2cm。根头部有明显密集的环纹，习称"蚯蚓头"，环纹上有的有棕褐色毛状残存叶基。表面灰棕色或棕褐色，粗糙，有纵皱纹、多数横长皮孔及点状突起的细根痕。体轻，质松，易折断，断面不平坦，皮部淡黄色至棕色，有裂隙，木部黄色。气特异，味微甘（图4-8）。

【商品规格】防风药材以条粗壮、皮细而紧，无毛头，断面有棕色环，中心色淡黄者为佳。根据药材商品规格标准，防风商品分级为两等。

一等：干货，根呈圆柱形，表面有皱纹，顶端带有毛须，外皮黄褐色或灰黄色。质地较柔软，断面棕黄色或黄白色，中间浅黄色；根长 15cm 以上，芦头下直径 0.6cm 以上。味微甜。无杂质，无虫蛀，无霉变。

二等：干货，根偶有分枝，芦头下直径 0.4cm 以上，其余同一等。

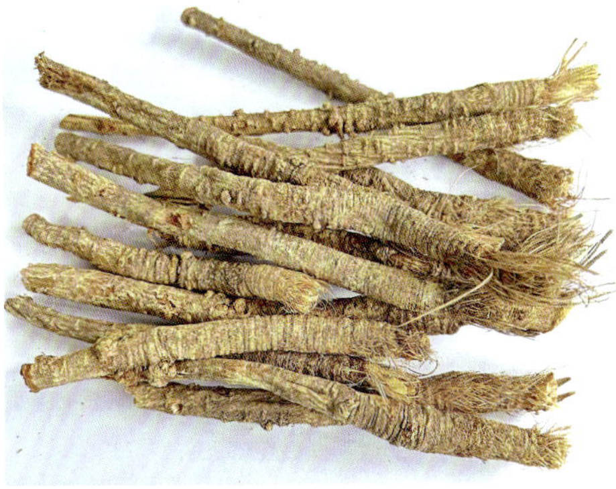

图 4-8 防风药材图

【质量要求】按《中国药典》规定，本品药材的总灰分不得过 6.5%，酸不溶性灰分不得过 1.5%，水分不得过 10.0%；照醇溶性浸出物测定法，乙醇浸出物不得少于 13.0%，采用高效液相色谱法测定，本品含升麻素苷（$C_{22}H_{28}O_{11}$）不得少于 0.21%，升麻素（$C_{16}H_{18}O_6$）和 $3'-O-$当归酰亥茅酚（$C_{20}H_{22}O_6$）的总量不得少于 0.050%。

【包装与贮藏】防风若为压缩打包件，每件 20kg；若麻袋包装，每件 30kg 左右。贮藏于通风、阴凉、干燥处。适宜温度 30℃以下，相对湿度 70%～75%。商品安全水分 11%～14%。防风为常用中药，一般可贮存 2～3 年。

【功效】祛风解表，胜湿止痛，止痉。

刺五加
ACANTHOPANACIS SENTICOSI RADIX ET RHIZOMA SEU CAULIS

【来源】为五加科植物刺五加 *Acanthopanax senticosus*（Rupr. et Maxim.）Harms 的干燥根和根茎或茎。

【原植物形态】灌木，高 1～6m；分枝多。叶有小叶 5 片，稀 3 片；叶柄常疏生细刺，小叶片纸质，椭圆状倒卵形或长圆形，先端渐尖，基部阔楔形，上面粗糙，深绿色，脉上有粗毛，下面淡绿色，脉上有短柔毛，边缘有锐利重锯齿；小叶柄有棕色短柔毛。伞形花序单个顶生，有花多数；总花梗无毛，花梗无毛或基部略有毛；花紫黄色；萼无毛；花瓣卵形；子房 5 室，花柱全部合生成柱状。果实球形或卵球形。花期 6～7 月，果期 8～10 月（图 4-9）。

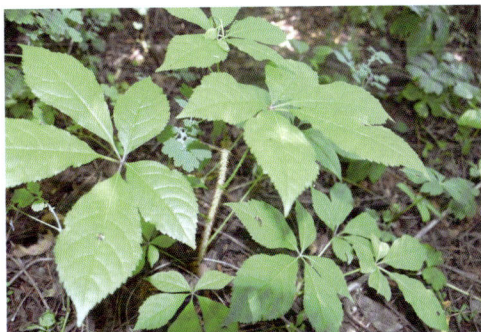

图 4-9 刺五加原植物图

【产地】主产于黑龙江、吉林、辽宁、河北和山西。生于山坡林中及路旁灌丛中；药圃常有栽培。

【采收】人工栽培的分蘖株要生长 3～4 年后采收，实生苗需要更长的时间才能采收。9 月下旬至 10 月中旬或春季树液流动前采收根、根茎及茎，去掉泥土。

挖取方法：每年挖树的两个侧面根，断根处应距主根 20cm 以外，选择根径 1cm 以上的侧根采挖，将挖出的根洗净。

【产地加工】刺五加采收后，切成 30～40cm 长，晒干后捆成小捆，或切成 5cm 长小段，晒干后装袋保存。有的地区夏、秋两季挖取根部，洗净，剥取根皮，晒干后，放干燥处贮存。由于根、根茎及茎中还含有很多水分，易霉烂变质而影响其有效成分的稳定性，从而降低自身质量及产品质量，及时地进行干燥加工是刺五加贮藏的基本方法。

1. 自然干燥　加工场地应清洁、通风并设遮阳棚或防雨棚，也应有防鼠、鸟、虫及家禽（畜）的设备。首先挑选出杂物及虫害植株，洗净泥土，然后将扎成小捆的刺五加放在通风凉棚内自然阴干，层与层之间要有缝隙，空气可以流动，切忌堆放在不通风的屋内以及潮湿的地方，切勿在阳光下暴晒或雨淋，以免影响产品的质量。

2. 人工干燥　可采用烘房干燥，一般要求要有较大的房间，且有相应的升温设备和通风、排湿设备，门窗需要安装玻璃，干燥速度较快。升温采用电加热等升温法，烘房温度为50℃左右，同时要进行通风排湿，烘房内相对湿度60%左右就应打开进气窗和排气筒进行通风排湿，通风排湿的次数与时间因烘房内湿度而定。

【药材性状】　本品根呈圆柱形，多扭曲，长3.5~12cm，直径0.3~1.5cm；根茎呈结节状不规则圆柱形，直径1.4~4.2cm。表面灰褐色或黑褐色，粗糙，有细纵沟和皱纹，皮较薄，有的剥落，剥落处呈灰黄色。质硬，断面黄白色，纤维性。有特异香气，味微辛、稍苦、涩。

茎呈长圆柱形，多分枝，长短不一，直径0.5~2cm。表面浅灰色，老枝灰褐色，具纵裂沟，无刺；幼枝黄褐色，密生细刺。质坚硬，不易折断，断面皮部薄，黄白色，木部宽广，淡黄色，中心有髓。气微，味微辛（图4-10、图4-11）。

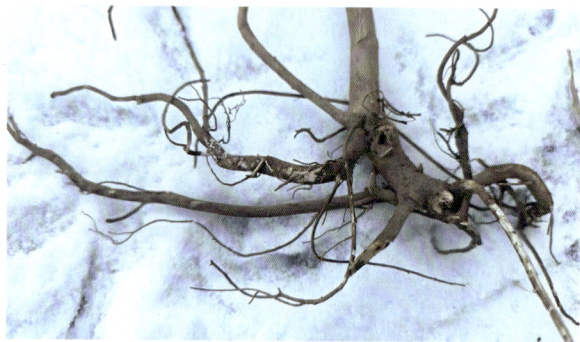

图4-10　刺五加根药材图

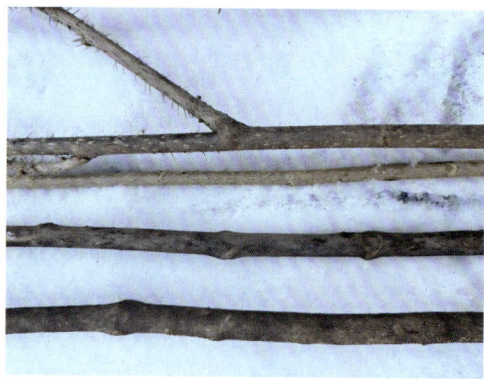

图4-11　刺五加茎药材图

【商品规格】　各大药材市场对刺五加药材规格的划分主要根据入药部位分为刺五加秆、刺五加根2个规格，均为统货。其中，刺五加秆为地上部分的茎，刺五加根为地下部分的根及根茎。

1. 刺五加秆　统货。呈长圆柱形，多分枝，长短不一，直径0.5~2cm。表面浅灰色，老枝灰褐色，具纵裂沟，无刺；幼枝黄褐色，密生细刺。质坚硬，不易折断，断面皮部薄，黄白色，木部宽广，淡黄色，中心有髓。气微，味微辛。

2. 刺五加根　统货。根茎呈结节状不规则圆柱形，直径1.4~4.2cm。根呈圆柱形，多扭曲，长3.5~12cm，直径0.3~1.5cm；表面灰褐色或黑褐色，粗糙，有细纵沟和皱纹，皮较薄，有的剥落，剥落处呈灰黄色。质硬，断面黄白色，纤维性。有特异香气，味微辛、稍苦、涩。

【质量要求】　按《中国药典》规定，本品药材的水分不得过10.0%，总灰分不得过9.0%。以高效液相色谱法测定，本品含紫丁香苷（$C_{17}H_{24}O_9$）不得少于0.050%。

【包装与贮藏】

1. 包装　包装前清除异物，保证商品纯度在99%以上。包装塑料编织袋长、宽分别为80~100cm、60~80cm；包装纸箱长、宽、高为80cm×60cm×50cm。将阴干后的根茎、枝条装入塑料袋内或纸箱打包封口。包装记录应记载品名、产地、规格、等级、数量、质量验收人、日期以及登记、挂卡等工作。

2. 贮藏　贮藏库要求具有防潮、防尘、防虫、防霉、防鼠、防火、防污染等设施。先将贮藏库房清理干净，密封，用国家允许使用的药剂消毒。包装好的刺五加应存放在货架上，与墙壁、地面保持60~70cm距离，并定期抽查，防止虫蛀、霉变、腐烂等。在应用传统贮藏方法的同时，应注意消化吸收现代贮藏保管技术、新设备。

【功效】益气健脾，补肾安神。

目标检测

一、单项选择题

1. 产地加工需要蒸煮烫的（　　）
   A. 细辛　　　　　　　B. 红参　　　　　　C. 刺五加
   D. 五味子　　　　　　E. 防风

2. 北五味子的最佳采收期为（　　）
   A. 4月末~5月上　　　　　　　　B. 5月末~6月上
   C. 6月末~7月上　　　　　　　　D. 7月末~8月上
   E. 8月末~9月上

3. 种子直播的细辛采收年限（　　）
   A. 1~2年　　　　　　B. 2~3年　　　　　　C. 3~4年
   D. 4~5年　　　　　　E. 5~6年

二、多项选择题

1. 下列药物属于东北的道地药材是（　　）
   A. 菊花　　　　　　　B. 五味子　　　　　　C. 防风
   D. 人参　　　　　　　E. 枸杞子

2. 刺五加的采收部位是（　　）
   A. 根　　　　　　　　B. 根茎　　　　　　　C. 地上部位
   D. 茎　　　　　　　　E. 叶

三、简答题

1. 简述人参的加工品种。
2. 简述五味子的产地加工方法。

（赵启苗）

书网融合……

重点小结　　　　微课　　　　习题

项目五 华北道地药材采收加工

PPT

学习目标

知识目标：通过本项目学习，应能掌握华北地区道地药材的品种、采收加工方法与技术；熟悉华北地区道地药材的植物来源、药材性状与商品规格；了解华北地区道地药材的药用功效等。

能力目标：能运用所学知识，根据生长习性、采收时限、药用部位、有效成分含量、商品规格等因素对甘草、连翘、柴胡、黄芩、黄芪、款冬花等道地药材的影响，对其进行合理采收与产地加工。

素质目标：通过本项目学习，树立药品质量安全意识和生态环境保护意识，培养中医药文化自信。

情境导入

情境：2018 年，河北药农老张种植的黄芩喜获丰收，老张兴奋地将收获的众多药材堆积晾晒到自家院坝里面，突然一场暴雨，让堆积药材被淋透了，虽然老张急忙将药材收到室内，但后来检查，发现许多药材切开后变成了绿色。

思考：1. 老张的黄芩切片为什么会变成绿色？

2. 黄芩产地加工时应该注意哪些质量影响因素？

3. 如何优化黄芩产地加工方法？

华北道地药材产区大部属温带季风气候，是北药主产区。包括内蒙古中部、天津、河北、山西等地，本区域优势道地药材品种主要有黄芩、连翘、知母、酸枣仁、潞党参、柴胡、远志、山楂、天花粉、款冬花、甘草、黄芪等。

甘 草
GLYCYRRHIZAE RADIX ET RHIZOMA

【来源】为豆科植物甘草 *Glycyrrhiza uralensis* Fisch.、胀果甘草 *Glycyrrhiza inflata* Bat. 或光果甘草 *Glycyrrhiza glabra* L. 的干燥根和根茎。

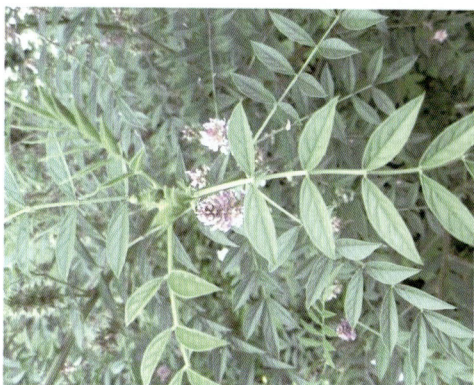

图 5 – 1 甘草植物图

【原植物形态】

1. 甘草 多年生草本。根和根状茎粗壮，表面多为红棕色至暗棕色。全体密生短毛和刺毛状腺体。奇数羽状复叶，叶柄密被褐色腺点和短柔毛；小叶 5 ~ 17 片，卵形、长卵形或近圆形，长 1.5 ~ 5cm，两面均密被黄褐色腺点和短柔毛，基部圆，先端钝，全缘或微呈波状；总状花序腋生，蝶形花冠，花冠紫、白或黄色。荚果线形，弯曲呈镰刀状或环状，外面有瘤状突起和刺毛状腺体，密集成球状（图 5 – 1）。

2. 胀果甘草 羽状复叶长 4 ~ 20cm，有小叶 3 ~ 9片，叶柄和叶轴均密被褐色鳞片状腺点；小叶卵形、椭圆形或长圆形，长 2 ~ 6cm，基部近圆，先端锐尖或钝，边缘微波状，两面被黄褐色腺点，沿脉疏被短柔毛；总状花序腋生；花序梗密生鳞片状腺点；花萼钟状，密被橙黄色腺点和柔毛，萼齿 5 裂；花冠紫或淡紫色，长 0.6 ~ 1cm；荚果椭圆形或长圆形，长 0.8 ~ 3cm，直，膨胀，被褐色腺点和刺毛状腺体，疏被长柔毛。

3. 光果甘草　羽状复叶长 5 ~ 14cm，有小叶 11 ~ 17 片，叶柄密被黄褐色腺毛及长柔毛；小叶长圆状披针形或卵状披针形，长 1.7 ~ 4cm，上面近无毛，下面密被淡黄色鳞片状腺点，沿脉疏被短柔毛，基部近圆，先端圆或微凹，全缘；总状花序腋生；花序梗密生鳞片状腺点、长柔毛和绒毛；花萼钟状，长 5 ~ 7mm，疏被黄色腺点和短柔毛，萼齿 5 裂；花冠紫或淡紫色，长 0.9 ~ 1.2cm；子房无毛；荚果密生成长圆形果序，果长圆形，扁，长 1.7 ~ 3.5cm，直或微弯，无毛或疏被毛，有时有刺毛状腺体。

【产地】　主产于内蒙古、河北、山西、新疆、甘肃、宁夏、青海、陕西及东北等地，以内蒙古所产质优。光果甘草主产于新疆、青海及甘肃，胀果甘草主产于新疆、陕北及甘肃河西走廊。商品分西草和东草，一般西草主产于内蒙古中西部、陕西北部、宁夏、新疆及甘肃等地区，东草产于内蒙古东部及河北、山西和东北部分地区。

【采收】　播种栽培生长 4 年可以采收，育苗和根茎分株繁殖的 2 ~ 3 年采收。秋季地上部分枯萎至封冻前均可采挖，或春季甘草茎芽长出前采挖，秋季采挖质坚体重、粉性大、甜味浓。人工采挖时先用镰刀等农具割去茎叶，沿行两侧顺着根系生长方向深挖 45 ~ 50cm，挖松根头周围泥土后拔出药材；机械采挖避免挖断根或伤及根皮，顺垄沟犁地约 40cm 深将根和根茎翻到地表，拣收运至加工场地。

【产地加工】　将甘草根及根茎去掉残茎，去净泥土，置于干净、宽敞、通风、干燥的加工场地，用切药机经过剁、切、剪进行分类。剁切掉过于纤细的须根和支根，以及受过冻伤、损伤、霉烂部分，按条草、毛草和统货三个商品类别码放在露天晾晒场或搭建有遮雨棚的晾晒场，分类干燥。

条草去掉芦头和侧根，晒至半干，将条顺直，按长度分段，按长短粗细分等，扎成小把，小垛晾晒，5 天后起大垛继续阴干约半个月，然后进行分级打捆，每捆 88kg 左右，按等级起大垛。下面用木杠或木板垫等工具架起 10 ~ 20cm，再放甘草小捆，上盖席子自然风干。统货为经过净制加工（如切下芦头和侧根）没有经过分级的干燥根；毛草为净制时切下的细根、地下茎和芦头的混合物；粉甘草去杂、分等，刮去外皮后晒干。

【药材性状】

1. 甘草　根呈圆柱形，长 25 ~ 100cm，直径 0.6 ~ 3.5cm。外皮松紧不一。表面红棕色或灰棕色，具显著的纵皱纹、沟纹、皮孔及稀疏的细根痕。质坚实，断面略显纤维性，黄白色，粉性，形成层环明显，射线放射状，有的有裂隙。根茎呈圆柱形，表面有芽痕，断面中部有髓。气微，味甜而特殊。

2. 胀果甘草　根和根茎木质粗壮，有的分枝，外皮粗糙，多灰棕色或灰褐色。质坚硬，木质纤维多，粉性小。根茎不定芽多而粗大。

3. 光果甘草　根和根茎质地较坚实，有的分枝，外皮不粗糙，多灰棕色，皮孔细而不明显。

甘草药材饮片如图（图 5 - 2）。

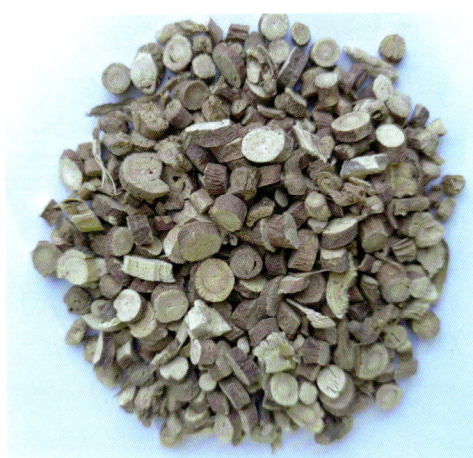

图 5 - 2　甘草饮片图

【商品规格】药材以品质区分为西草和东草，不受地区限制。西草系皮细色红、粉性足的优质草，质次者可列为东草，东草一般未去头尾。

1. 西草

（1）大草　统货，干货。呈圆柱形。表面红棕色、棕黄色或灰棕色，皮细紧，有纵纹，斩去头尾，切口整齐。质坚实、体重。断面黄白色，粉性足。味甜。长 25～50cm，顶端直径 2.5～4cm，黑心草不超过总重量的 5%。无须根、杂质、虫蛀、霉变。

（2）条草　一等品呈圆柱形单枝顺直。顶端直径 1.5cm，间有黑心。余同大草。二等品顶端直径 1cm 以上，余同一等。三等品顶端直径 0.7cm 以上，余同一等。

（3）毛草　统货，干货。呈圆柱形弯曲的小草，去净残茎，不分长短。表面红棕色、棕黄色或灰棕色。断面黄白色，粉性足。味甜。顶端直径 0.5cm 以上。无杂质、虫蛀、霉变。

（4）草节　一等品，干货。呈圆柱形，单枝条。表面红棕色、棕黄色或灰棕色，皮细，有纵纹。质坚实、体重。断面黄白色，粉性足。味甜。长 6cm 以上，顶端直径 1.5cm 以上。无须根、疙瘩头、杂质、虫蛀、霉变。二等品顶端直径 0.7cm 以上，余同一等。

（5）疙瘩头　统货，干货。系加工条草砍下的根头，呈疙瘩状。去净残茎及须根。不分大小长短。表面红棕色、棕黄色或灰棕色。断面黄白色，味甜。间有黑心。无杂质、虫蛀、霉变。

2. 东草

（1）条草　一等品为干货。呈圆柱形，上粗下细。表面紫红色或灰褐色，皮粗糙。不去头尾。质松体轻。断面黄白色，粉性足。味甜。长 60cm 以上，芦下 3cm 处直径 1.5cm 以上。间有约 5% 的 20cm 以上的草头。无杂质、虫蛀、霉变。二等品长 50cm 以上，芦下 3cm 处直径 1cm 以上。三等品间有弯曲或分叉细根。长 40cm 以上，芦下 3cm 处直径 0.5cm 以上。余同一等。

（2）毛草　统货，干货。呈圆柱形，弯曲不直。去净残茎，间有疙瘩头。表面紫红色或灰褐色，质松体轻。断面黄白色，味甜。不分长短。芦下直径 0.5cm 以上。无杂质、虫蛀、霉变。

【质量要求】甘草以外皮色红棕而细紧、质地坚实、体重、断面黄白色、粉性足、味甜者佳。按《中国药典》规定，水分不得过 12.0%。总灰分不得过 7.0%，酸不溶性灰分不得过 2.0%；含甘草苷（$C_{21}H_{22}O_9$）不得少于 0.50%，甘草酸（$C_{42}H_{62}O_{16}$）不得少于 2.0%。

【包装与贮藏】按商品规格等级要求分类，用打包机打包，用麻袋布作为包装材料，用麻绳或铁丝捆绑，包装袋上注明重量、级别等标识。贮存之前应干燥。用麻袋封包堆放于货架上，并与地面、墙壁保持 60～70cm 距离。仓库应注意通风、干燥、避光。气候湿润地区，要有除湿设备，以防害虫侵入和湿气影响，达到防止霉变的目的。定期检查药材的储存情况。

【功效】补脾益气，清热解毒，祛痰止咳，缓急止痛，调和诸药。

连翘

FORSYTHIAE FRUCTUS

【来源】为木犀科植物连翘 *Forsythia suspensa*（Thunb.）Vahl 的干燥果实。

【原植物形态】落叶灌木。茎直立，枝棕色或淡黄褐色，略呈四棱，节间中空，节部具实心髓。单叶或羽状三出复叶，对生，卵形或长椭圆状卵形，叶缘除基部外具锯齿。花通常单生或 2 至数朵着生于叶腋，先于叶开放；花萼绿色，裂片长圆形或长圆状椭圆形，先端钝或锐尖，边缘具睫毛；花冠黄色，裂片倒卵状长圆形或长圆形。果卵球形、卵状椭圆形或长椭圆形，先端喙状渐尖，表面疏生瘤状皮孔（图 5-3）。

【产地】　分布于东北、华北等地。主产于山西省中南部、河南省西部和北部、河北省南部、陕西省秦岭和晋陕黄土高原区域等地。现代多以山西产连翘为"道地药材"。

【采收】　秋季 7~9 月果实初熟尚带绿色时采收，除去杂质，蒸熟，晒干，习称"青翘"；10~11 月果实熟透时采收，晒干，除去杂质，习称"老翘"。

【产地加工】

1. 青翘　将摘好的青翘果实在热蒸汽上蒸 15 分钟。蒸后连翘果实水分较大，及时摊开晾晒。晾晒期间，每日翻动 1~2 次，并注意检查，如有霉烂，及时剔除；杀青后的青翘也可采用烘干，烘干温度不高于 60℃。

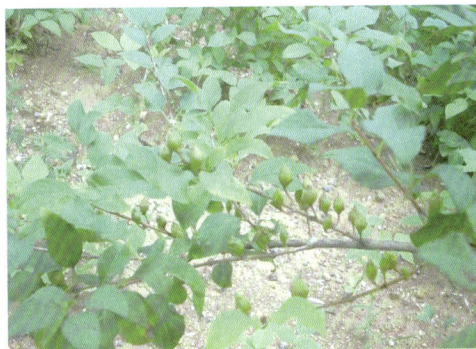

图 5-3　连翘植物图

2. 老翘　果实熟透时采收，除去杂质，晒干。

【药材性状】　本品呈长卵形至卵形，稍扁，长 1.5~2.5cm，直径 0.5~1.3cm。表面有不规则的纵皱纹和多数突起的小斑点，两面各有 1 条明显的纵沟。顶端锐尖，基部有小果梗或已脱落。青翘多不开裂，表面绿褐色，突起的灰白色小斑点较少；质硬，种子多数黄绿色，细长，一侧有翅。老翘自顶端开裂或裂成两瓣，表面黄棕色或红棕色，内表面多为浅黄棕色，平滑，具一纵隔；质脆；种子棕色，多已脱落。气微香，味苦（图 5-4）。

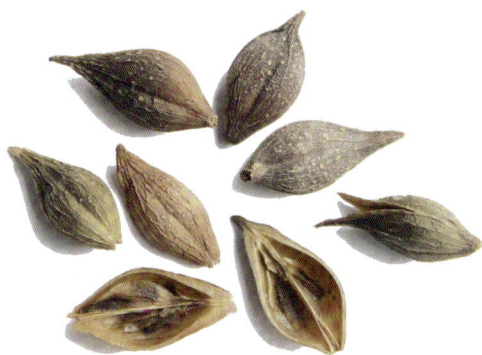

图 5-4　连翘药材

【商品规格】　分为青翘和老翘两个规格。青翘按果柄残留率分为选货和统货两个等级，无枝叶及枯翘，无杂质、霉变。青翘选货间有残留果柄（残留率≤10%），统货不作要求；老翘为统货，干货，无枝梗、种籽、杂质、霉变。

【质量要求】　按《中国药典》规定，青翘杂质不得过 3%，老翘杂质不得过 9%。水分不得过 10.0%，总灰分不得过 4.0%。冷浸法测定，用 65% 乙醇作溶剂，醇溶性浸出物青翘不得少于 30.0%，老翘不得少于 16.0%。青翘含挥发油不得少于 2.0%（ml/g）。含连翘苷（$C_{27}H_{34}O_{11}$）不得少于 0.15%。青翘含连翘酯苷 A（$C_{29}H_{36}O_{15}$）不得少于 3.5%；老翘含连翘酯苷 A（$C_{29}H_{36}O_{15}$）不得少于 0.25%。

【包装与贮藏】　选择无公害的包材将加工好、检验合格的产品按不同商品规格分级后包装。外包装上必须注明产品名称、批号、重量、产地、等级、日期、生产单位、地址、贮存条件。包装好的连翘药材应贮存在清洁卫生、阴凉干燥、通风、防潮、防虫蛀、防鼠、防鸟、无异味的库房中，药材堆放时与地面、墙壁保持一定间距，堆放层数以 10 层之内为宜。定期检查与养护。如发现虫蛀、霉变、鼠害等，应及时采取措施。

【功效】　清热解毒，消肿散结，疏散风热。

知　母
ANEMARRHENAE RHIZOMA

【来源】　为百合科植物知母 *Anemarrhena asphodeloides* Bge. 的干燥根茎。

【原植物形态】　多年生草本。根较粗；根状茎横走，径 0.5~1.5cm，为残存叶鞘覆盖。叶基生，

禾叶状，叶长 15~60cm，宽 0.2~1.1cm。花葶生于叶丛中或侧生，直立；花 2~3 朵簇生，排成总状

花序，花序长 20~50cm；苞片小，卵形或卵圆形，先端长渐尖；花粉红、淡紫或白色；花被片 6 片，基部稍合生，条形，长 0.5~1cm，中央具 3 脉，宿存；雄蕊 3 枚，花丝短，扁平，花药内向纵裂；花柱与子房近等长，柱头小。蒴果窄椭圆形，顶端有短喙，室背开裂，每室 1~2 粒种子（图 5-5）。

图 5-5 知母植物

【产地】 主产于河北、山西、陕西、内蒙古、河南等地。道地产区为河北易县、涞源一带，习称"西陵知母"。以河北易县产者质量最好。

【采收】 种子繁殖的知母生长 3 年以上采收，分株繁殖的知母生长 2 年以上采收。春季和秋季采收均可，春季在 3 月上旬知母未发芽之前采挖，秋季在 10 月下旬茎叶枯萎生长停止后采挖。采收时割除茎叶，先在栽培田垄挖出一条深沟，然后顺垄小心挖出整株全根，抖掉泥土。使用镐或拖拉机自制犁和根茎药材收刨机械等采收机具，用具须清洁，定点存放，避免污染，采挖药材注意根茎不要挖断。

【产地加工】

1. 毛知母　根茎采挖后洗净泥土，去掉芦头和须根，晒干或烘干。然后将根茎与细沙放入锅内用文火炒热，不断翻动至用手能擦除须毛后筛出，趁热搓去须毛（注意保留黄绒毛）；或者装入滚筒式去毛机内旋转，撞皮去除毛须，注意每次药材的装入量不超过滚筒内径体积的 50%。

2. 知母肉　采挖后去除芦头、须根，取容易去皮者趁鲜用小刀刮去带黄绒毛的外皮后晒干或 60℃烘干至规定含水量。知母肉去皮时注意不能沾水。采收后未加工的知母，置于通风阳光充足的场地，平摊晾晒，防止变质腐烂。

【药材性状】

1. 毛知母　本品呈长条状，微弯曲，略扁，偶有分枝，长 3~15cm，直径 0.8~1.5cm，一端有浅黄色的茎叶残痕。表面黄棕色至棕色，上面有一凹沟，具紧密排列的环状节，节上密生黄棕色的残存叶基，由两侧向根茎上方生长；下面隆起而略皱缩，并有凹陷或突起的点状根痕。质硬，易折断，断面黄白色。气微，味微甜、略苦，嚼之带黏性（图 5-6）。

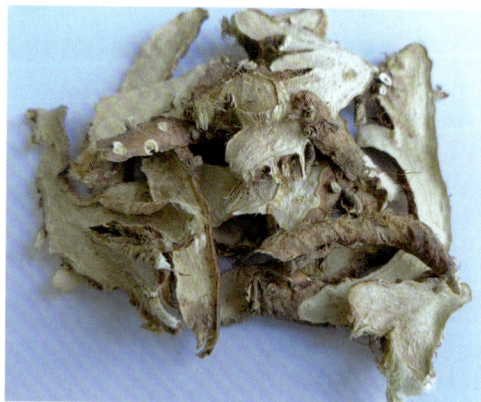

2. 知母肉　本品表面黄白色至黄棕色，有扭曲的沟纹，断面黄白色至黄色。

图 5-6 知母饮片图

【商品规格】 毛知母和知母肉均为统货。毛知母干货，长 6cm 以上，扁宽 0.6cm 以上；无杂质、虫蛀、霉变。知母肉干货，长短不分，扁宽 0.5cm 以上；无烂头、杂质、虫蛀、霉变。

【质量要求】 按《中国药典》规定，水分不得过 12.0%，总灰分不得过 9.0%，酸不溶性灰分不得过 4.0%。按干燥品计算，本品含新芒果苷（$C_{25}H_{28}O_{16}$）和芒果苷（$C_{19}H_{18}O_{11}$）的总量不得少于 1.20%。含知母皂苷 BII（$C_{45}H_{76}O_{19}$）不得少于 3.0%。

【包装与贮藏】 将检验合格的产品堆垛存放或按不同商品规格分级后包装，置于通风干燥处，防潮。由于药材含糖分，易回潮、发霉、虫蛀，贮藏期间应定期检查，高温高湿季节可装入内衬防潮纸的木箱保存。商品安全水分控制在 12% 以下。

【功效】清热泻火，滋阴润燥。

柴 胡
BUPLEURI RADIX

【来源】为伞形科植物柴胡 *Bupleurum chinense* DC. 或狭叶柴胡 *Bupleurum scorzonerifolium* Willd. 的干燥根。按性状不同，分别习称"北柴胡"和"南柴胡"。

【原植物形态】

1. 柴胡 多年生草本，高 50～85cm。主根较粗，少有分枝，黑褐色，质硬。茎多丛生，上部多回分枝，稍成"之"字形弯曲。基生叶早枯，中部叶倒披针形或广线状披针形，脉 7～9 条，背面淡绿色，常有白霜。复伞形花序，花序梗细；小总苞片 5 片，披针形；花鲜黄色。双悬果广椭圆形，两侧略扁，棱狭翼状，淡棕色；油管每棱槽 3 条，很少 4 条，合生面 4 条（图 5-7）。

2. 狭叶柴胡 多年生草本，高 30～60cm。主根发达，圆锥形，红褐色；根颈有毛刷状叶鞘状纤维。茎上部多分枝，成圆锥状"之"字形曲折。叶细线形或线状披针形，基生叶下部缢缩成柄，余无柄，长 6～16cm，宽 2～7mm，基部稍变窄抱茎，3～5 脉，叶缘白色软骨质。花序多分枝，形成疏散的圆锥花序；伞辐 3～8 条长 1～2cm，纤细呈弧形弯曲；总苞片 1～3 片，细针形，常早落；小伞形花序有花 6～15 朵；小总苞片 5 片，紧贴小伞，线状披针形；花瓣黄色。果广椭圆形，长 2.5mm，宽 2mm，深褐色，果棱淡褐色；油管每棱槽 5～6 条，合生面 4～6 条油管。

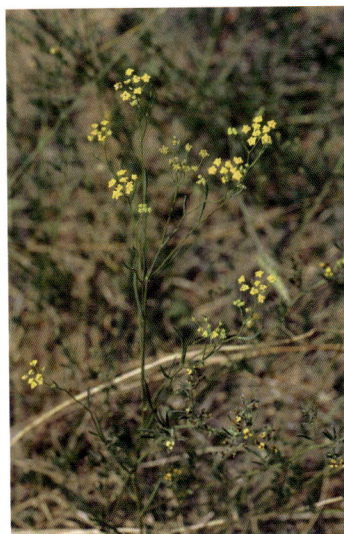

图 5-7 柴胡植物

【产地】栽培柴胡主产于甘肃、山西和陕西，黑龙江、内蒙古、河北、河南等地亦产。野生柴胡主产于黑龙江、陕西、甘肃、河北、河南、湖北、山西、山东、江苏、安徽、四川等地。

【采收】柴胡种植 2～3 年后，春初植株发芽前或秋末落叶后采挖。一般以两年生的质量为好，最佳采收时期一般为 9 月下旬至 10 月上旬。采收时先割去地上茎，用齿耙等农具挖出全根，抖去泥土，除去残茎，晒干或切断后再晒干。机械采挖注意勿伤根部和折断主根。

【产地加工】柴胡应随收获，随加工，不要堆积时间过长，及时摊开晾晒以防霉烂。把采挖的根用水冲洗干净进行晒干，注意翻动、检查，如有霉烂及时剔除；当晒至七八成干时，趁药材柔软把芦头、须根去净，根条顺直，捆成小把再继续晒干。

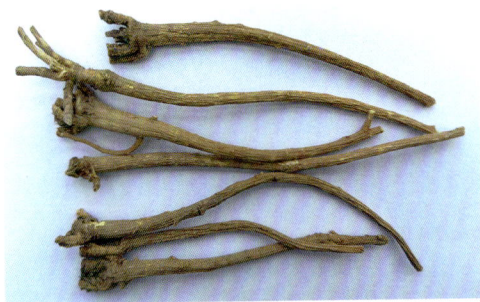

图 5-8 北柴胡药材图

【药材性状】

1. 北柴胡 呈圆柱形或长圆锥形，长 6～15cm，直径 0.3～0.8cm。根头膨大，顶端残留 3～15 个茎基或短纤维状叶基，下部分枝。表面黑褐色或浅棕色，具纵皱纹、支根痕及皮孔。质硬而韧，不易折断，断面显纤维性，皮部浅棕色，木部黄白色。气微香，味微苦（图 5-8）。

2. 南柴胡 根较细，圆锥形，顶端有多数细毛状枯叶纤维，下部多不分枝或稍分枝。表面红棕色或黑棕色，靠近根头处多具细密环纹。质稍软，易折断，断面略平坦，不显纤维性。具败油气。

【商品规格】根据来源和加工方式不同，将北柴胡药材分为"北柴胡家种"和"北柴胡野生"。"北柴胡家种"分为选货与统货两个规格，"北柴胡野生"和南柴胡为统货，不分等级。"北柴胡家种"以直径大小、去茎多少划分：选货中部直径 >0.4cm，无残茎、须毛、杂质、虫蛀、霉变；统货除药材性状特征外，中部直径 >0.3cm，偶见残茎。

【质量要求】按《中国药典》规定，水分不得过 10.0%，总灰分不得过 8.0%，酸不溶性灰分不得过 3.0%。热浸法测定，用乙醇作溶剂，醇溶性浸出物不得少于 11.0%。含柴胡皂苷 a（$C_{42}H_{68}O_{13}$）和柴胡皂苷 d（$C_{42}H_{68}O_{13}$）的总量不得少于 0.30%。

【包装与贮藏】包装材料要求使用防潮纸箱包装或塑料薄膜袋套编织袋包装。根据柴胡的比重合理设计包装箱大小，注明药材名称、生产批号、柴胡规格、包装重量、药材产地、车间工号、质检人员、包装日期。包装方法可选择手工包装或机械包装。加工合格的药材在包装前包装工必须再次检查挑选药材中有无劣质品和异物，不得将劣质品和其他异物打入包内。包装完毕后，置于阴凉、通风、干燥的库房中。贮藏期间，应定期检查，消毒，保持环境卫生整洁，经常通风，注意防潮，防霉变、虫蛀，若发现轻度霉变或虫蛀，应及时翻晒。

【功效】退热，疏肝解郁，升举阳气。

黄芩
SCUTELLARIAE RADIX

【来源】为唇形科植物黄芩 *Scutellaria baicalensis* Georgi 的干燥根。

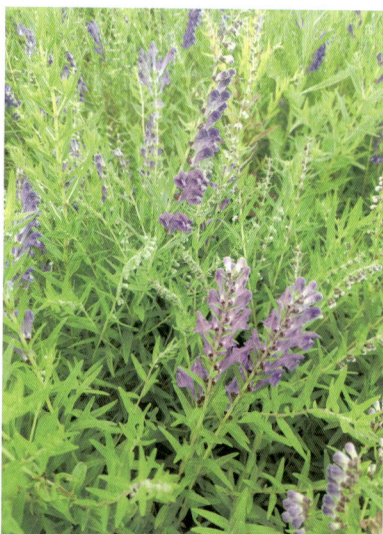

图 5 - 9　黄芩植物图

【原植物形态】多年生草本。根茎肉质，径达 2cm，分枝。茎分枝，近无毛或被向上至开展微柔毛。叶披针形或线状披针形，长 1.5～4.5cm，先端钝，基部圆，全缘，两面无毛或疏被微柔毛，下面密被凹腺点；叶柄长约 2mm，被微柔毛。总状花序长 7～15cm；下部苞叶叶状，上部卵状披针形或披针形；花梗长约 3mm，被微柔毛；花萼长 4mm，密被微柔毛，具缘毛，盾片高 1.5mm；花冠紫红或蓝色，密被腺柔毛，冠筒近基部膝曲，喉部径达 6mm，下唇中裂片三角状卵形。小坚果黑褐色，卵球形，长 1.5mm，被瘤点，腹面近基部具脐状突起（图 5 - 9）。

【产地】主产于华北、东北、西北等地（如河北承德、山西运城、内蒙古赤峰、辽宁锦州等地），历史上以河北承德产"热河黄芩"著名。栽培黄芩主要分布在山东、山西、陕西、甘肃四大产区。

【采收】人工栽培黄芩生长 2 年便可采挖，3 年生黄芩在 9 月的时候其有效成分含量达最高，产量也大，而生长 4 年以上黄芩会出现主根心腐现象。因此，大规模采收时期以 3 年生黄芩为佳，9 月中下旬地上部分枯黄时采收。挖出后，去掉附着茎叶，抖净泥土，及时运至晒场晾晒。人工采收先割去地上茎秆后再用齿耙或铁锹深刨细挖，机械采收多用犁或专用机械收获。采挖时避免主根过度伤断，影响药材产量和商品质量。

【产地加工】运回后，选择向阳、通风、干燥的晾晒加工场地，将黄芩主根按大、中、小分开晾晒。晒至三成干或半干时，每隔 3～5 天用筛子、竹筐或撞皮机撞去老皮，直至黄芩根形体光滑、外皮黄白色或黄色。撞下的根尖和侧根的黄芩苷含量较粗根更高，可保存利用。晾晒过程中要避免过度暴晒而发红，同时防止露打、水泡或雨淋，使根变绿发黑，影响生药质量。

【药材性状】本品呈圆锥形，扭曲，长 8～25cm，直径 1～3cm。表面棕黄色或深黄色，有稀疏的疣状细根痕，上部较粗糙，有扭曲的纵皱纹或不规则的网纹，下部有顺纹和细皱纹。质硬而脆，易折断，断面黄色，中心红棕色；老根中心呈枯朽状或中空，暗棕色或棕黑色。气微，味苦（图 5 - 10）。

【**商品规格**】黄芩分为条芩（枝芩、子芩）干货、枯碎芩统货等规格。

1. 条芩　去净粗皮，无杂质、虫蛀、霉变。一等：条长 10cm 以上，中部直径 1cm 以上。二等：条长 4cm 以上，中部直径 1cm 以下，但不小于 0.4cm。

2. 枯碎芩　统货。老根多中空的枯芩和块片碎芩，破断尾芩。表面黄或淡黄色。质坚脆。断面黄色。气微、味苦。无粗皮、茎芦、碎渣、杂质、虫蛀、霉变。

【**质量要求**】本品以色黄、条长、质地坚实者佳。按《中国药典》规定，水分不得过 12.0%，总灰分不得过 6.0%。热浸法测定，用稀乙醇作溶剂，醇溶性浸出物不得少于 40.0%。含黄芩苷（$C_{21}H_{18}O_{11}$）不得少于 9.0%。

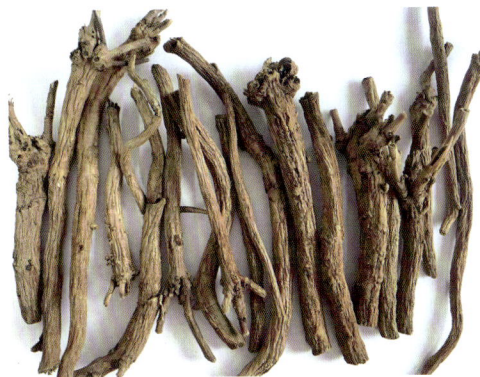

图 5-10　黄芩药材图

【**包装与贮藏**】药材按等级称重扎成捆，每捆 25 ~ 40kg，然后装箱封口打包。箱外应标注产地、等级、采收时间、生产日期、含水量、净重等。贮于干燥、通风良好的专用贮藏库。室内相对湿度应控制在 70% 以内，常温贮存。在贮存期的 1 ~ 2 年内不使用任何保鲜剂和防腐剂。贮藏期间要勤检查、勤翻动、常通风，以防发霉和虫蛀。

【**功效**】清热燥湿，泻火解毒，止血，安胎。

知识链接

杀酶保苷

　　黄芩苷是中药黄芩的主要有效成分之一，属于黄酮苷类化合物。苷类化合物在某些条件下易发生水解转化为苷元和糖，"杀酶保苷"主要是在加工过程中利用物理或化学方法抑制或杀灭酶的活性保护苷类化合物不被活性酶所分解。例如生黄芩药材中所含的酶在一定温度和湿度下，能酶解黄芩苷而转化产生苷元，黄芩苷元本身不稳定，容易被氧化成醌类物质而变绿，影响药材质量，因此部分加工方法会采用湿热灭活酶的活性，避免黄芩苷酶解。

黄　芪
ASTRAGALI RADIX　e 微课 1

【**来源**】为豆科植物蒙古黄芪 *Astragalus membranaceus*（Fisch.）Bge. var. *mongholicus*（Bge.）Hsiao 或膜荚黄芪 *Astragalus membranaceus*（Fisch.）Bge. 的干燥根。

【**原植物形态**】

1. 膜荚黄芪　多年生草本，高 50 ~ 100cm。主根长圆柱形，肥厚，木质，外皮土黄色。茎直立，被白色柔毛。羽状复叶有小叶 13 ~ 27 片，椭圆形或长卵形，背面伏贴白色柔毛。总状花序稍密，10 ~ 20 朵花；花萼钟状外被柔毛，花冠蝶形，黄白色，旗瓣倒卵形，龙骨瓣与翼瓣近等长；子房有柄，被细柔毛。荚果膜质，稍膨胀，半椭圆形，顶端具刺尖，两面被黑色或白色细短柔毛。

2. 蒙古黄芪　植株较矮小，小叶 12 ~ 18 对，花黄色，子房及荚果无毛（图 5-11）。

【**产地**】膜荚黄芪分布于东北、华北、西北等地，

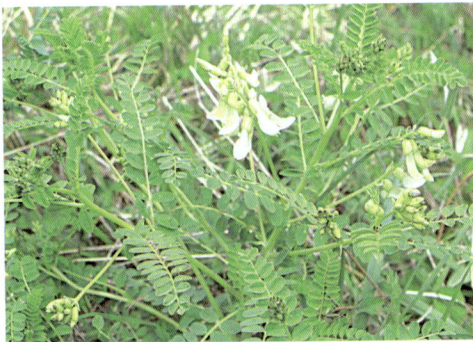

图 5-11　黄芪植物

蒙古黄芪分布于内蒙古、黑龙江、河北、山西。种植品种主要以山西、甘肃、内蒙古等地栽培的蒙古黄芪质量为佳，主产于甘肃陇西、渭源、漳县、岷县，山西浑源、应县，内蒙古固阳、武川，河北安国、定州等。产于山西浑源县者，习称"绵芪"为道地药材；产于黑龙江和内蒙古者，统称"北黄芪"。仿野生黄芪的主流种植区域是山西浑源及其周边县市、内蒙古武川等地，生长年限长，药材个体大，总产量低。

【采收】野生黄芪，春、秋二季采挖，以秋季采挖者质量最佳。仿野生黄芪宜5年以上采收，7年以上会从根头部逐渐枯朽变黑心，产量和质量降低。采收方式分为机械采挖和人工采收，可根据地理条件和黄芪生产年限合理选择。山西仿野生黄芪多为9～10月采收，5～6年生黄芪主根较深，机械采挖难以保证黄芪的完整性，易造成减产和商品质量下降，以人工采挖为主，先割去地上部分再挖出根，采收时注意不要将根挖断和损伤外皮；内蒙古栽培黄芪移栽后2～3年秋季地上部分枯萎时采挖，一般集中在10月中下旬，采用机械单犁深翻30cm的方法采收。

【产地加工】黄芪根挖出后，去净泥土、残茎，晒至半干，边晒边切去黄芪药材芦头、空心部分及须根。晒至皮部略干不易脱落时，扎成小把，下垫木板来回搓揉，之后堆积1～2天发汗，使其回潮后再摊开晾晒揉搓第2次，如此反复搓到条直、皮紧实为止。待晒至七八成干时，将根理直，按粗细、长短不同分等，分别扎成小捆，晒干。也有产地不进行揉搓，晒至半干时，理直根条，扎把堆垛，自然阴干或烘干。

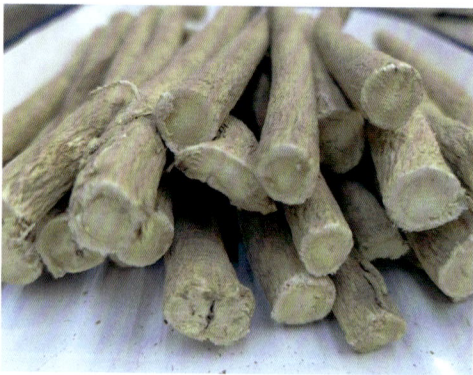

图 5 – 12　黄芪药材

【药材性状】本品呈圆柱形，少有分枝，上端较粗，长30～90cm，直径1～3.5cm。表面淡棕黄色或淡棕褐色，有不整齐的纵皱纹或纵沟。质硬而韧，不易折断，断面纤维性强，并显粉性，皮部黄白色，木部淡黄色，有放射状纹理和裂隙，老根中心偶呈枯朽状，黑褐色或呈空洞。气微，味微甜，嚼之微有豆腥味（图5 – 12）。

【商品规格】仿野生黄芪按长短和头部斩口下3.5cm处直径分为特等、一等、二等、三等四个等级；栽培黄芪按长短和头部斩口下3.5cm处直径分为大选、小选和统货。栽培黄芪以蒙古黄芪为主，少数为膜荚黄芪。因膜荚黄芪柴性大，较蒙古黄芪质地坚硬，不易折断，表皮呈棕褐色，俗称"黑皮芪"。

1. 仿野生黄芪　表皮粗糙，根皮绵韧，断面皮部有裂隙，木心黄，质地松泡，老根中心有的呈枯朽状，黑褐色或呈空洞。特等：长≥40cm，头部斩口下3.5cm处直径≥1.8cm，末端直径不小于0.6cm。无须根、老皮、虫蛀、霉变。一等：长≥45cm，头部斩口下3.5cm处直径1.4～1.7cm。末端直径不小于0.5cm，余同特等。二等：长≥45cm，头部斩口下3.5cm处直径1.2～1.4cm，末端直径不小于0.4cm，间有老皮，余同特等。三等：长≥30cm，头部斩口下3.5cm处直径1.0～1.2cm，末端直径不小于0.3cm，间有破短节子，余同特等。

2. 栽培黄芪　表皮平滑，根皮较柔韧，断面致密，木心中央黄白色，质地坚实。大选：长≥30cm，头部斩口下3.5cm处直径≥1.4cm。小选：长≥30cm，头部斩口下3.5cm处直径≥1.1cm。统货：长短不分，粗细不均匀，头部斩口下3.5cm处直径≥1.0cm。

【质量要求】按《中国药典》规定，水分不得过10.0%，总灰分不得过5.0%，浸出物不得少于17.0%。本品每1000g含赭曲霉素A不得过20μg。含黄芪甲苷（$C_{41}H_{68}O_{14}$）不得少于0.080%，含毛蕊异黄酮葡萄糖苷（$C_{22}H_{22}O_{10}$）不得少于0.020%。

【包装与贮藏】黄芪晒干后捆把，用麻袋打包，每件50kg，也可自行合理设计包装箱大小和装量。本品易吸潮后发霉、虫蛀，入库前要检查有无虫蛀、发霉等情况，贮藏于通风干燥处，堆垛不能太高，定期检查、消毒，必要时可以密封氧气充氮养护，一般含氧量控制在 8% 以下防潮、防蛀。

【功效】补气升阳，固表止汗，利水消肿，生津养血，行滞通痹，托毒排脓，敛疮生肌。

知识链接

恒山黄芪

　　黄芪为山西大宗道地药材之一，据明成化本《山西通志》（1475 年）记载"大同府主产黄芪"，至今已有 500 多年的历史。现山西北部完整保留了道地传统蒙古黄芪的山地野生及半野生生产方式，已获得中药材黄芪 GAP 种植基地的认证以及"恒山黄芪"国家地理标志保护产品（国家质量监督检验检疫总局 2014 年第 44 号）。商品等级有正白芪、副白芪、正黑芪、小绵芪、红蓝面等。

　　新采收黄芪剪去头部残留茎秆，捆把晒干后称原芪；将原芪切去芦头和尾子、捆把晒干、分等后称正白芪；侧根或皮部有破损黄芪切去芦头捆把晒干后称副白芪；将正白芪用大青叶、五倍子、青矾熬汁染色后晒干，再刮去外皮，然后分等后称正黑芪；红蓝面为原生芪中上段加工产物，长度多为 30cm，两头空心；小绵芪指原生芪加工过程中剪下的小的侧根和尾部较细的根，直径通常小于 0.5cm。炮台芪有两种，一种是将正白芪分等后扎成把子，如炮台状；另一种是将速生二年黄芪切头去尾后选取直径 0.8cm、长 18cm 左右用红绳捆扎成炮台状，晒干。

款冬花
FARFARAE FLOS　微课 2

【来源】为菊科植物款冬 *Tussilago farfara* L. 的干燥未开放头状花序。

【原植物形态】多年生葶状草本。高达 10cm，密被白色茸毛，有互生淡紫色鳞状苞叶。根茎横生，基生叶卵形或三角状心形，后出基生叶宽心形，长 3～12cm，宽达 14cm，边缘波状，顶端有增厚疏齿，下面密被白色茸毛，掌状脉，叶柄长 5～15cm，被白色棉毛。头状花序单生花葶顶端，径 2.5～3cm，初直立，花后下垂；总苞钟状，总苞片 1～2 层，披针形或线形，常带紫色，被白色柔毛，后脱落，有时具黑色腺毛；花序托平，无毛；小花异形；边缘有多层雌花，花冠舌状，黄色，柱头 2 裂；中央两性花少数，花冠管状，5 裂，花药基部尾状，柱头头状，不结实。瘦果圆柱形，长 3～4mm；冠毛白色，糙毛状，长 1～1.5cm（图 5-13）。

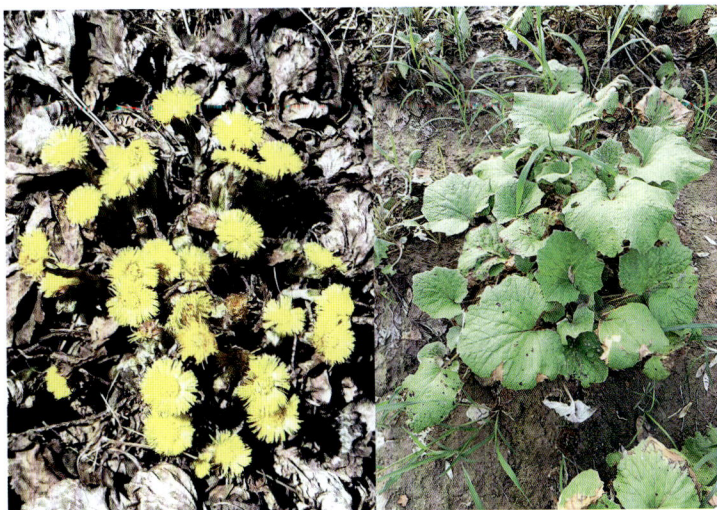

图 5-13　款冬植物

【产地】栽培品主产于山西广灵县，河北阳原县、蔚县，甘肃灵台县、甘谷县、陇西县，另外四川、陕西、山西、湖北、河南等地亦有栽培。野生品主产于甘肃天水、庆阳、平凉、定西，陕西府谷县，山西静乐县、临县等地，宁夏、新疆、内蒙古、河南、四川等地也有分布。产于甘肃灵台县及周边的灵台冬花，品质最优。

【采收】栽种后次年或当年11～12月地冻前为采收期，当花蕾尚未出土、呈紫红色时采收（过早，因花蕾较小颜色较淡；过迟花蕾已出土开放，质量较次）。采挖时从茎基上连花梗一起摘下花蕾，放入筐内，不能重压。商品有少量野生，主流商品为栽培。

款冬花蕾最适宜采收时期应根据各地气候和花蕾的生长发育情况而定。一般在冬季地冻前半个月左右，或早春地解冻后10天左右采收最为合适。冬季采挖可适当晚些，尽量延长生长期，让花蕾充分发育，以达到最佳产量和质量。早春采挖则应适当提前，才能保证优质高产。因早春地解冻后，地温回升，冬花对低温的适应性较强，花蕾在较低温度下可缓慢生长，如太晚花蕾继续长大伸长，超过3cm，生药质量下降，开花后不作为药用。

【产地加工】采收的新鲜花蕾散放至通风干燥处晾干，阴干色泽最好。如花蕾带有少量泥土，经3～4天晾至半干时用木板轻轻搓压，筛去泥沙，拣去花梗等杂质，然后再至通风干燥处晾干。采收后的花蕾忌露、霜及雨淋，切勿水洗、搓擦，否则会变色影响质量。在晾晒过程中不能用手直接翻动，否则花蕾易变黑。鲜花蕾不宜暴晒，经日晒后会吐絮露蕊，影响质量。若遇阴雨天气，也可以用微火烘干，温度控制在40～50℃，烘至半干时要筛去泥土，拣去花梗等杂质，再继续烘干。

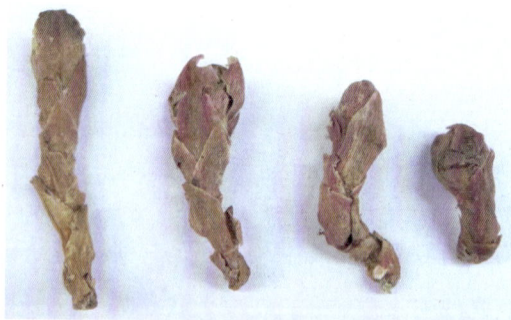

图5-14　款冬花药材图

【药材性状】本品呈长圆棒状。单生或2～3个基部连生，长1～2.5cm，直径0.5～1cm。顶端稍膨大，下端渐细或带有短梗，外面被有多数鱼鳞状苞片。苞片外表面紫红色或淡红色，内表面密被白色絮状茸毛。体轻，撕开后可见白色茸毛。气香，味微苦而辛（图5-14）。

【商品规格】商品分为选货和统货两种规格。选货按花蕾大小和色泽、总花梗长短等分为两个等级。

1. 选货　一等：呈长圆形，单生或2～3个基部连生，花蕾肥大，个头均匀，色泽鲜艳。表面红色或粉红色，体轻，气微香，味微苦。黑头≤3%，总花梗长度≤0.5cm，无开头、枝秆、杂质、虫蛀、霉变。二等：个头较瘦小，不均匀，表面紫褐色或暗褐色，间有绿白色。开头、黑头≤10%，总花梗长度≤1cm；余同一等。

2. 统货　花蕾大小不均，表面紫红色、紫褐色，间有白绿色。开头≤10%、黑头≤10%，总花梗长度≤2cm。

【质量要求】按《中国药典》规定，本品水分不得过12.0%，总灰分不得过10.0%，按热浸法测定，用乙醇作溶剂，醇溶性浸出物不得少于20.0%。含款冬酮（$C_{23}H_{34}O_5$）不得少于0.070%。

【包装与贮藏】按照不同商品规格分级后包装，外包装上必须注明产品名称、批号、重量、产地、等级、日期、生产单位、地址、贮存条件。包装好的款冬花药材贮存在清洁卫生、干燥、通风、防潮、防虫蛀、防鼠、防鸟、无异味的库房中，药材堆放时与地面、墙壁保持一定间距，堆放层数以10层之内为宜。定期检查与养护，如发现虫蛀、霉变、鼠害等，应及时采取措施。

【功效】润肺下气，止咳化痰。

酸枣仁
ZIZIPHI SPINOSAE SEMEN

【来源】为鼠李科植物酸枣 Ziziphus jujuba Mill. var. spinosa（Bunge）Hu ex H. F. Chou 的干燥成熟种子。

【原植物形态】落叶灌木，高 1～3cm。老枝褐色或灰褐色；分枝基部有 2 个托叶刺，长刺粗直，短刺下弯。叶纸质，单叶互生，卵形或卵状椭圆形，边缘有细锯齿，两面光滑无毛，基生三出脉。花小，单生或 2～8 个密集成腋生聚伞花序；花萼 5 裂，花瓣 5 片，黄绿色，与萼片互生，基部有爪。核果肉质，小，近球形或短长圆形，中果皮薄，味酸（图 5－15）。

【产地】主产于河北邢台、山西长治、陕西延安、辽宁朝阳、河南洛阳等地。山东潍坊、甘肃庆阳等地亦产。

【采收】本品秋末冬初采收成熟果实，除去果肉和核壳，收集种子，晒干。一般在 10 月成熟。秋季，当果实呈枣红色、完全成熟时采收。

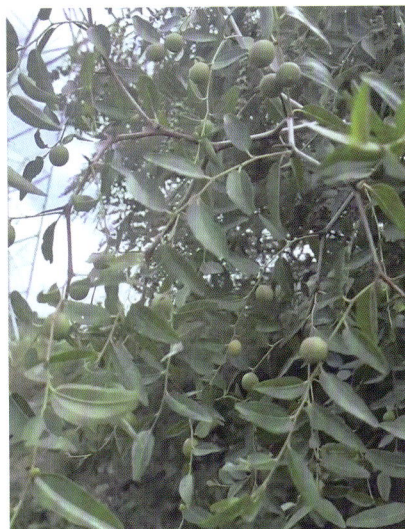

图 5－15　酸枣植物图

【产地加工】采摘后，将鲜枣晒至半干，再放到水池里泡 4～5 天，直至果肉稀松，去掉果肉，取出枣核。将枣核晒干，放到专用石磨上磨（此磨齿大、沟深），磨完后用筛子筛出种仁和碎皮，然后放入水缸内淘洗，用篱随搅随把种仁捞出，晒干即可。还有一些产地，在冬末春初将酸枣冷冻，选择干燥天气，在日出前或日落后将已冻干的酸枣用石碾碾去果肉，吹干，过筛，去枣肉，再碾第二遍，如此反复多次，直至核上大部分的枣肉除去为止。再将果核浸泡一日，用石磨反复研磨，随时过筛，然后放入水中，使碎枣核自然沉下，枣仁漂浮水面，及时捞出，晒至干燥。现去掉果肉后，多采用专用脱壳机去掉枣核核壳，得到枣仁。

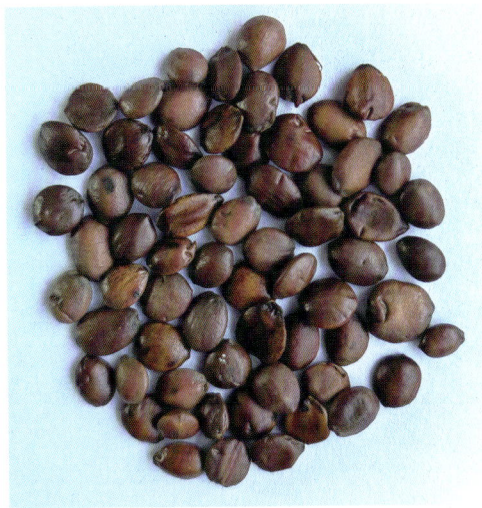

图 5－16　酸枣仁药材图

【药材性状】本品呈扁圆形或扁椭圆形，长 5～9mm，宽 5～7mm，厚约 3mm。表面紫红色或紫褐色，平滑有光泽，有的有裂纹。有的两面均呈圆隆状突起；有的一面较平坦，中间有 1 条隆起的纵线纹；另一面稍突起。一端凹陷，可见线形种脐；另端有细小突起的合点。种皮较脆，胚乳白色，子叶 2 枚，浅黄色，富油性。气微，味淡（图 5－16）。

【商品规格】商品分为两个等级。一等：种仁饱满，表面深红色或棕褐色，有光泽，断面种仁浅黄色，有油性，味甘淡。核壳不超过 2%，碎仁不超过 5%，无黑仁、杂质、虫蛀、霉变。二等：果仁较瘪瘦，表面深黄色或棕黄色，核壳不超过 5%，碎仁不超过 10%，余同一等。

【质量要求】按《中国药典》规定，杂质（核壳等）不得过 5%，水分不得过 11.0%。总灰分不得过 7.0%，浸出物不得少于 12.0%。本品每 1000g 含黄曲霉毒素 B_1 不得过 5μg，含黄曲霉毒素 G_2、黄曲霉毒素 G_1、黄曲霉毒素 B_2 和黄曲霉毒素 B_1 的总量不得过 10μg。含酸枣仁皂苷 A（$C_{58}H_{94}O_{26}$）不得少于 0.030%。含斯皮诺素（$C_{28}H_{32}O_{15}$）不得少于 0.080%。

【包装与贮藏】置阴凉干燥处，防蛀。采用水漂法取仁，不仅容易使色泽变乌暗，影响质量，而且还不容易保管，最好在过筛时用机械法将仁拣出。这样可保持色泽鲜亮，有利于保管。

【功效】养心安神，敛汗，生津。

目标检测

答案解析

一、单项选择题

1. 药材黄芪的道地产区主要分布在（　　）
 A. 湖南   B. 湖北   C. 四川
 D. 山西   E. 广东

2. 栽培黄芩的采收年限以几年生为最佳（　　）
 A. 1 年   B. 2 年   C. 3 年
 D. 4 年   E. 5 年

3. 甘草在加工时需刮去外皮，药材称之为（　　）
 A. 光果甘草 B. 粉甘草 C. 毛草
 D. 东草   E. 西草

4. "青翘"的采收时间一般为（　　）
 A. 1～3 月 B. 3～5 月 C. 6～7 月
 D. 7～9 月 E. 10～12 月

5. 仿野生黄芪商品规格分为几个等级（　　）
 A. 1   B. 2   C. 3
 D. 4   E. 5

二、简答题

1. 简述黄芩的产地加工方法。
2. 甘草的商品分类有哪些规格？

（祖文宇）

书网融合……

重点小结 微课1 微课2 习题

项目六　华东道地药材采收加工

PPT1　　PPT2

学习目标

知识目标： 通过本项目学习，应能掌握华东地区道地药材的品种、采收加工方法与技术；熟悉华东地区道地药材的植物来源、药材性状与商品规格；了解华东地区道地药材的质量要求、包装贮藏及药用功效等。

能力目标： 能运用华东道地药材的来源、采收加工方法与技术、药材性状与商品规格、包装贮藏等理论知识，正确进行相关药材的采收、产地加工、分档、贮藏等操作。

素质目标： 通过本项目学习，树立学习主观能动性，培养勇于探索、守正创新精神，热爱中医药事业，提高专业素养和专业技术能力。

情境导入

情境： 农户胡某，是当地低保户。2017 年，在帮扶干部的积极引导下，通过项目支持发展了 10多亩金银花，整天扎进金银花地里，种植、管护、采摘、烘干，每道工序都认真学习，细心操作。通过不断努力，胡某变身成了致富带头人，摘掉了"贫穷的帽子"。

思考： 金银花作为许多地区脱贫致富的理想作物，在采收加工过程中需要注意什么事项？

华东道地药材区域大部分属热带、亚热带季风气候，是浙药、江南药、淮药等主产区。包括江苏、浙江、安徽、福建、江西、山东等，本区域优势道地药材品种主要有丹参、白术、白芍、延胡索、吴茱萸、牡丹皮、郁金、金银花、泽泻、枳壳、栀子、铁皮石斛、浙贝母、菊花、薄荷等。

丹　参

SALVIAE MILTIORRHIZAE RADIX ET RHIZOMA 微课1

【来源】 为唇形科植物丹参 *Salvia miltiorrhiza* Bge. 的干燥根和根茎。

【原植物形态】 为多年生草本。全株密被长柔毛和腺毛，根肥厚，外皮呈砖红色，内部白色。茎四棱形，具槽，密被长柔毛，多分枝。对生羽状复叶，小叶 3~5 片，椭圆状卵形或卵圆形或宽披针形。轮伞花序组成顶生或腋生总状花序，花萼二唇形，花冠紫蓝色，能育雄蕊 2 枚，小坚果黑色，椭圆形（图 6-1）。

【产地】 丹参现多栽培。主产于安徽、江苏、山东、四川等地。

【采收】 不同繁殖方法的丹参采收时间不同。无性繁殖的丹参在当年的秋天下霜后或第二年春天植株萌发前采收；种子繁殖丹参则是第二年秋后或第三年春季植株萌发前采收。采收过程为了保证根及根茎的完整，先从垄的一端挖深沟，根据丹参的根长定沟的深度，当根全部露出后，顺垄逐株取出全部根系，田间暴晒一定时间，去掉泥土，运回加工。

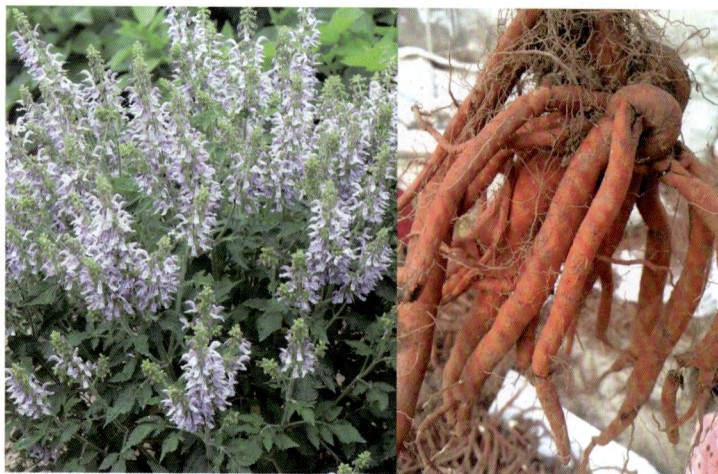

图 6-1　丹参植物、根及根茎图

【产地加工】丹参加工方法根据地域不同而不同。北方加工方法相对简单，挖起来后直接晒干即可。南方的加工方法主要包括4个步骤。①晾晒：在阳光下晾晒至半干。②"发汗"：将晾晒至半干的党参根条堆闷起来进行"发汗"，每堆500～1000kg，堆闷4～5天，再晾堆1～2天。晾堆后要"倒堆"，即把堆表层的根条捋下，堆在下面，再将原堆内部的根条堆在上面，内层和外层进行位置交换，从而使参堆"发汗"均匀，加盖芦席继续堆闷，待根条内心由白色变成紫黑色即完成堆闷过程。③晒干：将"发汗"好的根条摊开，晒至全干。④去须根：用文火燎去根条上的细须根，整齐摆放入竹篓中，轻轻摇动，使根条相互撞擦，除去泥土或残留的须根，即为成品。

注意：丹参加工时忌用水洗。

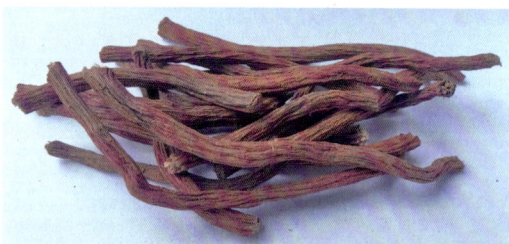

图 6-2　丹参药材图

【药材性状】本品根茎短粗，顶端有时残留茎基。根数条，长圆柱形，略弯曲，有的分枝并具须状细根，长10～20cm，直径0.3～1cm表面棕红色或暗棕红色，粗糙，具纵皱纹。老根外皮疏松，多显紫棕色，常呈鳞片状剥落。质硬而脆，断面疏松，有裂隙或略平整而致密，皮部棕红色，木部灰黄色或紫褐色，导管束黄白色，呈放射状排列。气微，味微苦涩。栽培品较粗壮，直径0.5～1.5cm，表面红棕色，具纵皱纹，外皮紧贴不易剥落。质坚实，断面较平整，略呈角质样（图6-2）。

【商品规格】

统货：干货。呈圆柱形，条短粗，有分支，多扭曲。表面红棕色或深浅不一的红黄色，皮粗糙，多鳞片状，易剥落。体轻而脆。断面红黄色或棕色，疏松有裂隙，显筋脉白点。气微，味甘微苦。无芦头、毛须、杂质、霉变。

一等：干货。呈圆柱形或长条状，偶有分支。表面紫红色或黄棕色。有纵皱纹。质坚实，皮细而肥壮。断面灰白色或黄棕色，无纤维。气弱，味甜微苦。多为整枝，头尾齐全，主根上中部直径在1cm以上。无芦茎、碎节、须根、杂质、虫蛀、霉变。

二等：干货。呈圆柱形或长条形，偶有分枝。表面紫红色或黄红色，有纵皱纹。质坚实，皮细而肥壮。断面灰白色或黄棕色，无纤维。气弱，味甜、微苦。主根上中部直径1cm以下，但不得低于0.4cm。有单枝及撞断的碎节。无芦茎、须根、杂质、虫蛀、霉变。

备注：丹参野生者可按统货收购。近年野生变家种的增多，应参照家种川丹参的标准执行。

【质量要求】按《中国药典》规定，本品药材的水分不得过13.0%，总灰分不得过10.0%，酸不溶性灰分不得过3.0%，水溶性浸出物不得少于35.0%，酸溶性浸出物不得少于15.0%。以高效液相色谱法测定，本品含丹参酮 II_A（$C_{19}H_{18}O_3$）、隐丹参酮（$C_{19}H_{20}O_3$）和丹参酮 I（$C_{18}H_{12}O_3$）的总量不得少于0.25%；含丹酚酸 B（$C_{36}H_{30}O_{16}$）不得少于3.0%。

【包装与贮藏】丹参常用麻袋或竹筐包装，每件50~75kg，包装前要对丹参的干燥度进行检查，除去杂质和异物。因本品易吸潮生霉、虫蛀，贮藏时温度控制在30℃以下，相对湿度在70%~75%范围，同时定期检查，发现受潮或温度较高时，及时翻垛并摊晾。需要注意在高温高湿季节前应进行密封抽氧充氮养护，以免生霉或虫蛀。

【功效】活血祛瘀，通经止痛，清心除烦，凉血消痈。

白　术
ATRACTYLODIS MACROCEPHALAE RHIZOMA

【来源】为菊科植物白术 *Atractylodes macrocephala* Koidz. 的干燥根茎。

【原植物形态】多年生草本。根茎肥大，呈骨状。具有长柄，羽状深裂，裂片呈椭圆形至披针形，边缘有锯齿。头状花序，全部为管状花，紫红色。瘦果密被柔毛（图6-3）。

【产地】白术现多栽培。主产于浙江嵊州、东阳、新昌、天台、仙居、缙云、余姚，及安徽、湖南、江西、湖北等地。以浙江为道地药材产区。

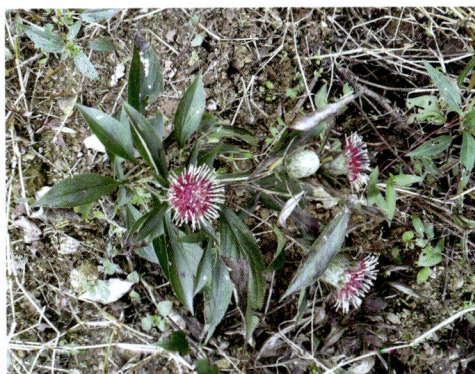

图6-3　白术植物图

【采收】在立冬前后，当白术地上茎秆呈黄褐色、下部叶片枯黄，上部叶片硬化且易折断时，即可采收，此时白术有效成分含量较高，药材质量较好。采收时，选择晴天土质干燥时进行采挖，挖出术块，剪去茎秆，去净泥土杂质即可运回加工。

【产地加工】白术产地加工主要包括2种方法。

1. 烘术　包括4个步骤，①烘制：将采收回来的白术铺在炕面，用烘灶加热，保持炕面温度在80℃左右，持续烘制1小时至蒸汽上升。白术表皮烘熟后，适当降低火力，继续加热约2小时。烘制过程将白术上下翻转，使其细根脱落。继续烘制3~5小时，将白术全部倒出，并不断翻动至全部须根掉落，修除部分术秆。②修术：将烘制所得的白术进行大小分档，大的放在底层，小的放在上层，再烘制8~12小时，保持温度在60~70℃，中间翻动一次，至七八成干时，全部出炕，再次修去术秆。③"发汗"：将经过二次修术后的白术进行大小分档，分别在室内堆置6~7天，使其内部水分外溢，表皮软化。④炕术：将"发汗"后的白术大小分档，在50~60℃的炕上持续烘制24~36小时，约隔6小时翻动一次，炕至干燥即可。

2. 生晒术　将运回的白术抖净泥土，剪去术秆，日晒至充分干燥即可。需要注意的是，晒制时应逐步搓擦去除须根，遇到阴雨天气时，要薄摊通风，忌堆积淋雨，以免受潮生霉。

出口白术快速加工法：选择粗壮的白术晒至四成干，用小刀削去少量肉疤和芦头，现出芦茎时将芦茎削光，洗掉外部泥土，用硫黄熏烘24小时，烘至外皮黄色时再晒1~2天，堆放1天"发汗"，使其水分外溢，再晒3~4天，然后干燥即可。

【药材性状】本品为不规则的肥厚团块，长3~13cm，直径1.5~7cm。表面灰黄色或灰棕色，有瘤状突起及断续的纵皱和沟纹，并有须根痕，顶端有残留茎基和芽痕。质坚硬不易折断，断面不平坦，黄白色至淡棕色，有棕黄色的点状油室散在；烘干者断面角质样，色较深或有裂隙。气清香，味甘、微辛，嚼之略带黏性（图6-4）。

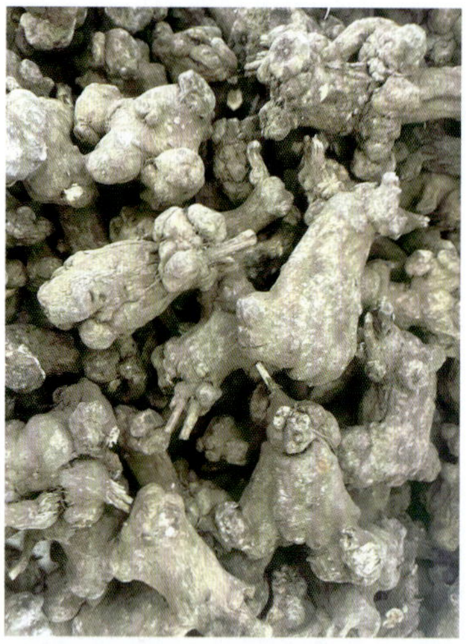

图6-4　白术药材图

【商品规格】

一等：干货。呈不规则团块，体形完整。表面灰棕色或黄褐色。断面黄白色或灰白色。味甘微苦。每千克40只以内。无焦枯、油个、炕泡、杂质、虫蛀、霉变。

二等：干货。呈不规则团块，体形完整。表面灰棕色或黄褐色。断面黄白色或灰白色。味甘微辛苦。每千克100只以内。无焦枯、油个、炕泡、杂质、虫蛀、霉变。

三等：干货。呈不规则团块，体形完整。表面灰棕色或黄褐色。断面黄白色或灰白色。味甘微辛苦。每千克200只以内。无焦枯、油个、炕泡、杂质、虫蛀、霉变。

四等：干货。体形不计，但需全体是肉（包括武子、花子）。每千克200只以外、间有程度不严重的碎块、油个、焦枯、炕泡。无杂质、霉变。

备注：

（1）凡符合一、二、三等重量的花子、武子、长枝、顺降一级。

（2）炕术、晒白术，均按此规则标准的只数分等。

【质量要求】按《中国药典》规定，本品药材的水分不得过15.0%，总灰分不得过5.0%，二氧化硫残留量不得超过400mg/kg。色度与黄色9号标准比色液比较，不得更深。浸出物不得少于35.0%。

【包装与贮藏】白术常用麻袋或竹篓包装，每件50～75kg，竹篓包装内衬防潮纸，再外套麻袋。因白术含有较多挥发油，在贮藏过程中，遇到高温高湿环境容易出现泛油、虫蛀、霉变等问题，若含水量过高易生霉，因此需贮藏在阴凉干燥处。在温度30℃以下，相对湿度在70%～75%，安全水分在13%～16%范围，白术可存储多年不变质。

【功效】健脾益气，燥湿利水，止汗，安胎。

白 芍
PAEONIAE RADIX ALBA

【来源】为毛茛科植物芍药 *Paeonia lactiflora* Pall. 的干燥根。

【原植物形态】多年生草本。根粗壮，呈圆柱形。二回三出复叶，小叶呈狭卵形，叶缘具骨质细乳突。花有白色、粉红色或红色，腋生或顶生，花盘肉质，仅包裹心皮基部。聚合蓇葖果，卵形，先端钩状外弯曲（图6-5）。

【产地】白芍主要源于栽培，主产于浙江、安徽、四川、贵州、山东等地。

【采收】在芍药种植第3～4年的8月份进行采收。选择晴天进行采收，先割去茎叶，把根刨出，抖净泥土即可运回加工。

【产地加工】将采收回来的白芍粗根从芍头着生处切下，细根留在芍头上供分株繁殖。将粗根上的侧根剪去，去掉头尾，根据白芍根的自然生长情况切成长为9～12cm，两端粗细相近的芍药条，并进行

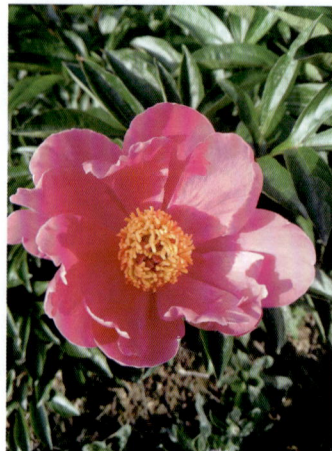

图6-5　芍药植物图

大小分档，室内堆放 2~3 天，每天翻堆 1 次，使其质地柔软，便于下一步加工。后续加工可分成以下 3 个步骤。

（1）擦皮 擦去芍药根外皮，可采用人工或半机械化擦皮。方法：将上述截成条状的芍药根装入箩筐中，浸泡 1~2 小时后放入木床中，木床中加入适量黄沙，再用木耙来回搓擦，使白芍根条外皮脱落，或人工刮皮，然后用清水冲洗，浸在清水缸中。

（2）煮芍 将水烧至 80℃ 左右，将清水中的芍药条倒入热水锅中，煮沸 20~30 分钟，可根据芍药条大小调整时间。煮时上下翻动，水量以浸没芍药根为宜，煮过芍药条的水不能重复使用，每锅均需换水。

（3）干燥 煮好的芍药条需马上捞出，在阳光下摊开暴晒 1~2 小时，而后逐渐把芍药条堆厚暴晒，使其表皮慢慢收缩。晒时经常翻动，连续晒 3~4 天后，当中午阳光过强时用晒席覆盖，下午 3~4 点阳光缓和时再摊开晾晒，晒至能敲出清脆响声时，将药材收回室内，再堆置 2~3 天，然后晒 1~2 天即可晒干。

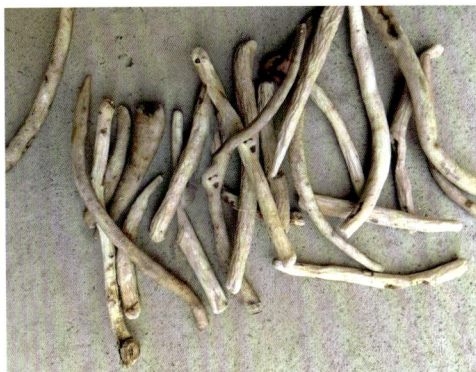

图 6-6 白芍药材图

【药材性状】白芍呈圆柱形，平直或稍弯曲，两端平截，长 5~18cm，直径 1~2.5cm。表面类白色或淡棕红色，光洁或有纵皱纹及细根痕，偶有残存的棕褐色外皮。质坚实，不易折断，断面较平坦，类白色或微带棕红色，形成层环明显，射线放射状。气微，味微苦、酸（图 6-6）。

【商品规格】

1. 白芍

一等：干货。呈圆柱形，直或稍弯，去净栓皮，两端整齐。表面类白色或淡红色。质坚实体重。断面类白色或白色。味微苦酸。长 8cm 以上，中部直径 1.7cm 以上。无芦头、花麻点、破皮、裂口、夹生、杂质、虫蛀、霉变。

二等：干货。呈圆柱形，直或稍弯，去净栓皮，两端整齐。表面类白色或淡红棕色。质坚实体重。断面类白色或白色。味微苦酸。长 6cm 以上，中部直径 1.3cm 以上。间有花麻点；无芦头破皮、裂口、夹生、杂质、虫蛀、霉变。

三等：干货。呈圆柱形，直或稍弯，去净栓皮，两端整齐。表面类白色或白色。味微苦酸。长 4cm 以上，中部直径 0.8cm 以上。间有花麻点；无芦头、破皮、裂口、夹生、虫蛀、霉变。

四等：干货。呈圆柱形，直或稍弯，去净栓皮，两端整齐。表面类白色或淡红棕色。断面类白色或白色。味微苦酸。长短粗不分，兼有夹生、破皮、花麻点、头尾、碎节或未去净皮。无枯芍、芦头、杂质、虫蛀、霉变。

2. 杭白芍

一等：干货。呈圆柱形，条直，两端切平。表面棕红色或微黄色。质坚体重。断面米黄色。味微苦酸。长 8cm 以上，中部直径 2.2cm 以上。无枯芍、芦头、栓皮、空心、杂质、虫蛀、霉变。

二等：干货。呈圆柱形，条直，两端切平，表面棕红色或微黄色。质坚体重。断面米黄色。味微酸苦。长 8cm 以上，中部直径 1.8cm 以上。无枯芍、芦头、栓皮、空心、杂质、虫蛀、霉变。

三等：干货。呈圆柱形，条直，两端切平，表面棕红色或微黄色。质坚体重。断面米黄色。味微酸苦。长 8cm 以上，中部直径 1.5cm 以上。无枯芍、芦头、栓皮、空心、杂质、虫蛀、霉变。

四等：干货。呈圆柱形，条直，两端切平，表面棕红色或微黄色。质坚体重。断面米黄色。味微苦酸。长 7cm 以上，中部直径 1.2cm 以上。无枯芍、芦头、栓皮、空心、杂质、虫蛀、霉变。

五等：干货。呈圆柱形，条直两端切平，表面棕红色或微黄色。质坚体重。断面米白色。味微苦酸。长 7cm 以上，中部直径 0.9cm 以上，无枯芍、芦头、栓皮、空心、杂质、虫蛀、霉变。

六等：干货。呈圆柱形，表面棕红色或微黄色。质坚体重。断面米白色。味微苦酸。长短不分。中部直径 0.8cm 以上。无枯芍、芦头、栓皮、杂质、虫蛀、霉变。

七等：干货。呈圆柱形，表面棕红色或微黄色。质坚体重。断面米白色。味微苦酸。长短不分，直径 0.5cm 以上。间有夹生、伤疤；无稍尾、枯心、芦头、栓皮、虫蛀、霉变。

3. 备注

（1）各地栽培的白芍，除浙江白芍因生长期较长，根条粗，分为七个等级外，其他地区均按四个等级分等。

（2）安徽习惯加工的白芍片、花芍片、花芍个、花帽、狗头片等可按照质量情形和历史适应自定标准。

【质量要求】按《中国药典》规定，本品药材的水分不得过 14.0%，总灰分不得过 4.0%，二氧化硫残留量不得超过 400mg/kg，浸出物不得少于 22.0%。含芍药苷（$C_{23}H_{28}O_{11}$）不得少于 1.6%。

【包装与贮藏】白芍一般用麻袋包装，不同等级也可采用不同包装材料，如一等杭白芍用木箱装，并内衬防潮纸。白芍具有粉性，易虫蛀，贮藏时注意防潮、防蛀，置于阴凉干燥处，经常检查温湿度，若发现药材受潮必须摊晒，但不宜暴晒，因此若阳光较强时，在摊晒的药材上加盖一层纸，以免变色泛红。

【功效】养血调经，敛阴止汗，柔肝止痛，平抑肝阳。

延胡索
CORYDALIS RHIZOMA

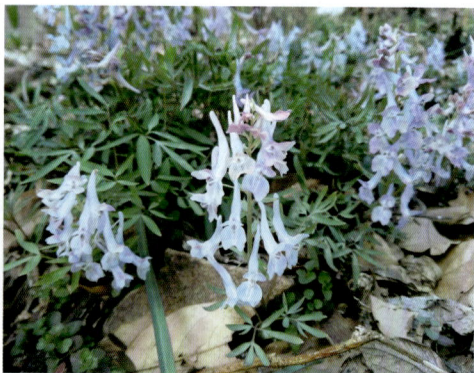

图 6-7　延胡索植物图

【来源】为罂粟科植物延胡索 *Corydalis yanhusuo* W. T. Wang 的干燥块茎。

【原植物形态】多年生草本。块茎球形。叶多为二回三出全裂，末回裂片披针形。顶生总状花序，苞片全缘或有少数牙齿，花萼 2 片，极小且早落，紫红色花瓣 4 片，上面有 1 片基部有长距，雄蕊 6 枚成 2 束，子房上位，心皮 2 个，1 个心室，侧膜胎座（图 6-7）。

【产地】主产于浙江东阳、磐安、永康、缙云，以及湖北、湖南、江苏等地，以浙江东阳为道地产区。

【采收】在立夏前后，5~6 月间地上部分完全枯萎 5~7 天后采挖。采挖时将土扒开，拣出球茎，运回加工。

【产地加工】延胡索产地加工主要分为 3 个步骤。①净制分档：将运回的延胡索洗净泥土，去除表皮，采用网眼直径 1.2cm 的筛网进行大小分档。②煮制：将净制分档好的延胡索放入沸水中煮，块茎大的煮 4~6 分钟，块茎小的煮 3~4 分钟，煮制过程不断搅拌，煮至药材内部呈黄色，中心有一小白点时即可捞出。③干燥：主要采用晒干法和烘干法。晒干法：将煮制好捞起的延胡索晒 3~4 天，然后放回室内回潮，使其内部水分外溢，再连续晒 2~3 天即可。烘干法：置于烘房内或烘箱 50~60℃烘干即可。

注意：煮制延胡索要适宜，太生则易虫蛀变质，不好贮藏；过熟则折干率低，表皮皱缩。一锅清水可连续煮 3~5 次，每次补充新水，保持锅内一定的水位。待锅内沸水变黄、变浑浊时，要及时调换清水，以保证药材表面正常色泽。

【药材性状】呈不规则的扁球形，直径0.5~1.5cm。表面黄色或黄褐色，有不规则网状皱纹。顶端有略凹陷的茎痕，底部常有疙瘩状突起。质硬而脆，断面黄色，角质样，有蜡样光泽。气微，味苦（图6-8）。

【商品规格】

一等：干货。呈不规则的扁球形。表面黄棕色或灰黄色，多皱缩。质硬而脆。断面黄褐色，有蜡样光泽，味苦微辛。每50克45粒以内。无杂质、虫蛀、霉变。

二等：干货。呈不规则的褐球形。表面黄棕色或灰黄色，多皱缩。质硬而脆，断面黄褐色，有蜡样光泽，味苦微辛。每50克45粒以外。无杂质、虫蛀、霉变。

图6-8　延胡索药材图

【质量要求】按《中国药典》规定，本品药材的水分不得过15.0%，总灰分不得过4.0%，浸出物不得少于13.0%。黄曲霉毒素：每1000g含黄曲霉毒素B_1不得过5μg，含黄曲霉毒素G_2、黄曲霉毒素G、黄曲霉毒素E_2、黄曲霉毒素B_1的总量不得过10μg。采用高效液相色谱法，按干燥品计算，含延胡索乙素（$C_{21}H_{25}NO_4$）不得少于0.050%。

【包装与贮藏】一般使用双层麻袋包装，每件40kg左右。贮藏时宜放置在通风干燥处，保持温度30℃以下，相对湿度70%~75%，安全水分在9%~13%。

【功效】活血，行气，止痛。

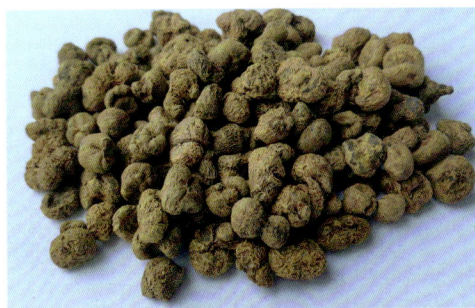

吴茱萸
EUODIAE FRUCTUS

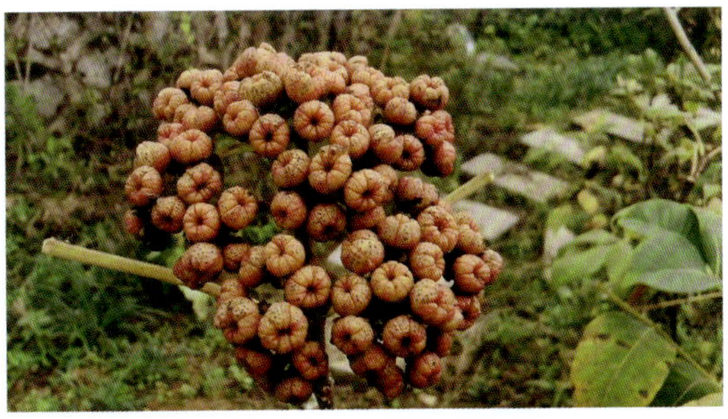

图6-9　吴茱萸植物果实图

【来源】为芸香科植物吴茱萸 *Euodia rutaecarpa*（Juss.）Benth.、石虎 *Euodia rutaecarpa*（Juss.）Benth. var *officinalis*（Dode）Huang 或疏毛吴茱萸 *Euodia rutaecarpa*（Juss.）Benth. var *bodinieri*（Dode）Huang 的干燥近成熟果实。

【原植物形态】落叶小乔木。幼枝、叶轴及花序均被黄褐色长柔毛。叶奇数羽状复叶，对生，具小叶5~9片，叶两面被白色长柔毛，有透明腺点。雌雄异株，聚伞状圆锥花序顶生。花萼5片，白色花瓣5片，蒴果扁球形，开裂时蓇葖果状（图6-9）。

【产地】主产于贵州、广西、湖南、云南、四川、陕西、江苏等地。江西、安徽、湖北、福建也有种植。以贵州、广西产量较大，湖南产质量最佳。

【采收】9~10月果实呈茶绿色或微显黄绿色，心皮尚未分离（即未开裂）时将果枝剪下，运回加工。

【产地加工】主要包括2种方法。

1. 晒干　将剪下的果枝及时摊开晾晒于竹匾或者芦席上，除去枝叶、果柄及杂质等，晒干即可。

2. 烘干　将剪下的果枝用微火烘干，除去枝叶、果柄及杂质即可。

注意：吴茱萸在烘干时注意控制温度，以防挥发油散失而影响药效。

【药材性状】呈球形或略呈五角状扁球形，直径2~5mm。表面暗黄绿色至褐色，粗糙，有多数点状突起或凹下的油点。顶端有五角星状的裂隙，基部残留被有黄色茸毛的果梗。质硬而脆，横切面可见子房 5 室，每室有淡黄色种子 1 粒。气芳香浓郁，味辛辣而苦（图 6 - 10）。

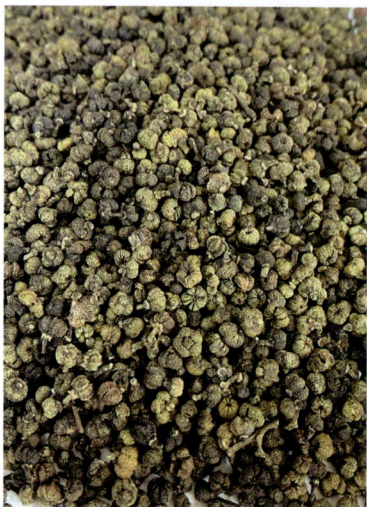

图 6 - 10　吴茱萸药材图

【商品规格】

1. 大粒吴茱萸　统货：干货。呈五棱扁球形。表面黑褐色、粗糙，有瘤状突起或凹陷的油点。顶点具五瓣，多裂口，气芳香浓郁，味辛辣。无枝梗、杂质、霉变。

2. 小粒吴茱萸　统货：干货。果实呈圆球形，裂瓣不明显，多闭口，饱满。表面绿色或灰绿色。香气较淡，味辛辣。无枝梗、杂质、霉变。

备注：大粒者系吴茱萸的果实。小粒者多为石虎及疏毛吴茱萸的果实。

【质量要求】按《中国药典》规定，本品药材杂质不得超过 7%，水分不得过 15.0%，总灰分不得过 10.0%，浸出物不得少于 30.0%。采用高效液相色谱法，按干燥品计算，含吴茱萸碱（$C_{19}H_{17}N_3O$）和吴茱萸次碱（$C_{18}H_{13}N_3O$）的总量不得少于 0.15%，柠檬苦素（$C_{26}H_{30}O_8$）不得少于 0.20%。

【包装与贮藏】一般使用木箱、纸箱、麻袋内套塑料袋包装。本品易泛油与散失气味，因此应防潮防热，置于阴凉干燥处。

【功效】散寒止痛，降逆止呕，助阳止泻。

知识链接

山茱萸

为山茱萸科植物山茱萸 Cornus officinalis Sieb. et Zucc. 成熟果肉。野生与栽培均有。主产浙江、河南，陕西、湖北、山西、四川等地也有生产。以浙江临安为道地产区。本品呈不规则片状或囊状，表面紫红色或紫黑色，皱缩，有光泽，顶端有的有圆形宿萼痕，基部有果梗痕，质柔软，味酸涩。9 ~ 10 月份果实由绿变红时即可采收。浙江多在经霜后冬至前采收，四川在 7 ~ 8 月成熟时采收。加工主要包括除去杂质、晒至半成干去核留果肉、或水煮去核、或水蒸去核、或烘焙去核，然后干燥即可。商品上山茱萸为统货，要求果核不超过 3%，无杂质、无虫蛀、无霉变。

牡丹皮

MOUTAN CORTEX

【来源】为毛茛科植物牡丹 Paeonia suffruticosa Andr. 的干燥根皮。

【原植物形态】落叶灌木。茎高达 2m，分枝短而粗。叶通常为二回三出复叶，顶生小叶宽卵形，3 裂至中部，表面绿色，无毛，背面淡绿色，有时具白粉；侧生小叶狭卵形或长圆状卵形。花单生枝顶；花梗长 4 ~ 6cm；苞片 5 片，长椭圆形，大小不等；萼片 5 片，绿色，宽卵形，大小不等；花瓣 5 片，或为重瓣，玫瑰色、红紫色、粉红色至白色，通常变异很大，倒卵形，长 5 ~ 8cm，宽 4.2 ~ 6cm，顶端呈不规则的波状；雄蕊长 1 ~ 1.7cm，花丝紫红色、粉红色，上部白色，长约 1.3cm，花药长圆形，长 4mm；花盘革质，杯状，紫红色；心皮 5 个，稀更多，密生柔毛。蓇葖长圆形，密生黄褐色硬毛。花期 5 月；果期 6 月（图 6 - 11）。

【产地】牡丹多为栽培。主产于安徽、四川、甘肃、陕西、湖北、湖南、山东、贵州等地。此外，云南、浙江亦产。以四川、安徽产量最大。安徽铜陵凤凰山所产的质量最佳，称为凤丹皮；安徽南陵所产称瑶丹皮；重庆垫江、四川灌县所产称川丹皮；甘肃、陕西及四川康定、泸定所产称西丹皮；四川西昌所产的称西昌丹皮，质量较次。

【采收】牡丹皮的栽培方法有种子繁殖和分株繁殖两种，种子繁殖 4～5 年采收，分株繁殖 3～4 年采收，每年秋季 9～10 月地上枝叶变黄枯萎时采挖。选择晴天，先将地上枯黄枝叶除去，用铁锹将四周的土壤挖开，挖掘的深度根据根的长短决定，一般深度为 30～50cm。挖掘时必须细致，把细根一块掘出来，抖去泥土，结合分株，将大、中等粗的根齐基部剪下，及时加工供药用，细根做繁殖材料。

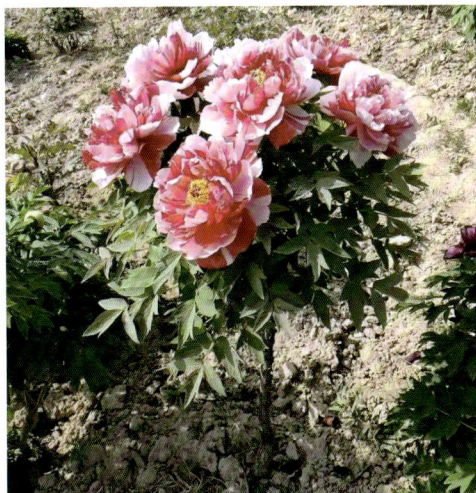

图 6-11　牡丹植物图

【产地加工】将采挖回的牡丹根先堆放 1～2 天，使之略变软，再用刀纵切皮部，抽去木心，顺手把根条捻直，并搓合裂缝口，出晒，可采取日晒夜收的方法晾晒，避免夜露使药材吸潮变色。在晒时应趁其柔软时，把根条理直，晒干，即是商品"牡丹皮"，习称"连丹"。皮色稍逊的根条，用玻璃片或瓷片刮去外表栓皮，并去木心的商品称"刮皮丹皮"，习称"刮丹"。将不便刮皮和抽心的细根直接晒干即成"粉丹"。加工干燥时，严防雨淋、露宿和接触水分，否则发红变质。

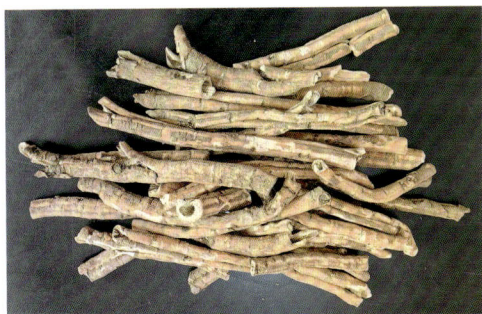

图 6-12　牡丹皮药材图

【药材性状】

（1）连丹　呈筒状或半筒状，有纵剖开的裂缝，略向内卷曲或张开，长 5～20cm，直径 0.5～1.2cm，厚 0.1～0.4cm。外表面灰褐色或黄褐色，有多数横长皮孔样突起和细根痕，栓皮脱落处粉红色；内表面淡灰黄色或浅棕色，有明显的细纵纹，常见发亮的结晶。质硬而脆，易折断，断面较平坦，淡粉红色，粉性。气芳香，味微苦而涩（图 6-12）。

（2）刮丹　外表面有刮刀削痕，外表面红棕色或淡灰黄色，有时可见灰褐色斑点状残存外皮。

【商品规格】

1. 连丹规格标准

（1）一等　干货。呈圆筒状，条均匀。稍弯曲，表面灰褐色或棕褐色，栓皮脱落处呈粉棕色，质硬而脆，断面粉白或淡褐色，有粉性、有香气，味微苦涩。长 6cm 以上，中部围粗 2.5cm 以上，碎节不超过 5%。去净木心。无杂质、霉变。

（2）二等　干货。呈圆筒状，条均匀。稍弯曲，表面灰褐或淡褐色，栓皮脱落处呈粉棕色，质硬而脆。断面粉白或淡褐色，有粉性、有香气、味微苦涩。长 5cm 以上。中部围粗 1.8cm 以上，碎节不超过 5%。无青丹、木心、杂质、霉变。

（3）三等　干货。呈圆筒状，条均匀。稍弯曲，表面灰褐或棕褐色，栓皮脱落处呈粉棕色，质硬而脆。断面粉白或淡褐色，有粉性、有香气，味微苦涩。长 4cm 以上。中部围粗 1cm 以上，碎节不超过 5%。无青丹、木心、杂质、碎末、杂质、霉变。

（4）四等　干货。凡不合一、二、三等的细条，及断支碎片均属皮等。但最小围粗不低于

0.6cm，无木心、碎末、杂质、霉变。

2. 刮丹规格标准

（1）一等　干货。呈圆筒状，条均匀，刮去外皮。表面粉红色，在节疤、皮孔根痕处偶有未去净的栓皮，形成棕褐色的花斑。质坚硬，断面粉白色，有粉性。香气浓，味微苦涩，长 6cm 以上，中部围粗 2.4cm 以上，皮刮净，色粉红，碎节不超 5%。无木心、杂质、霉变。

（2）二等　干货。呈圆筒状，条均匀，刮去外皮。表面粉红色，在节疤、皮孔根痕处偶有未去净外皮。形成棕褐色的花斑。质坚硬。断面粉白色，有粉性。香气浓，味微苦。长 5cm 以上，中部围粗 1.7cm 以上，皮刮净，色粉红，碎节不超过 5%。无木心、杂质、霉变。

（3）三等　干货。呈圆筒状，条均匀，刮去外皮。表面粉红色，在节疤、皮孔根痕处偶有未去净的栓皮，形成棕褐色的花斑。质坚硬。断面粉白色，有粉性。香气浓，味微苦涩。长 4cm 以上，中部围粗 0.9cm 以上，皮刮净，色粉红，碎节不超过 5%。无木心、杂质、霉变。

（4）四等　干货。凡不合一、二、三等长度的断支碎片均匀属此等。无木心、碎末、杂质、霉变。

3. 备注　枯死、病株，霉变、含木心者以及土层上的青根一律不收。刮丹皮未刮净符合连丹标准者按连丹收购。

【质量要求】按《中国药典》规定，本品药材的水分不得过 13.0%，总灰分不得过 5.0%，浸出物不得少于 15.0%。以高效液相色谱法测定，本品含丹皮酚（$C_9H_{10}O_3$）不得少于 1.2%。

【包装与贮藏】用竹篓或内衬防潮纸的纸箱包装，每件 20～50kg。贮藏于阴凉、通风、干燥处。贮藏期间，应定期检查，先进先出，保存期不宜过久，贮藏条件应避免高温高湿，在高温高湿或久存条件下，断面颜色会变深、味变淡，影响丹皮质量。若发现药材已吸湿受潮，应及时翻垛通风或摊晾阴干，忌暴晒。高温高湿季节前，有条件的最好进行密封抽氧充氮养护。

【功效】清热凉血，活血化瘀。

知识链接

牡丹皮刮皮现代研究

　　刮丹、连丹的说法是近代才有的，清代以前的本草文献中均未记载牡丹皮加工需要刮去栓皮。测定不同加工方式（留皮留心、留皮去心、去皮留心、去皮去心）牡丹皮药材或鲜切片中丹皮酚、芍药苷、没食子酸等 7 种指标性成分的含量，结果表明，牡丹皮质量高低排序依次为：留皮留心药材＞去皮去心药材＞留皮去心鲜切片＞留皮去心药材＞留皮留心鲜切片＞去皮留心药材＞去皮留心鲜切片＞去皮去心鲜切片。因此，该研究者建议在产地加工时保留牡丹皮栓皮部，采用留皮去心药材/鲜切片的加工方法。有学者测定了不同产地不同部位牡丹皮中 6 种活性成分（丹皮酚、芍药苷、苯甲酰芍药苷、苯甲酰氧化芍药苷、苯甲酸和没食子酸）的含量，结果发现，连丹的整体质量优于刮丹，且栓皮中各活性成分含量均较高，其中以有效成分芍药苷含量差异最为明显——栓皮中芍药苷含量最多可高于刮丹近 4 倍，高于连丹近 2.5 倍；而丹皮酚含量在牡丹皮各部位中均较高，且其在连丹中的含量高于刮丹。因此，该研究者建议牡丹皮加工过程中可以不刮掉栓皮。

郁　金
CURCUMAE RADIX

【来源】为姜科植物温郁金 *Curcuma wenyujin* Y. H. Chen et C. Ling、姜黄 *Curcuma longa* L.、广西莪术 *Curcuma kwangsiensis* S. G. Lee et C. F. Liang 或蓬莪术 *Curcuma phaeocaulis* Val. 的干燥块根。

【原植物形态】温郁金、姜黄、广西莪术、蓬莪术四种植物都属于姜黄属植物，姜黄属植物的形态特征如下：多年生草本。叶大型，通常基生，叶片阔披针形至长圆形。穗状花序具有密集的苞片，苞片大，每一苞片内有花2朵至多朵，排成蝎尾状聚伞花序；花冠管漏斗状，雄蕊花瓣状，花柱丝状，柱头超出于花药室之上，子房3室，胚珠多数。蒴果球形，种子小，有假种皮。

四种植物的区别如下：广西莪术叶两面或背面有毛，其他三种叶两面均无毛。姜黄秋季开花，花序由顶部叶鞘内抽出。温郁金和蓬莪术春季开花，花序由根茎抽出。温郁金叶片全部绿色，中央无紫色带（图6-13）。蓬莪术叶片中央有紫色带。

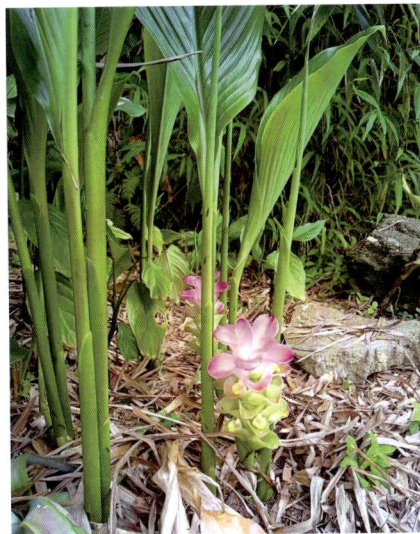

图6-13　温郁金植物图

【产地】温郁金主产于浙江瑞安，姜黄主产于四川犍为，广西莪术主产于广西大新，蓬莪术主产于四川温江。

【采收】冬季植物地上部分枯萎时采挖，采挖时先将枯萎茎叶割去，顺畦深挖，挖起全株块根。

【产地加工】

（1）净制　抖去块根上的泥土，摘下块根，剪去须根。洗净。

（2）蒸（或煮）制　将洗净的块根放入蒸笼内，蒸至透心，块根横切或纵切后断面无生心，取出晾干。或将洗净的块根放入锅内，加水没过块根，煮至透心，块根横切或纵切后断面无生心，取出晾干。

（3）干燥　将蒸制或煮后的块根摊放在晒场上晒至足干，或放入烘箱、烘房中进行干燥，干燥温度采用梯度递减方式分别在70℃、55℃、30℃的条件下进行干燥2小时、3小时、5小时，水分控制在7%～13%。

【药材性状】

1. 温郁金　呈长圆形或卵圆形，稍扁，有的微弯曲，两端渐尖，长2.5～8cm，直径1～2.5cm。表面灰褐色或灰棕色，具不规则的纵皱纹，纵纹隆起处色较浅。质坚实，断面灰棕色至灰褐色，角质样；内皮层环明显。气微香，味微苦。

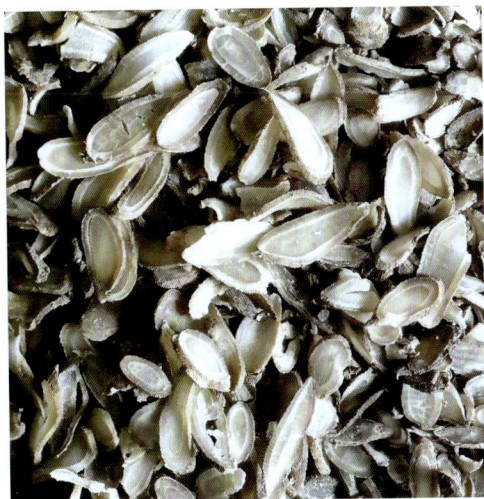

图6-14　桂郁金药材图

2. 黄丝郁金　呈纺锤形，有的稍扁，有的一端细长，长2～5.5cm，直径0.5～1.5cm。表面棕灰色或灰黄色，具细皱纹。断面橙黄色，外周棕黄色至棕红色。气芳香，味辛辣。

3. 桂郁金　呈长圆锥形或长圆形，长2～6.5cm，直径1～2cm。表面淡棕色至棕色或红棕色，表面具疏浅纵纹或较粗糙网状皱纹，断面淡棕色至棕色或棕褐色，角质样或半角质样。气微，味微辛苦（图6-14）。

绿丝郁金　呈长椭圆形，有的稍扁较粗壮，长1.5～4cm，直径1～1.5cm。表面灰色或灰黑色，具皱纹。断面棕色至棕褐色或显灰黑色，角质样或半角质样。气微，味淡。

【商品规格】

1. 川郁金 黄丝规格标准。

一等：干货。呈类卵圆形。表面灰黄色或灰棕色，皮细，略现细皱纹。质坚实，断面角质状，有光泽，外层黄色。内心金黄色有姜气，味辛香。每千克600粒以内，剪净残蒂。无刀口、破瓣、无杂质、虫蛀、霉变。

二等：干货。呈类卵圆形。表面灰黄色或灰棕色，皮细，略现细皱纹。质坚实，断面角质状，有光泽，外层黄色。内心金黄色有姜气，味辛香。每千克600粒以外，直径不小于0.5cm。间有刀口、破瓣、无杂质、虫蛀、霉变。

2. 桂郁金 绿白丝规格标准。

一等：干货。呈纺锤形、卵圆形或长椭圆形。表面灰黄或灰白色，有较细的皱纹。质坚实而稍松脆。断面角质状，淡黄白色。微有姜气，味辛苦。每千克600粒以内，剪净残蒂。无刀口、破瓣。无杂质、虫蛀、霉变。

二等：干货。呈纺锤形、卵圆形或长椭圆形。表面灰黄或灰白色，有较细的皱纹。质坚实而稍松脆，断面角质状，淡黄白色。略有姜气，味辛苦。每千克600粒以外，直径不小于0.5cm。间有刀口、破瓣。无杂质、虫蛀、霉变。

桂郁金规格标准：统货。干货。呈纺锤形或不规则的弯曲形，体坚实。表面灰白色、断面淡白或黄白色，角质发亮，略有姜气、味辛苦。大小不分，但直径不得小于0.6cm。无杂质、虫蛀、霉变。

3. 温郁金 绿丝规格标准。

一等：干货。呈纺锤形，稍扁，多弯曲，不肥满。表面灰褐色，具纵直或杂乱的皱纹。质坚实，断面角质状，多为灰黑色。略有姜气，味辛苦。每千克280粒以内。无须根、杂质、虫蛀、霉变。

二等：干货。呈纺锤形，稍扁，多弯曲，不肥满。表面灰褐色，具纵直或杂乱的皱纹。质坚实，断面角质状，多为灰黑色。略有姜气，味辛苦。每千克280粒以外，但直径不小于0.5cm。间有刀口、破碎、无须根、杂质、虫蛀、霉变。

4. 备注 郁金，根据各产区品种不同，形色有异的特点，划分为三个品别。

（1）川郁金分黄绿、白绿丝两个规格。

（2）桂郁金多产于广西、四川、云南。

（3）温郁金多产于浙江各地。

【质量要求】 按《中国药典》规定，本品药材的水分不得过15.0%，总灰分不得过9.0%，酸不溶性灰分不得过2.0%。

【包装与贮藏】 将干燥后的郁金装入清洁、卫生的麻袋或编织袋，或用黑色塑料袋真空小包装，放入外包装纸箱内。存放在清洁、干燥、阴凉、通风、无异味的场所，忌受潮、受热。贮藏过程中防止虫蛀、发霉、泛油、变色等。

【功效】 活血止痛，行气解郁，清心凉血，利胆退黄。

金银花

LONICERAE JAPONICAE FLOS e 微课2

【来源】 为忍冬科植物忍冬 *Lonicera japonica* Thunb. 的干燥花蕾或带初开的花。

【原植物形态】 半常绿藤本。叶纸质，卵形至矩圆状卵形，顶端尖或渐尖，基部圆或近心形，上面深绿色，下面淡绿色，小枝上部叶通常两面均密被短糙毛，下部叶常平滑无毛；叶柄长4～8mm，密被短柔毛。总花梗常单生于小枝上部叶腋，花冠白色，后变黄色，唇形，上唇裂片顶端钝形，下唇带状而反曲；雄蕊和花柱均高出花冠。果实圆形，熟时蓝黑色，有光泽；种子卵圆形或椭圆形，褐色。花期4~6月，果熟期10~11月（图6-15）。

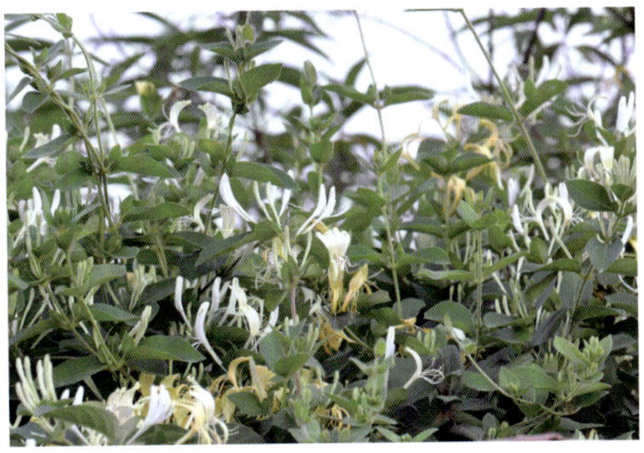

【产地】忍冬在我国分布广泛，道地产区是河南新密和山东平邑。

【采收】春季种植的金银花当年即可结花，秋冬季种植的次年结花。一般在5月中下旬采摘第1茬花，隔1个月后陆续采摘第2茬花、第3茬花、第4茬花。

图6-15　忍冬植物图

1. 采收期　金银花从现蕾到开放、凋谢，可分为以下几个时期：米蕾期、幼蕾期、青蕾期、白蕾前期（上白下青）、白蕾期（上下全白）、银花期、金花期、凋萎期。青蕾期以前采收干物质少，药用价值低，产量、质量均受影响；银花期以后采收，干物质含量高，但药用成分下降，产量虽高但质量差。白蕾前期和白蕾期采收，干物质较多，药用成分、产量、质量均高，但白蕾期采收容易错过采收时机，因此，最佳采收期是白蕾前期。

2. 采收方法　金银花采收最佳时间：清晨和上午，此时采收花蕾不易开放、养分足、气味浓、颜色好。下午采收应在太阳落山以前结束，因为金银花的开放受光照制约，太阳落山后成熟花蕾就要开放，影响质量。采收时要只采成熟花蕾和接近成熟的花蕾，不带幼蕾，不带叶子，采后放入条编或竹编的篮子内，集中的时候不可堆成大堆，应摊开放置，放置时间不可太长，最长不要超过4小时。

采收注意事项：①金银花开放时间较为集中，花期大约为15天，采收需在白蕾前期就要开展。②当天采尽待开放花蕾，否则过夜即开。

【产地加工】

1. 晾晒法　要及时将采收的金银花摊在场地，晒花层要薄，厚度为2~3cm。初晒时切忌翻动，待晒至八成干时才可翻动。晾晒时不能用手直接触摸，以防变黑。

2. 烘干法　初烘时室温不宜过高，一般控制在30~35℃烘2小时，之后室温提高到40℃烘5~10小时，之后将室温提高到45~50℃再烘8~10小时，最后将室温升至55~60℃，使花迅速干透。

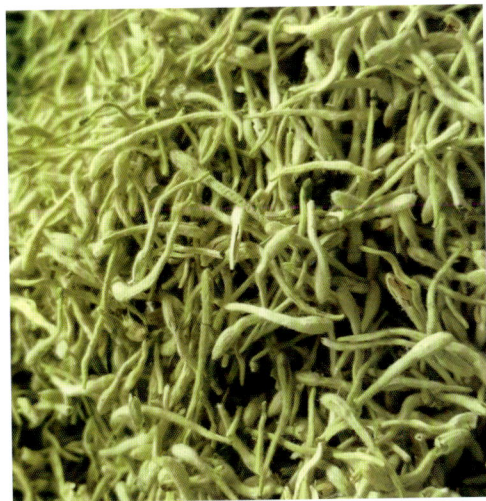

图6-16　金银花药材图

3. 杀青法　将金银花放入杀青设备中，通过蒸汽的加热作用，使其快速达到60~85℃的杀青温度，杀青时间一般需要30分钟左右。也可将金银花放入沸水中，杀青时间一般需要在15~30秒，取出后冲洗并晾干。

【药材性状】本品呈棒状，上粗下细，略弯曲，长2~3cm，上部直径约3mm，下部直径约1.5mm。表面黄白色或绿白色（贮久色渐深），密被短柔毛。偶见叶状苞片。花萼绿色，先端5裂，裂片有毛，长约2mm。开放者花冠筒状，先端二唇形；雄蕊5枚，附于筒壁，黄色；雌蕊1枚，子房无毛。气清香，味淡、微苦（图6-16）。

【商品规格】

1. 密银花规格标准　现系指河南省密县、荥阳、登封、新郑、巩县所产的金银花，具有色泽清白、花冠较厚、握之有顶手感特点的银花，均属此类，被认为是质量最佳的传统品种。

一等：干货。花蕾呈棒状，上粗下细，略弯曲。表面绿白色，花冠厚质稍硬，握之有顶手感。气清香，味甘微苦。无开放花朵，破裂花蕾及黄条不超过5%。无黑条、黑头、枝叶、杂质、虫蛀、霉变。

二等：干货。花蕾呈棒状，上粗下细，略弯曲。表面绿白色，花冠厚质硬，握之有顶手感。气清香，味甘微苦。开放花朵不超过5%，黑头，破裂花蕾及黄条不超过10%。无黑条、枝叶、杂质、虫蛀、霉变。

三等：干货。花蕾呈棒状，上粗下细，略弯曲。表面绿白色，花冠厚质硬，握之有顶手感。气清香，味甘微苦。开放花朵、黑条、不超过30%。无枝叶、杂质、虫蛀、霉变。

四等：干货。花蕾或开放花朵兼有。色泽不分。枝叶不超过3%。无杂质、虫蛀、霉变。

2. 东银花规格标准　主产于山东省平邑、费县及附近地区。

一等：干货。花蕾呈棒状、肥壮、上粗下细，略弯曲。表面黄、白、青色。气清香、味甘微苦。开放花朵不超过5%。无嫩蕾、黑头、枝叶、杂质、虫蛀、霉变。

二等：干货。花蕾呈棒状，花蕾较瘦，上粗下细，略弯曲。表面黄、白、青色。气清香，味甘微苦。开放花朵不超过15%，黑头不超过3%。无枝叶、杂质、虫蛀、霉变。

三等：干货。花蕾呈棒状，上粗下细，略弯曲。花蕾瘦小。外表黄、白、青色。气清香，味甘微苦。开放花朵不超过25%，黑头不超过15%，枝叶不超过1%。无杂质、虫蛀、霉变。

四等：干货。花蕾或开放的花朵兼有。色泽不分，枝叶不超过3%。无杂质、虫蛀、霉变。

【质量要求】　按《中国药典》规定，本品药材的水分不得过12.0%，总灰分不得过10.0%，酸不溶性灰分不得过3.0%，铅不得过5mg/kg，镉不得过1mg/kg，砷不得过2mg/kg，汞不得过0.2mg/kg，铜不得过20mg/kg。照高效液相色谱法测定，按干燥品计算，含绿原酸（$C_{16}H_{18}O_9$）不得少于1.5%，含酚酸类以绿原酸（$C_{16}H_{18}O_9$）、3,5-O-二咖啡酰奎宁酸（$C_{25}H_{24}O_{12}$）和4,5-O-二咖啡酰奎宁酸（$C_{25}H_{24}O_{12}$）的总量计，不得少于3.8%。含木犀草苷（$C_{21}H_{20}O_{11}$）不得少于0.050%。

【包装与贮藏】　金银花贮藏时用木箱或纸箱，箱内先衬上防潮纸，然后装花，压实，密封箱口，置通风干燥处，防受潮、霉变、虫蛀。

【功效】　清热解毒，疏散风热。

知识链接

金银花和山银花差异性比较

金银花和山银花的功效主治相同，但市场上金银花和山银花的产量不同，导致山银花和金银花的价格相差较大。金银花和山银花从来源、性状、化学成分、药理作用等各方面比较主要有如下区别。

（1）金银花主产地位于北方地区，为忍冬科植物忍冬 *Lonicera japonica* Thunb. 的干燥花蕾或带初开的花；山银花主产区位于重庆、江西等南方地区，为忍冬科植物灰毡毛忍冬 *Lonicera macranthoides* Hand. - Mazz.、红腺忍冬 *Lonicera hypoglauca* Miq.、华南忍冬 *Lonicera confusa* DC. 或黄褐毛忍冬 *Lonicera fulvoto mentosa* Hsu et S. C. Cheng 的干燥花蕾或带初开的花。

（2）从性状鉴别上比较两者的差异，山银花的花蕾较金银花稍长，在显微结构下，可以根据金银花和山银花的外表面有无腺毛而区分两者。

（3）相关文献统计，目前从金银花中发现的挥发油、环烯醚萜、黄酮类成分数量很多，要高于山银花。含量上亦有所差异，有机酸含量山银花较多，而木犀草苷含量则金银花多。使用标识成分的方法进行鉴别发现，运用不同的检测方法，山银花的各个品种中都含有灰毡毛忍冬皂苷乙和川续断皂苷乙两种皂苷成分，而金银花中则没有检测出两种皂苷成分或者含量低到忽略不计。

（4）比较金银花和山银花的药理作用发现，解热抗炎作用以金银花的效果更好。绿原酸和黄酮类成分含量决定着抗氧化能力强弱。山银花的抗病毒能力要强于金银花。山银花中存在着致敏反应的皂苷成分，而金银花中的皂苷则不发生过敏反应。

（5）在所有金银花和山银花的中药制剂中，严格规定了注射剂只能用金银花而不能用山银花替代。

泽泻
ALISMATIS RHIZOMA

【来源】 为泽泻科植物东方泽泻 *Alisma orientale*（Sam.）Juzep. 或泽泻 *Alisma plantago - aquatica* Linn. 的干燥块茎。

【原植物形态】 东方泽泻和泽泻都属于泽泻属，泽泻属植物形态特征如下：多年生水生或沼生草本。具块茎。花期前有时具乳汁。叶基生，沉水或挺水，全缘；挺水叶具白色小鳞片，叶脉 3～7 条，近平行，具横脉。花葶直立。花序分枝轮生，多次分枝组成大型圆锥状复伞形花序；分枝基部具苞片及小苞片。花两性或单性，辐射对称；花被片 6 枚，排成 2 轮，外轮花被片萼片状，绿色，宿存，内轮花被片花瓣状，比外轮大，花后脱落。瘦果。种子有光泽，马蹄形。

东方泽泻和泽泻的区别如下。

（1）东方泽泻，花柱长约 0.5mm，内轮花被片边缘波状；瘦果排列不整齐，果期花托呈凹形。

（2）泽泻，花柱长 0.7～1.5mm，内轮花被片边缘具粗齿；瘦果排列整齐，果期花托平凸，不呈凹形（图 6-17）。

【产地】 福建、江西、广东、湖南、四川均有分布，道地产区为福建建阳和四川都江堰，分别称建泽泻和川泽泻。

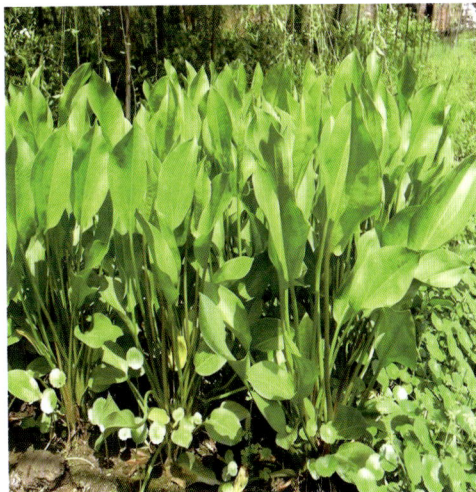
图 6-17 泽泻植物图

【采收】 泽泻茎叶枯萎初期采收，若采收过早，块茎粉性不足，产量低；过迟，块茎顶芽已萌发，影响药材质量。采收前先将地排水晒干，使土壤干燥；采收前先用刀具在球茎周围划一圈，将部分须根划断，再挖起植株，小心去掉球茎周围的泥土和残根，避免损伤药材。采收时注意保留中心处的顶芽，避免烘晒时块茎内部汁液流溢，干燥后药材也会凹陷，影响质量。

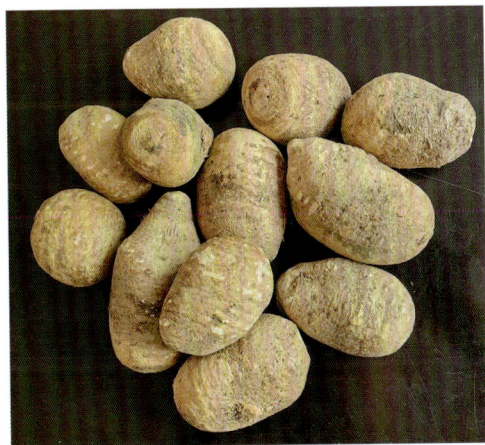
图 6-18 泽泻药材图

【产地加工】 采回的泽泻球茎，摊在晒场上暴晒 2～3 天，使部分水分散失后，放入烘炉内摊开烘烤，火力先大后小，每隔 24 小时翻动 1 次，并清除炉上掉落的泥土杂质；第 2 天火力可适当减小，每 12 小时翻动 1 次，再次清除炉上的泥土杂质，并在泽泻面上加盖保温；烘烤至第 3 天，待泽泻球茎有 5～6 成干时，须根和粗皮已干脆，便取出放入撞笼或去毛机内撞去须根和粗皮即可。

【药材性状】 本品呈类球形、椭圆形或卵圆形，长 2～7cm，直径 2～6cm。表面淡黄色至淡黄棕色，有不规则的横向环状浅沟纹和多数细小突起的须根痕，底部有的有瘤状芽痕。质坚实，断面黄白色，粉性，有多数细孔。气微，味微苦（图 6-18）。

【商品规格】
1. 建泽泻
（1）一等 干货。呈椭圆形，撞净外皮及须根。表面黄白色，有细小突出的须根痕。质坚硬。

断面浅黄白色，细腻有粉性。味甘微苦。每千克32个以内。无双花、焦枯、杂质、虫蛀、霉变。

（2）二等　干货。呈椭圆形或卵圆形，撞净外皮及须根。表面灰白色，有细小突起的须根痕。质坚硬。断面黄白色，细腻有粉性。味甘微苦。每千克56个以内。无双花、焦枯、杂质、虫蛀、霉变。

（3）三等　干货。呈类球形，撞净外皮及须根。表面黄白色，有细小突起的须根痕。质坚硬。断面浅黄，黄白色或灰白色，细腻有粉性。味甘微苦。每千克56个以外，最小直径不小于2.5cm，间有双花、轻微焦枯，但不超过10%，无杂质、虫蛀、霉变。

2. 川泽泻

（1）一等　干货。呈卵圆形，去净粗皮及须根，底部有瘤状小疙瘩。表面灰黄色。质坚硬。断面淡黄白色。味甘微苦，每千克50个以内。无焦枯、碎块、杂质、虫蛀、霉变。

（2）二等　干货。呈卵圆形，去净粗皮及须根，底部有瘤状小疙瘩，表面灰黄色。质坚硬。断面淡黄白色。味甘微苦。每千克50个以外，最小直径不小于2cm。间有少量焦枯、碎块，但不超过10%。无杂质、虫蛀、霉变。

【质量要求】按《中国药典》规定，本品药材的水分不得过14.0%，总灰分不得过5.0%。浸出物不得少于10.0%。照高效液相色谱法测定，本品含23-乙酰泽泻醇B（$C_{32}H_{50}O_5$）和23-乙酰泽泻醇C（$C_{32}H_{48}O_6$）的总量不得少于0.10%。

【包装与贮藏】为了防止虫蛀、回潮、变质和霉烂，泽泻宜选用双层无毒塑膜袋包装，扎紧袋口后放在装有生石灰或明矾、干燥锯木屑、谷壳等物的容器内贮藏；或者利用两种药材同处贮藏（即混藏法）的方法，即将泽泻与丹皮同放在一起，可使泽泻减少和避免虫蛀，确保药材的质量。

【功效】利水渗湿，泄热，化浊降脂。

知识链接

建泽泻与川泽泻

2015版《药典》记载泽泻为泽泻科植物泽泻 *Alisma plantago - aquatica* Linn. 的干燥块茎。2025版《药典》记载泽泻为泽泻科植物东方泽泻 *Alisma orientale*（Sam.）Juzep. 或泽泻 *Alisma plantago - aquatica* Linn. 的干燥块茎。通常认为建泽泻来源于东方泽泻，川泽泻来源于泽泻。

枳　壳
AURANTII FRUCTUS

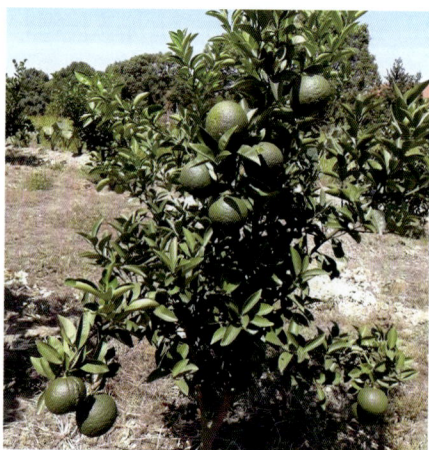

图 6-19　酸橙植物图

【来源】为芸香科植物酸橙 *Citrus aurantium* L. 及其栽培变种的干燥未成熟果实。

【原植物形态】小乔木，枝叶茂密，刺多。叶色浓绿，质地颇厚，翼叶倒卵形。总状花序有花少数，花蕾椭圆形或近圆球形，花大小不等，通常基部合生成多束。果圆球形或扁圆形，果皮稍厚，难剥离，橙黄至朱红色，油胞大小不均匀，凹凸不平，果心实或半充实，瓢囊10~13瓣，果肉味酸，有时有苦味或兼有特异气味；种子多且大。花期4~5月，果期9~12月（图6-19）。

【产地】主产于江西、重庆、湖北、贵州等地，道地产区是江西清江和重庆江津。

【采收】 嫁接苗栽后 4 ~ 5 年开花结果，实生苗栽后 8 ~ 10 年才会开花结果。通常在果实尚未成熟时采摘，过早则果小，过迟则瓤大皮薄。

【产地加工】 将采回的未成熟果实，自中部横切成两半（对开），晒干或烘干。晒时宜摊放在草席或草地上，先晒瓤肉一面，待晒至不粘灰土时，再翻晒果皮面，晒至全干。晒时切忌粘灰、淋雨，也忌晒在石板或水泥地面上，干后才能达到青皮白肉。火烤时，火力不宜过大，以免烤焦。

【药材性状】 本品呈半球形，直径 3 ~ 5cm。外果皮棕褐色至褐色，有颗粒状突起，突起的顶端有凹点状油室；有明显的花柱残迹或果梗痕。切面中果皮黄白色，光滑而稍隆起，厚 0.4 ~ 1.3cm，边缘散有 1 ~ 2 列油室，瓤囊 7 ~ 12 瓣，少数至 15 瓣，汁囊干缩呈棕色至棕褐色，内藏种子。质坚硬，不易折断。气清香，味苦、微酸（图 6 - 20）。

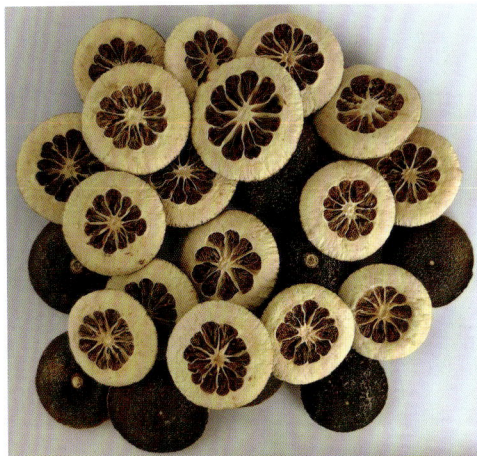

图 6 - 20　枳壳药材图

【商品规格】

一等：干货。横切对开，呈扁圆形。表面绿褐色或棕褐色，有颗粒状突起。切面黄白色或淡黄色，肉厚、瓤小，质坚硬。气清香，味苦微酸。直径 3.5cm 以上，肉厚 0.5cm 以上。无虫蛀、霉变。

二等：干货。横切对开。呈扁圆形。表面绿褐色或棕褐色，有颗粒状突起。切面黄白色或淡黄色，肉薄，质坚硬。气清香，味苦微酸。直径 2.5cm 以上，肉厚 0.5cm 以上。无虫蛀、霉变。

【质量要求】 按《中国药典》规定，本品药材的水分不得过 12.0%，总灰分不得过 7.0%。以高效液相色谱法测定，本品含柚皮苷（$C_{27}H_{32}O_4$）不得少于 4.0%，新橙皮苷（$C_{28}H_{34}O_{15}$）不得少于 3.0%。

【包装与贮藏】 枳壳在包装前应再次检查是否已充分干燥并清除劣质品及异物。包装要牢固、防潮，可使用编织袋。干燥的枳壳应置于室内干燥的地方贮藏，应有防潮设施。保存条件宜为阴凉库环境。商品安全水分为 10% ~ 13%。贮藏期间应保持环境清洁，发现受潮要及时晾晒或翻垛通风，有条件的地方可进行密封抽氧充氮养护。

【功效】 理气宽中，行滞消胀。

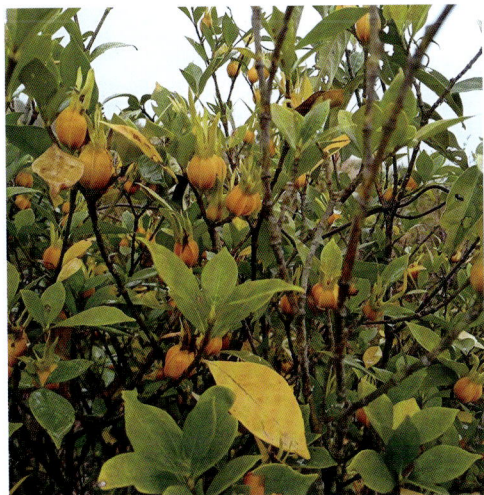

图 6 - 21　栀子植物图

栀 子
GARDENIAE FRUCTUS

【来源】 为茜草科植物栀子 *Gardenia jasminoides* Ellis 的干燥成熟果实。

【原植物形态】 灌木。枝圆柱形，灰色。叶对生，革质，叶形多样，通常为长圆状披针形，顶端渐尖，基部楔形，两面无毛，上面亮绿，下面色较暗；托叶膜质。花芳香，通常单朵生于枝顶；花冠白色或乳黄色，高脚碟状。果卵形，黄色或橙红色，有翅状纵棱 5 ~ 9 条；种子多数，近圆形而稍有棱角。花期 3 ~ 7 月，果期 5 月至翌年 2 月（图 6 - 21）。

【产地】 全国大部分地区均有栽培，道地产区是江西九江、福建建瓯、湖北江陵等。

【**采收**】当果实呈现红黄色时为成熟，即可选晴天采收。过早、过晚采收对产量和质量都会产生影响。

【**产地加工**】

（1）生晒法　将果实置于通风处摊开，去除果柄等杂质后，直接晒干。为了使内外干燥一致，晴天可日晒夜露，待七成干时，堆置 1～2 天，任其回润，再反复 2～3 次即可。

（2）水煮法　将盛有栀子的箩筐放入水已烧开的锅内，浸泡约 30 秒后捞出，捞出的栀子应及时摊晒，晒到 5～7 成干时再放入烘房中烘干。如天气晴好也可直接晒干。

（3）水蒸法　将栀子倒入高 1.0～1.2m、直径 50cm 的蒸桶中蒸 20 分钟左右（以手捏即破为度），然后倒出晒干，或直接放入烘房中烘干。

【**药材性状**】本品呈长卵圆形或椭圆形，长 1.5～3.5cm，直径 1～1.5cm。表面红黄色或棕红色，具 5～8 条翅状纵棱，棱间常有 1 条明显的纵脉纹，并有分枝。顶端残存萼片，基部稍尖，有残留果梗。果皮薄而脆，略有光泽；内表面色较浅，有光泽，具 2～3 条隆起的假隔膜。种子多数，扁卵圆形，集结成团，深红色或红黄色，表面密具细小疣状突起。气微，味微酸而苦（图 6-22）。

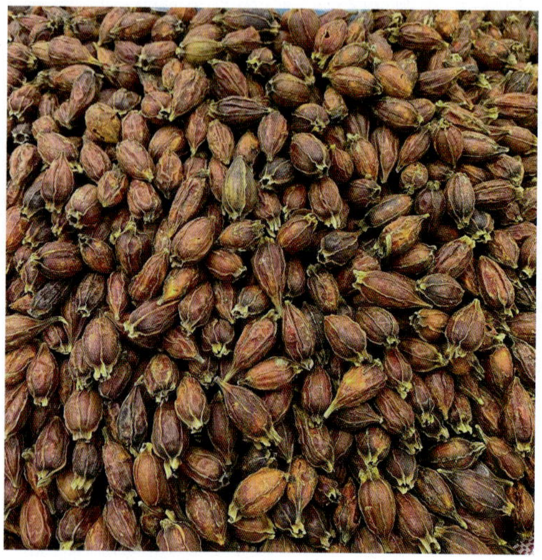

图 6-22　栀子药材图

【**商品规格**】

一等：干货。呈长圆形或椭圆形，饱满。表面橙红色、红黄色、淡红色、淡黄色。具有纵棱，顶端有宿存萼片。皮薄革质。略有光泽。破开后种子聚集成团状，红色、紫红色或淡红色、棕黄色。气微，味微酸而苦。无黑果、杂质、虫蛀、霉变。

二等：干货，呈长圆形或圆形，较瘦小。表面橙黄色、暗紫色或带青色具有纵棱，顶端有宿存萼片。皮薄革质。破开后，种子聚集成团状，棕红色、红黄色、暗棕色、棕褐色。气微，味微酸而苦。间有怪形果或破碎。无黑果、杂质、虫蛀、霉变。

备注：①本品不包括水栀子；②一、二等的区别，不是果的大小区分，主要是以栀子果的成熟程度、是否饱满和色泽深浅来分等级；③无论何种栀子，均要防止抢青，严禁采收嫩果。

【**质量要求**】按《中国药典》规定，本品药材的水分不得过 8.5%，总灰分不得过 6.0%，铅不得过 5mg/kg，镉不得过 1mg/kg，砷不得过 2mg/kg，汞不得过 0.2mg/kg，铜不得过 20mg/kg。以高效液相色谱法测定，本品含栀子苷（$C_{17}H_{24}O_{10}$）不得少于 1.8%。

【**包装与贮藏**】装入麻袋或瓷缸中，置于干燥、通风的地方贮藏，为防栀子回潮，可在麻袋或瓷缸四周放生石灰或其他干燥剂，有条件的地方可进行密封抽氧充氮养护。同时应防止老鼠等啮齿类动物的危害。

【**功效**】泻火除烦，清热利湿，凉血解毒。

铁皮石斛
DENDROBII OFFICINALIS CAULIS 微课3

【**来源**】为兰科植物铁皮石斛 *Dendrobium officinale* Kimura et Migo 的干燥茎。11 月至翌年 3 月采收，除去杂质，剪去部分须根，边加热边扭成螺旋形或弹簧状，烘干；或切成段，干燥或低温烘干，前者习称"铁皮枫斗"；后者习称"铁皮石斛"。

【**原植物形态**】茎直立，圆柱形，不分枝，具多节；叶二列，纸质，长圆状披针形，先端钝并且多少钩转，基部下延为抱茎的鞘，边缘和中肋常带淡紫色；叶鞘常具紫斑，老时其上缘与茎松离而张开，并且与节留下 1 个环状铁青的间隙。总状花序常从落了叶的老茎上部发出，具 2～3 朵花；花序轴回折状弯曲；花苞片干膜质，浅白色，卵形，先端稍钝；萼片和花瓣黄绿色，相似，长圆状披针形；唇瓣白色，卵状披针形，比萼片稍短；蕊柱黄绿色，先端两侧各具 1 个紫点；蕊柱足黄绿色带紫红色条纹，疏生毛；药帽白色，长卵状三角形。花期 3～6 月（图 6-23）。

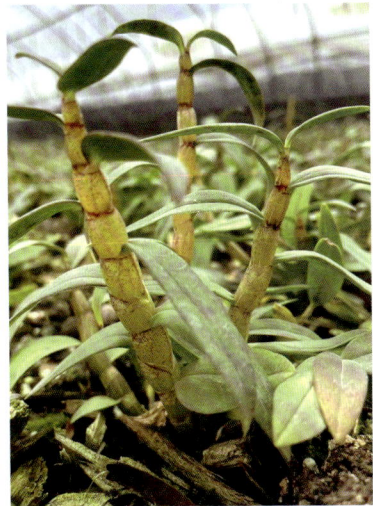

图 6-23　铁皮石斛植物图

【**产地**】主产于云南、广东、福建、江苏、广西、贵州、安徽等省，道地产区是浙江乐清和安徽霍山。现全国各地多有栽培。

【**采收**】铁皮石斛种植 2～3 年即可采收，采收期为立冬后至清明前。采收时剪下 3 年以上的茎枝，留下嫩茎让其继续生长。

【**产地加工**】

1. 铁皮枫斗

（1）把石斛鲜条放在铁锅中炒制杀青，可以用河沙一起炒，这样受热均匀。炒制时需要炒熟，一般颜色变成暗金黄色即可。

（2）将炒好的鲜条放在阴凉通风处，把炭火点燃，在火上方 40cm 处架设一面铁丝网，把少量炒好的鲜条放在火上烤，等条变软后，趁热缠绕在钢丝上。石斛条在钢丝上用龙须草固定，这种草可以耐高温，一根钢丝一般长 50cm 左右，缠好的石斛放在通风处保存。

（3）所有石斛条缠好后，再用火烘烤，烧烤过程中石斛会松开，这时需要二次固定和定形，如此反复 3～4 次，石斛基本烘干了，这时取下石斛条，用剪刀剪成枫斗状即可。剪好的枫斗最好还要经过一次拉火，提香。

2. 铁皮石斛

（1）将茎株去掉叶片及须根，分出单茎株，置于 85℃ 热水烫制 1～2 分钟，捞出，置竹席或水泥晒场上暴晒，晒至 5 成干时，用手搓去鞘膜质，再晒至全干。

（2）将茎株置于沸水中浸烫 5 分钟，捞出，晾干，置竹席或水泥晒场上暴晒，每天翻动 2～3 次，晒至茎株软时，边晒边搓，反复多次至叶鞘去净，再晒至全干。

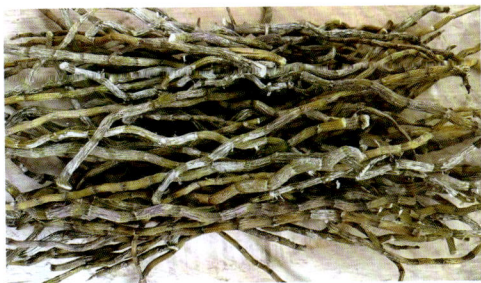

图 6-24　铁皮石斛鲜品药材图

【**药材性状**】

1. 铁皮枫斗　本品呈螺旋形或弹簧状，通常为 2～6 个旋纹，茎拉直后长 3.5～8cm，直径 0.2～0.4cm。表面黄绿色或略带金黄色，有细纵皱纹，节明显，节上有时可见残留的灰白色叶鞘；一端可见茎基部留下的短须根。质坚实，易折断，断面平坦，灰白色至灰绿色，略角质状。气微，味淡，嚼之有黏性。

2. 铁皮石斛　本品呈圆柱形的段，长短不等。本品鲜品如图（图 6-24）。

【**商品规格**】

1. 铁皮枫斗

（1）一等　螺旋形或弹簧状，一般 2～4 个旋纹，平均单个重 0～0.5g，久嚼有浓厚的黏滞感，略有残渣。

（2）二等　螺旋形或弹簧状，一般 4 ~ 6 个旋纹，平均单个重 ≥ 0.5g，久嚼有浓厚的黏滞感，有少量纤维性残渣。

2. 铁皮石斛

一等：呈圆柱形的段，长短均匀，久嚼有浓厚的黏滞感，略有残渣。

二等：呈圆柱形的段，长短不一，久嚼有浓厚的黏滞感，有少量纤维性残渣。

【质量要求】按《中国药典》规定，本品药材的水分不得过 12.0%，总灰分不得过 6.0%。本品含铁皮石斛多糖以无水葡萄糖（$C_6H_{12}O_6$）不得少于 25.0%，含甘露糖（$C_6H_{12}O_6$）应为 13.0% ~ 38.0%。

【包装与贮藏】将铁皮石斛放在玻璃瓶或塑料袋中完全密封，放在通风良好、干燥、避光柜或密闭容器中，适宜的保存温度为 5 ~ 15℃。定期检查，一旦发现潮湿、发霉、虫害等问题，应立即处理。

【功效】益胃生津，滋阴清热。

浙贝母
FRITILLARIAE THUNBERGII BULBUS

【来源】为百合科植物浙贝母 *Fritillaria thunbergii* Miq. 的干燥鳞茎。

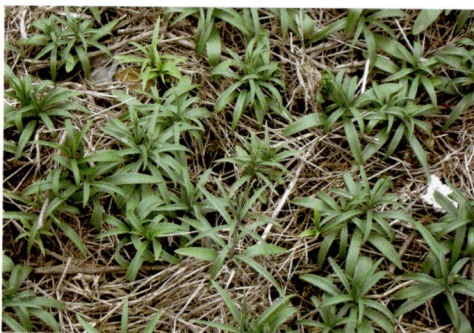

图 6 – 25　浙贝母植物图

【原植物形态】植株长 50 ~ 80cm。鳞茎由 2 ~ 3 枚鳞片组成，直径 1.5 ~ 3cm。叶对生或散生，条形至披针形，先端不卷曲或稍弯曲。花 1 ~ 6 朵，淡黄色，有时稍带淡紫色，顶端的花有 3 ~ 4 枚叶状苞片，其余的有 2 枚苞片；花被片长 2.5 ~ 3.5cm，宽约 1cm，内外轮相似。蒴果。花期 3 ~ 4 月，果期 5 月（图 6 – 25）。

【产地】主产于浙江、江苏、安徽、湖南、湖北、四川等地，道地产区是浙江磐安、东阳、海曙、缙云、定海等地。

【采收】鳞茎繁殖的，栽培 1 ~ 2 年采收；种子繁殖的，栽培 4 ~ 5 年采收。当浙贝母地上部枯萎时，选晴天从地畦一端采挖，不伤鳞茎，抖尽泥土。

【产地加工】

1. 净制　将新鲜浙贝母鳞茎放入竹箩中，在浅水中淘洗去掉泥土。

2. 挖心分档　洗净后将鳞茎按大小分开，直径 3cm 以上的，将鳞片瓣开，挖出心芽，加工成元宝贝，习称大贝；直径小于 3cm 的不挖心，加工成珠贝。挖出的心芽，加工成贝芯。珠贝占 10% ~ 15%，贝芯占 5% ~ 10%，其余绝大部分为元宝贝。

3. 去皮拌贝壳粉　老产区多用机械去皮，将分档后的鳞茎、鳞片、贝芯分别放入擦皮机中，开机来回撞擦 1 ~ 2 分钟，有 60% 左右已脱皮时，立即放入贝壳粉，继续撞擦 2 ~ 3 分钟，使鳞茎、鳞片等全部拌上贝壳粉为止，停机取出干燥。

4. 干燥　经过去皮拌贝壳粉的鳞茎，在太阳下暴晒 3 ~ 4 天，然后装入麻袋，堆放室内 1 ~ 3 天"发汗"，使内部水分渗到表面，再晒 1 ~ 2 天即可晒干。晒的过程中，每天用筛子将脱落的贝壳粉、碎片、贝芯等筛去。

【药材性状】

1. 大贝　为鳞茎外层的单瓣鳞叶，略呈新月形，高 1 ~ 2cm，直径 2 ~ 3.5cm。外表面类白色至淡黄色，内表面白色或淡棕色，被有白色粉末。质硬而脆，易折断，断面白色至黄白色，富粉性。气微，味微苦。

2. 珠贝　为完整的鳞茎，呈扁圆形，高 1～1.5cm，直径 1～2.5cm。表面黄棕色至黄褐色，有不规则的皱纹；或表面类白色至淡黄色，较光滑或被有白色粉末。质硬，不易折断，断面淡黄色或类白色，略带角质状或粉性；外层鳞叶 2 瓣，肥厚，略似肾形，互相抱合，内有小鳞叶 2～3 枚和干缩的残茎（图 6－26）。

【商品规格】

1. 元宝贝

（1）一等　呈半圆形，体形完整。表面白色或淡黄色。质坚实。断面白色，均匀，富粉性。味甘微苦。无僵个、杂质、虫蛀、霉变。

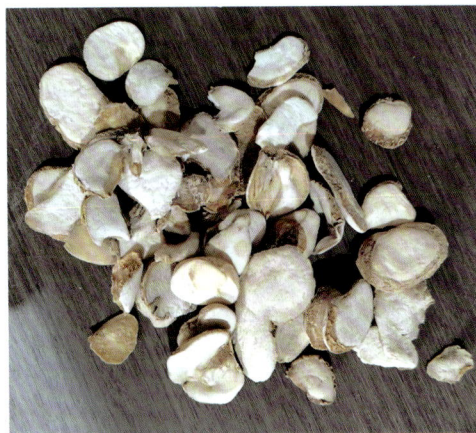
图 6－26　浙贝母药材图

（2）二等　呈半圆形，体形大多完整，含少量破损。表面白色或淡黄色。质坚实。断面白色，均匀，富粉性。味甘微苦。含少量僵个，无杂质、虫蛀、霉变。

2. 珠贝

（1）一等　呈扁圆形，体形完整，对开瓣不超过 5%。表面白色或淡黄色。质坚实。断面白色，均匀，富粉性。味甘微苦。无僵个、杂质、虫蛀、霉变。

（2）二等　呈扁圆形，体形大多完整，对开瓣不超过 10%。表面白色或淡黄色。质坚实。断面白色，均匀，富粉性。味甘微苦。含少量僵个、碎贝、贝芯，无杂质、虫蛀、霉变。

【质量要求】　按《中国药典》规定，本品药材的水分不得过 18.0%，总灰分不得过 6.0%。浸出物不得少于 8.0%，以高效液相色谱法测定，本品含贝母素甲（$C_{27}H_{45}NO_3$）和贝母素乙（$C_{27}H_{43}NO_3$）的总量，不得少于 0.080%。

【包装与贮藏】　一般用麻袋包装，仓库内温度保持在30℃以下，相对湿度在65%以下，水分应控制在14%以下。贮藏期间发现受潮或有轻度霉变、虫蛀迹象，要及时晾晒或倒垛通风。高温高湿季节采用密封抽氧充氮养护，效果较好。

【功效】　清热化痰止咳，解毒散结消痈。

菊 花
CHRYSANTHEMI FLOS

【来源】　为菊科植物菊 *Chrysanthemum morifolium* Ramat. 的干燥头状花序。

【原植物形态】　多年生草本，高 60～150cm。茎直立，分枝或不分枝。叶卵形至披针形，长 5～15cm，羽状浅裂或半裂，有短柄，叶下面被白色短柔毛。头状花序直径 2.5～20cm，大小不一。总苞片多层，外层外面被柔毛。舌状花颜色各种。管状花黄色（图 6－27）。

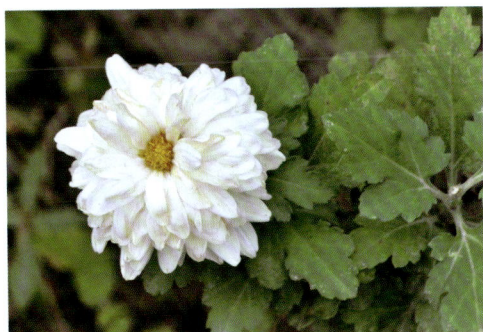
图 6－27　菊花植物图

【产地】　主产于安徽亳州、涡阳，及河南商丘等地者，习称"亳菊"；主产于安徽滁州者，习称"滁菊"；主产于安徽歙县、浙江德清者，习称"贡菊"；主产于浙江嘉兴、桐乡等地者，习称"杭菊"；主产于河南新乡、武陟等地者，习称"怀菊"。

【采收】　菊花采收时间与采收次数要视实际情况而定，关键是要掌握好不同地区菊花各自成熟的标志。通常于晴天露水干后或午后进行，湿花采下容易腐烂。

（1）亳菊　当花瓣平直，约80%的花心散开，花色洁白时采收。第一次采摘，约占总产量的50%；隔5~7天进行第二次采摘，约占总产量的30%；再过5~7天进行第三次采摘，约占总产量的20%。

（2）滁菊　当花瓣平展，由黄转白而心略带黄时采收。一般分四次采摘。

（3）贡菊　当花瓣平直，花蕊散开60%~70%时采收。

（4）杭菊　当花瓣雪白，花蕊散开时采收。

（5）怀菊　当花瓣雪白，花蕊散开时采收。

【产地加工】菊花应随采随加工。采下的菊花，切忌堆放，需及时干燥或摊晾于通风处。

1. 亳菊　采收后经阴干、蒸制、晒干3个步骤。

（1）阴干　将花枝倒挂在屋檐下或室内通风处，20天左右八成干时，将花摘下。

（2）蒸制　为了确保亳菊的纯净度和卫生安全性，可以使用蒸馏水或纯净水自制蒸汽进行消毒。将亳菊花朵放入蒸锅中，用蒸汽蒸煮约10分钟。

（3）晒干　熏白后，再摊开，晒干。

2. 滁菊　采收后经摊晾、蒸制、晒花3个步骤。

（1）摊晾　鲜花晒1~2小时再进行加工，以防止花腐烂。

（2）蒸制　将菊花放入杀青托盘中，铺成1~3cm厚，用饱和水蒸气杀青，时间2~5分钟。

（3）晒花　熏好的花要及时放到匾、竹筛或芦席上，晒4~5天，室内放1~2天，再晒，至手翻花内无潮湿感，手捏团放之即松，弹力大即成。晒花时不能直接放在地上，免被泥土等污染。忌用手翻花，防花色变锈。

3. 贡菊　传统干燥方法是采用木炭为燃料，在特制的烘房内用烘笼烘焙干。因此贡菊花具有外形、色泽、滋味、香气保持不变的特点。具体方法是将采来的鲜花轻轻地放在烘笼上，烘笼下方有暗火燃烧的木炭，温度要求为60~70℃，烘焙2~3小时，花色白如象牙，即干。

4. 杭菊　鲜花置竹匾上，于阳光下暴晒2小时，然后上笼、蒸花、干燥即可。

（1）上笼　将花放入蒸笼内，不宜铺得过厚，一般将花心向着两面，中间夹乱花，这样晒干后两面不见花蒂，形态较匀整美观。

（2）蒸花　菊花在蒸笼内放好后就可上蒸，蒸时注意火力猛而均匀，笼内温度保持90℃左右，锅内水不宜过多，以免水沸腾时漫浸菊花，形成"浦汤花"影响质量。每锅蒸3~5分钟，过熟香味减弱，不易晒干。过生花色不白，影响质量。菊农判断蒸花生熟有两种方法：第一，蒸花时，在锅上贴一张浸湿的毛纸，蒸至毛纸干燥时，示已蒸好。第二，蒸花时，若水蒸气在锅盖间隙横直喷出，说明花已蒸熟，即刻取出。

（3）干燥　蒸好的花放竹匾上暴晒，初晒时不能翻动，晚上收花时平放在室内，不能压，晒两天后翻1次，再晒3~4天，基本干燥后收起放数天还潮，再晒1~2天。至花心完全变硬即为干燥。若遇雨季，为防止菊花生霉，蒸后菊花可烘干，待天晴时，再晒。

5. 怀菊　采摘的菊花置搭好的架子上经1~2个月阴干下架。下架时要轻拿轻放，防止散花碎花。将收起的菊花，用清水喷洒均匀，每1kg用水2~4kg，使花朵湿润，再干燥至花色洁白即可。

【药材性状】

1. 亳菊　呈倒圆锥形或圆筒形，有时稍压扁呈扇形，直径1.5~3cm，离散。总苞碟状；总苞片3~4层，卵形或椭圆形，草质，黄绿色或褐绿色，外面被柔毛，边缘膜质。花托半球形，无托片或托毛。舌状花数层，雌性，位于外围，类白色，劲直，上举，纵向折缩，散生金黄色腺点；管状花多数，两性，位于中央，为舌状花所隐藏，黄色，顶端5齿裂。瘦果不发育，无冠毛。体轻，质柔润，干时松脆。气清香，味甘、微苦。

2. 滁菊 呈不规则球形或扁球形，直径 1.5 ~ 2.5cm。舌状花类白色，不规则扭曲，内卷，边缘皱缩，有时可见淡褐色腺点；管状花大多隐藏。

3. 贡菊 呈扁球形或不规则球形，直径 1.5 ~ 2.5cm。舌状花白色或类白色，斜升，上部反折，边缘稍内卷而皱缩，通常无腺点；管状花少，外露。

4. 杭菊 呈碟形或扁球形，直径 2.5 ~ 4cm，常数个相连成片。舌状花类白色或黄色，平展或微折叠，彼此黏连，通常无腺点；管状花多数，外露（图 6 - 28）。

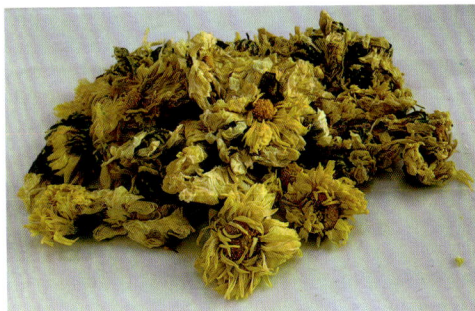

图 6 - 28 菊花药材图

5. 怀菊 呈不规则球形或扁球形，直径 1.5 ~ 2.5cm。多数为舌状花，舌状花类白色或黄色，不规则扭曲，内卷，边缘皱缩，有时可见腺点；管状花大多隐藏。

【商品规格】

1. 亳菊

（1）一等 干货。呈圆盘或扁扇形。花朵大、瓣密、胞厚、不露心、花瓣长宽，白色，近基部微带红色。体轻，质柔软。气清香，味甘微苦，无散朵、枝叶、杂质、虫蛀、霉变。

（2）二等 干货。呈圆盘或扁扇形。花朵中个、色微黄，近基部微带红色。气芳香，味甘微苦。无散朵、枝叶、杂质、虫蛀、霉变。

（3）三等 干货。呈圆盘形或扁扇形。花朵小，色黄或暗。间有散朵。叶棒不超过 5%。无杂质、虫蛀、霉变。

2. 滁菊

（1）一等 干货。呈绒球状或圆形（多为头花）朵大色粉白、花心较大、黄色。质柔。气芳香，味甘微苦。不散瓣。无枝叶、杂质、虫蛀、霉变。

（2）二等 干货。呈绒球状或圆形（即二水花）。色粉白。朵均匀，不散瓣、无枝叶、杂质、虫蛀、霉变。

（3）三等 干货。呈绒球状，朵小、色次（即尾花）。间有散瓣、并条，无杂质、虫蛀、霉变。

3. 贡菊

（1）一等 干货。花头较小，圆形，花瓣密、白色。花蒂绿色，花心小、淡黄色、均匀不散朵，体轻、质柔软。气芳香，味甘微苦。无枝叶、杂质、虫蛀、霉变。

（2）二等 干货。花头较小，圆形色白、花心淡黄色，朵欠均匀，气芳香，味甘微苦。无枝叶、杂质、虫蛀、霉变。

（3）三等 干货。花头小，圆形白色，花心淡黄色，朵不均匀。气芳香，味甘微苦，间有散瓣。无枝叶、杂质、虫蛀、霉变。

4. 杭菊

（1）一等 干货。蒸花呈压缩状。朵大肥厚，玉白色。花心较大、黄色。气清香，味甘微苦。无霜打花、蒲汤花、生花、枝叶、杂质、虫蛀、霉变。

（2）二等 干货。蒸花呈压缩状。花朵小、玉白色、心黄色。气清香，味甘微苦。间有不严重的霜打花和浦汤花。无枝叶、杂质、虫蛀、霉变。

5. 怀菊

一等：干货。呈圆形盘或扁扇形。朵大、瓣长，肥厚。花黄白色，间有淡红或棕红色。质松而柔。气芳香，味微苦。无散朵、枝叶、杂质、虫蛀、霉变。

二等：干货。呈圆形或扁扇形。朵较瘦小，色泽较暗。味微苦。间有散朵。无杂质、虫蛀、霉变。

备注：菊花的产区较多，花形各异，所订的规格标准，是依据花形，结合传统名称制订的。新产区产品，符合哪个品种，即按哪个品种规格分行等。

【质量要求】按《中国药典》规定，本品药材的水分不得过 15.0%。以高效液相色谱法测定，本品含绿原酸（$C_{16}H_{18}O_9$）不得少于 0.2%，含木犀草苷（$C_{21}H_{20}O_{11}$）不得少于 0.080%，含 $3,5-O-$ 二咖啡酰奎宁酸（$C_{25}H_{24}O_{12}$）不得少于 0.70%。

【包装与贮藏】菊花相对来说不容易储存，易变色、生虫，在梅雨季节更易霉烂、变色变味。因此以预防为主，置阴凉干燥处（湿度70%以下最好），密闭保存，防蛀、防霉。低温冷藏于 0~10℃ 的冷库中为最好。滁菊和杭菊易潮湿发霉，宜及时采用石灰干燥法保存。塑料袋中放入装有生石灰的小麻袋，然后将去除杂质的白菊花放入塑料袋中，烤封塑料袋口，抽出袋内空气，置阴凉处贮存。

【功效】散风清热，平肝明目，清热解毒。

薄 荷
MENTHAE HAPLOCALYCIS HERBA

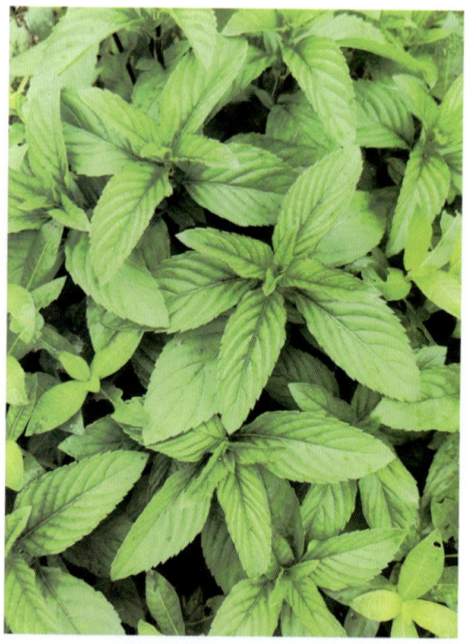

图 6-29 薄荷植物图

【来源】为唇形科植物薄荷 *Mentha haplocalyx* Briq. 的干燥地上部分。

【原植物形态】多年生草本。茎直立，高 30~60cm，四棱形，具四槽。叶片长圆状披针形或椭圆形，先端锐尖，基部楔形，边缘有牙齿状锯齿，上面绿色；叶柄长 2~10mm。轮伞花序腋生，花梗纤细。花萼管状钟形。花冠淡紫色。雄蕊 4 枚，均伸出于花冠之外，花丝丝状。花柱略超出雄蕊。小坚果卵珠形，黄褐色。花期 7~9 月，果期 10 月（图 6-29）。

【产地】薄荷在我国分布广泛，道地产区是江苏太仓及周边地区。

【采收】一般每年收割两次，第一次（头刀）当薄荷主茎 10%~30% 花蕾盛开时，开始收割。第二次（二刀）在开花前进行，收割时齐地将地上部分割下即可。

注意：①薄荷收割要注意采收时期，过早会降低出油率，过晚则其中的呋喃含量增加，影响油的品质，且影响第二次收割。②收割的具体时间应选择晴天的中午 12 时至下午 2 时进行，此时叶中薄荷油、薄荷脑含量均最高。

【产地加工】割下的薄荷应立即摊开晾晒，摊晒至七八成干时，扎成小把，悬挂起来阴干或晾干。晒时需经常翻动，防止雨淋、夜露，否则容易发霉。

【药材性状】本品茎呈方柱形，有对生分枝，长 15~40cm，直径 0.2~0.4cm；表面紫棕色或淡绿色，棱角处具茸毛，节间长 2~5cm；质脆，断面白色，髓部中空。叶对生，有短柄；叶片皱缩卷曲，完整者展平后呈宽披针形、长椭圆形或卵形，长 2~7cm，宽 1~3cm；上表面深绿色，下表面灰绿色，稀被茸毛，有凹点状腺鳞。轮伞花序腋生，花萼钟状，先端 5 齿裂，花冠淡紫色。揉搓后有特殊清凉香气，味辛凉（图 6-30）。

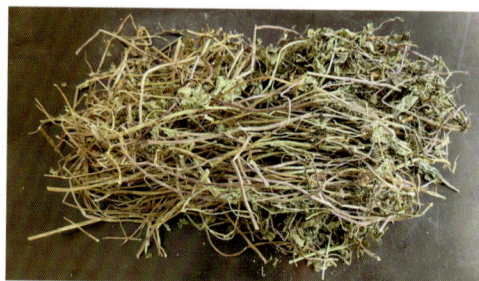

图 6-30 薄荷药材图

【商品规格】

（1）一等　干货。茎表面呈紫棕色或绿色，叶上表面深绿色，下表面灰绿色。揉搓后有浓郁的特殊清凉香气。叶不少于50%。

（2）二等　干货。茎表面呈淡绿色，叶上表面淡绿色，下表面黄绿色。揉搓后清凉香气淡。叶在40%~50%。

（3）统货　干货。除去根、老茎和杂质。叶呈黄棕色，搓揉后清凉香气淡，味辛凉。稍有杂质、无虫蛀、霉变。叶在30%~40%。

【质量要求】　按《中国药典》规定，本品药材的叶不得少于30%，水分不得过15.0%，总灰分不得过11.0%，酸不溶性灰分不得过3.0%。本品含挥发油不得少于0.80%（ml/g），含薄荷脑（$C_{10}H_{20}O$）不得少于0.20%。

【包装与贮藏】　一般采用打包包装，每件30~35kg，如果薄荷过于干燥，可喷水润湿一下再打包，防止受压破碎造成损耗。因挥发油为其主要成分，故应贮藏于阴凉干燥处，防止香气散失。贮藏中防潮是一项重要工作，遇热及潮湿，易导致走油、霉变和变色。因此也切忌雨淋。如果受潮，则可在通风处开包摊晾，严禁太阳光下暴晒。

【功效】　疏散风热，清利头目，利咽，透疹，疏肝行气。

目标检测

答案解析

一、单项选择题

1. 以下药材在加工时忌用水洗的是（　　）

　　A. 白术　　　　　　　　　B. 白芍　　　　　　　C. 丹参

　　D. 延胡索　　　　　　　　E. 吴茱萸

2. 以下药材属于"浙八味"药材的是（　　）

　　A. 白芷　　　　　　　　　B. 地黄　　　　　　　C. 山药

　　D. 天冬　　　　　　　　　E. 白术

3. 加工时需要将外皮剥落的药材是（　　）

　　A. 丹参　　　　　　　　　B. 苍术　　　　　　　C. 白术

　　D. 白芍　　　　　　　　　E. 吴茱萸

4. 以下药材需要检查黄曲霉毒素的是（　　）

　　A. 丹参　　　　　　　　　B. 吴茱萸　　　　　　C. 延胡索

　　D. 栀子　　　　　　　　　E. 白术

5. 以下药材在加工过程中要尽量避免挥发油散失的药材是（　　）

　　A. 茯苓　　　　　　　　　B. 丹参　　　　　　　C. 麦冬

　　D. 吴茱萸　　　　　　　　E. 山茱萸

6. 牡丹皮应（　　）

　　A. 去芦　　　　　　　　　B. 去毛　　　　　　　C. 去心

　　D. 去核　　　　　　　　　E. 去瓤

7. 郁金的药用部位是（　　）

　　A. 根茎　　　　　　　　　B. 块茎　　　　　　　C. 根及根茎

　　D. 鳞茎　　　　　　　　　E. 块根

8. 金银花的主产地是（　　）

    A. 河南、湖北　　　　　B. 广东、西藏　　　　　C. 山东、河南

    D. 青海、新疆　　　　　E. 辽宁、河北

9. 芸香科植物的果实类药材是（　　）

    A. 枳壳　　　　　　　　B. 巴豆　　　　　　　　C. 酸枣仁

    D. 金樱子　　　　　　　E. 补骨脂

10. 浙贝母是（　　）

    A. 块茎　　　　　　　　B. 块根　　　　　　　　C. 根茎

    D. 根　　　　　　　　　E. 鳞茎

二、多项选择题

"浙八味"药材包括（　　）

A. 白术　　　　　　　　　B. 白芍　　　　　　　　C. 麦冬

D. 延胡索　　　　　　　　E. 郁金

三、简答题

1. 如何区分中药金银花和山银花？

2. 铁皮石斛和铁皮枫斗的加工方式有何不同？

（黄敏桃　李　珍）

书网融合……

重点小结　　　　微课1　　　　微课2　　　　微课3　　　　习题

项目七 华中道地药材采收加工

PPT

学习目标

知识目标： 通过本项目的学习，应能掌握华中地区道地药材的常见品种、采收加工方法与技术；熟悉本地区道地药材的植物来源、药材性状、商品规格与储存；了解本地区道地药材的药用功效等。

能力目标： 能运用本项目所学到的知识与技能进行不同类别中药的产地采收与加工处理。

素质目标： 通过本项目的学习，树立中药材质量源头意识，加深对精益求精工匠精神的理解。

情境导入

情境： 清明时节，茵陈除湿守肝魂。春季是肝病容易发作的季节，春季清明前后正是采收茵陈的最佳季节，此时茵陈还是嫩苗，叫"绵茵陈"。过了这个季节长大点再采收的叫"茵陈蒿"。民间有俗语"三月茵陈四月蒿，五月六月当柴烧"。在使用茵陈时，中医是用其嫩苗，取其生发之气，有清湿热、退黄疸之功，用于黄疸、湿疮瘙痒的治疗。因此，茵陈小草虽其貌不扬，却是肝脏的守护神。

思考： 如何理解民间俗语"三月茵陈四月蒿，五月六月当柴烧"？

华中道地药材区域大部属温带、亚热带季风气候，是怀药、蕲药等主产区，包括河南、湖北、湖南等省。本区域优势道地药材品种主要有山药、牛膝、地黄、艾叶、半夏、茵陈、莲子等。

山 药 微课1

DIOSCOREAE RHIZOMA

【来源】 为薯蓣科植物薯蓣 *Dioscorea opposita* Thunb. 的干燥根茎。

【原植物形态】 缠绕草质藤本。块茎长圆柱形，垂直生长，长可达1m多，断面干时白色。茎通常带紫红色。单叶，叶片变异大，卵状三角形至宽卵形或戟形。叶腋内常有珠芽。雌雄异株。雄花序穗状，苞片和花被片有紫褐色斑点，雄蕊6枚。雌花序为穗状花序，1~3个着生于叶腋。蒴果三棱状扁圆形或三棱状圆形，外面有白粉；种子着生于每室中轴中部，四周有膜质翅。花期6~9月，果期7~11月（图7-1）。

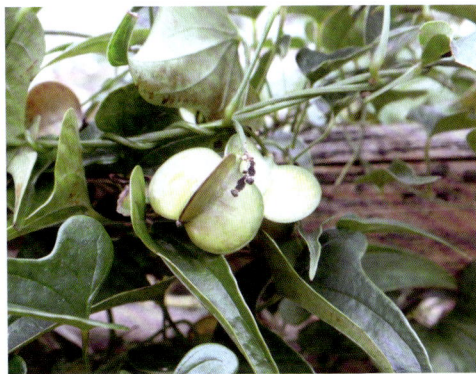

图7-1 山药原植物图

【产地】 山药现多栽培。主产于河南武陟、温县、博爱、沁阳等地，俗称"怀山药"。河北、山东、湖南、湖北、江西、广东、广西等地亦产。

【采收】 山药采收宜在霜降以后（10月下旬）叶枯黄时进行。采取深挖直沟采收技巧，沿山药种植的地方由一端顺行挖深沟，依芦头位置纵向挖出山药，慢慢取出，防止损伤。而后除去泥土、须根，切去芦头（留做第二年种），即可。原先多用人工采挖，费时耗力，近年来河南等地多采用机器（山药挖掘收获机）采挖结合人工采集的方式，大大提高采收效率。

【产地加工】山药采挖后要即时加工。如贮放时间过久，水分蒸发太多，根茎变软，不便去皮，折干率也下降。加工规格分毛山药和光山药两种，目前也有趁鲜切厚片，加工成山药片。

1. 毛山药

（1）根茎用水冲洗净表面的泥土。

（2）用竹刀或机器刮去外皮，去除须根。

（3）天气好时，利用太阳晒干即可。晒干过程中要回潮 3~4 次，至全干为止。

2. 光山药

（1）选择粗壮而均匀的毛山药，用清水浸至内无干心。

（2）取出晾晒至八成干，削去疙瘩。

（3）用木板将山药搓圆匀挺直，将两头切齐。

（4）天气好时，晾晒，晒后返潮，切成 12~15cm 或 18~22cm 的段，没有搓平的再搓第二遍，直至光滑。

（5）晒干即得成品。

3. 山药片

（1）根茎用水冲洗净表面的泥土。

（2）用竹刀或机器刮去外皮，去除须根。

（3）手工或机器将山药切成厚片。

（4）晒干或烘干即得成品。

【药材性状】

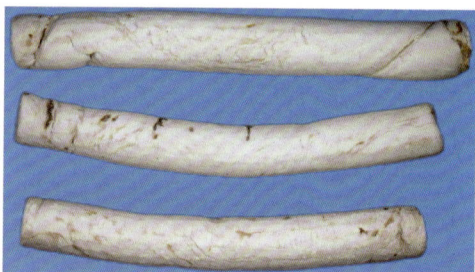

图 7-2　山药药材图

1. 毛山药　本品略呈圆柱形，弯曲而稍扁，长 15~30cm，直径 1.5~6cm。表面黄白色或淡黄色，有纵沟、纵皱纹及须根痕，偶有浅棕色外皮残留。体重，质坚实，不易折断，断面白色，粉性。气微，味淡、微酸，嚼之发黏。

2. 光山药　呈圆柱形，两端平齐，长 9~18cm，直径 1.5~3cm。表面光滑，白色或黄白色（图 7-2）。

3. 山药片　为不规则的厚片，皱缩不平，切面白色或黄白色，质坚脆，粉性。气微，味淡、微酸。

【商品规格】

1. 毛山药商品规格

（1）一等　干货。呈长条形，弯曲稍扁，有顺皱纹或抽沟，去净外皮。内外均为白色或黄白色，有粉性。味淡。长 15cm 以上，中部围粗 10cm 以上。无破裂、空心、黄筋、杂质、虫蛀、霉变。

（2）二等　长 10cm 以上，中部围粗 6cm 以上。其余同一等。

（3）三等　长 10cm 以上，中部围粗 3cm 以上。其余同一等。

2. 光山药商品规格

（1）一等　干货。呈圆柱形，条均挺直，光滑圆润，两头平齐。内外均匀为白色。质坚实，粉性足。味淡。长 15cm 以上，直径 2.3cm 以上。无裂痕、空心、炸头、杂质、虫蛀、霉变。

（2）二等　长 13cm 以上，直径 1.7cm 以上。其余同一等。

（3）三等　长 10cm 以上，直径 1cm 以上。其余同一等。

（4）四等　直径 0.8cm 以上，长短不分，间有碎块。其余同一等。

3. 规格划分说明

（1）山药的规格，是指长条形家种山药加工的，不包括野生山药或家种山药的加工品。

（2）毛山药长条形稍扁、两头粗细不一，故按中部围粗划分等级。光山药加工搓圆品，条干粗细均匀，故仍按直径大小分等。

【质量要求】 按《中国药典》规定，本品药材水分不得过 16.0%，总灰分不得过 4.0%，二氧化硫残留量不得过 400mg/kg，水溶性浸出物（冷浸法）不得少于 7.0%。

【包装与贮藏】 山药可能会因不同的生产商、地区、加工方式等因素而有所不同。一般来说，山药的包装储存需要注意以下几点。

1. 防潮 山药容易受潮，因此包装材料应该具有一定的气密性，以保持山药的干燥。

2. 防虫 山药中含丰富的黏液质和淀粉、蛋白质等，易受到害虫的侵害，因此包装材料应该具有一定的防护性，以避免害虫的侵入。

3. 避免高温 山药不宜存放在高温环境中，因为高温容易导致山药变质。

4. 避免阳光直射 阳光直射容易导致山药变质，因此应该存放在避免阳光直射的地方。

总之，山药应该存放在通风干燥的地方，避免潮湿、高温和阳光直射。如果条件允许，可以将山药存放在专业的冷库中，以保证其质量。此外，应该定期检查储存的山药，对已经出现变质的山药及时进行处理，以避免影响其他山药质量。

【功效】 补脾养胃，生津益肺，补肾涩精。

牛 膝
ACHYRANTHIS BIDENTATAE RADIX

【来源】 为苋科植物牛膝 *Achyranthes bidentata* Bl. 的干燥根。

【原植物形态】 多年生草本；根圆柱形，直径 5～10mm，土黄色；茎有棱角或四方形；叶片椭圆形或椭圆披针形，顶端尾尖，基部楔形或宽楔形，两面有贴生或开展柔毛。穗状花序顶生及腋生，花多数，密生，苞片宽卵形，小苞片刺状，花被片披针形，雄蕊长 2～2.5mm；退化雄蕊顶端平圆，稍有缺刻状细锯齿。胞果矩圆形，种子矩圆形，长 1mm，黄褐色。花期 7～9 月，果期 9～10 月（图 7-3）。

【产地】 牛膝现多栽培。主产于河南武陟、温县、博爱、沁阳等地，俗称"怀牛膝"。现四川、湖北、陕西、河北等省均有栽培，但怀牛膝质量最佳，产量也居全国之首，其特点是根条粗壮、明亮，色泽鲜艳、油性大。

【采收】 通常于 10 月中旬至 11 月上旬植株枯萎时采收。采收前先割除地上茎叶，然后用采挖方式进行深挖，挖取根部，除净泥土，运回加工。

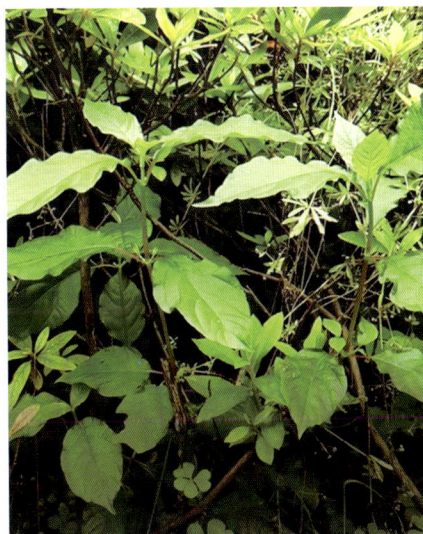

图 7-3 牛膝原植物图

【产地加工】

（1）将运回的牛膝除去根茎（芦头）和须根，用刀具割下侧根，使主根均成单支。

（2）将牛膝按粗细进行分档并分别晒至六七成干。

（3）将晒至半干的牛膝根条理顺，捆成小把。

（4）将牛膝小把集中放一起进行堆放，加盖草席闷 2～3 天后使其发汗回软。

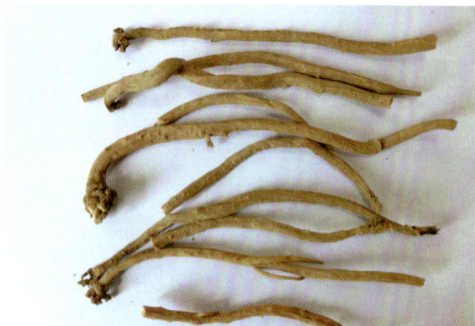

图 7-4 牛膝药材图

（5）将发汗后的牛膝进行晒干或烘干即得成品。

【药材性状】 呈细长圆柱形，挺直或稍弯曲，长 15~70cm，直径 0.4~1cm。表面灰黄色或淡棕色，有微扭曲的细纵皱纹、排列稀疏的侧根痕和横长皮孔样的突起。质硬脆，易折断，受潮后变软，断面平坦，淡棕色，略呈角质样而油润，中心维管束木质部较大，黄白色，其外周散有多数黄白色点状维管束，断续排列成 2~4 轮。气微，味微甜而稍苦涩（图 7-4）。

【商品规格】

（1）一等 （头肥）干货。呈长条圆柱形。内外黄白色或浅棕色。味淡微甜。中部直径 0.6cm 以上，长 50cm 以上。根条均匀。无冻条、油条、破条、杂质、虫蛀、霉变。

（2）二等 （二肥）干货。中部直径 0.4cm 以上，长 35cm 以上。其余同一等。

（3）三等 （平条）干货。中部直径 0.4cm 以下，但不小于 0.2cm，长短不分，间有冻条、油条、破条。无杂质、虫蛀、霉变。

【质量要求】 按《中国药典》规定，检查本品的水分不得过 15.0%，总灰分不得过 9.0%，二氧化硫残留量不得过 400mg/kg；醇溶性浸出物（热浸法）不得少于 6.5%。以高效液相色谱法测定，本品含 β-蜕皮甾酮（$C_{27}H_{44}O_7$）不得少于 0.030%。

【包装与贮藏】 置阴凉干燥处，防潮。

【功效】 逐瘀通经，补肝肾，强筋骨，利尿通淋，引血下行。

地 黄
REHMANNIAE RADIX

【来源】 为玄参科植物地黄 *Rehmannia glutinosa* Libosch. 的干燥块根。

【原植物形态】 体高 10~30cm，密被灰白色多细胞长柔毛和腺毛。根茎肉质，鲜时黄色，在栽培条件下，直径可达 5.5cm；茎紫红色；叶通常在茎基部集成莲座状，向上则强烈缩小成苞片，或逐渐缩小而在茎上互生；叶片卵形至长椭圆形；花梗细弱，在茎顶部略排列成总状花序，花冠筒多少弓曲，外面紫红色，花冠裂片 5 枚，先端钝或微凹；雄蕊 4 枚；花柱顶部扩大成 2 枚片状柱头。蒴果卵形至长卵形。花果期 4~7 月（图 7-5）。

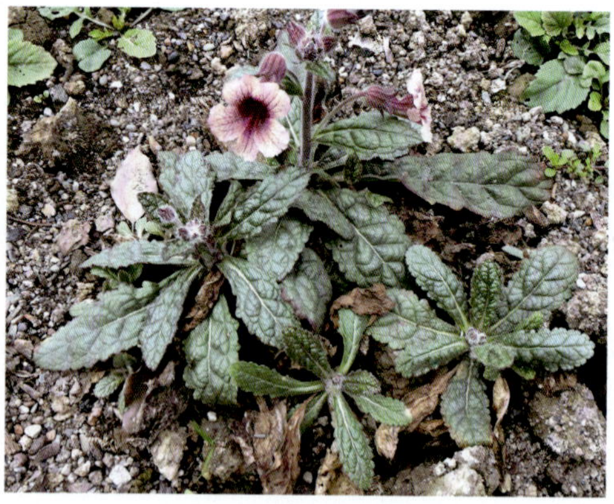

图 7-5 地黄原植物图

【产地】 地黄的种植历史悠久，可上溯至北魏时期的《齐民要术》，距今已有 1500 多年。现今，地黄的种植产区分布于河南、山西、山东、辽宁、内蒙古、河北、北京、陕西、江苏、安徽、浙江、湖南、湖北、江苏、四川等地。其中以河南省焦作辖区温县、沁阳、武陟县、孟州等地所产的地黄质量最佳，是目前最为推崇的道地地黄。

【采收】 春栽地黄于当年 11 月前后地上茎叶枯黄时或土壤结冻前及时采收。选晴天采收，种植面积大时，深度超过 30cm 可用机器采挖，种植面积小时，可进行人工采挖，采挖时避免伤及块根，防止破皮。一般是在畦的一端开 35cm 的深沟，顺次小心挖取块根，除去泥土即为鲜地黄。

【产地加工】 因鲜地黄含水量高，采挖及运输时很容易折断，需多加注意。地黄的加工流程：净选分档→清洗→干燥（焙干法、烘干法），一般每5kg鲜地黄可加工成品生地黄1kg。

1. 净选分档　除去地黄残茎、残叶、芦头、须根、直径2.5cm以下的小块根，按直径大（≥7cm）、中（4~7cm）、小（2.5~4cm）分档。

2. 清洗　将分档后的鲜地黄清洗，洗至地黄表面洁净、水液清澈，沥干水。

3. 干燥

（1）焙干法　地黄放在烘焙床上加热使其干燥的方法。

1）装焙　将分档后的鲜地黄分别堆放在焙床上，厚度45~50cm，烘焙。

2）初焙　点火升温，使烘焙室温度升至70~75℃，将鲜地黄放入烘焙室，温度下降，再次将温度升至70~75℃，烘焙30~36小时，焙干至五六成，此时含水量达35%~40%。地黄表面皱缩、质地柔软、内有硬心，随后降温至40~45℃，停止加热。期间翻动地黄1~2次。

3）发汗　取出初焙地黄置洁净的棚布上，堆积厚度不要超过1m，用洁净布盖严，在室内发汗48小时左右，使体内水分往外渗至表面湿润，变软、变色。

4）复焙　再次点火升温，使烘焙室温度达到55~60℃，之后将发汗后的地黄平铺在焙床上，烘焙20~24小时。烘焙期间，每天翻动2~3次。至地黄内部颜色变黑、全身干燥而柔软、外皮变硬即为生地黄。

（2）烘干法　通过热空气烘烤使地黄块根中的含水量减少并使其干燥。

1）初烘　将分档洗涤沥干水的鲜地黄放入烘盘，当烘箱温度达到70~75℃时，将烘盘架推进烘箱内，采取蒸汽热风加热的方式，在70~75℃加热48小时，陆续取出地黄。此时，地黄表面皱缩、质地柔软、内有硬心，含水量为35%~40%。

2）发汗　陆续取出地黄，放进发汗区，按焙干法中的发汗方法进行。

3）复烘　陆续将发汗后的地黄再次放入烘箱内，温度达到50℃左右时，加热20~24小时。至地黄内部颜色变黑、全身干燥而柔软、外皮变硬即为生地黄。

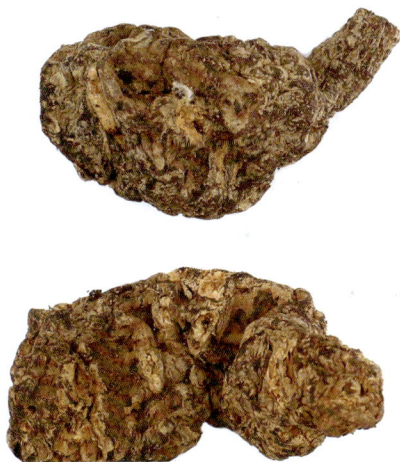

图7-6　生地黄药材图

【药材性状】多呈不规则的团块状或长圆形，中间膨大，两端稍细，有的细小，长条状，稍扁而扭曲，长6~12cm，直径2~6cm。表面棕黑色或棕灰色，极皱缩，具不规则的横曲纹。体重，质较软而韧，不易折断，断面棕黄色至黑色或乌黑色，有光泽，具黏性。气微，味微甜（图7-6）。

【商品规格】生地黄的规格分为五等。

一等：干货。呈纺锤形或条形圆根。体重质柔润。表面灰白色或灰褐色。断面黑褐色或黄褐色，具有油性。味微甜。每千克16支以内。无芦头、老母、生心、焦枯、杂质、虫蛀、霉变。

二等：干货。每千克32支以内。其余同一等。

三等：干货。每千克60支以内。其余同一等。

四等：干货。每千克100支以内。其余同一等。

五等：干货。每千克100支以外，具有油性，但油性少，支根瘦小。最小货直径1cm。其余同一等。

备注：①保持原形即可，不必加工搓圆；②野生地如与栽培生地质量相同者，可同样按其大小分等。

【质量要求】按《中国药典》规定，生地黄水分不得过 15.0%，总灰分不得过 8.0%，酸不溶性灰分不得过 3.0%；水溶性浸出物（冷浸法）不得少于 65.0%；以高效液相色谱法测定，生地黄含梓醇（$C_{15}H_{22}O_{10}$）不得少于 0.20%，含地黄苷 D（$C_{27}H_{42}O_{20}$）不得少于 0.10%。

【包装与贮藏】地黄一般按商品要求分装，包装应挂标签，标明品名、重量、规格、产地、批号和商标等内容。地黄及其加工品应存放在通风防雨的干燥荫棚下，注意防潮、防虫，长期贮存特别要注意防虫。

【功效】鲜地黄：清热生津，凉血，止血。生地黄：清热凉血，养阴生津。

艾 叶
ARTEMISIAE ARGYI FOLIUM

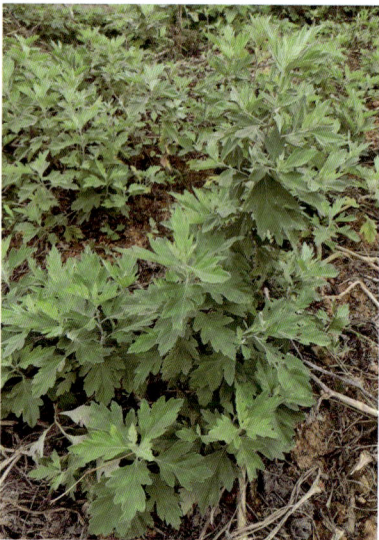

图 7-7 艾叶原植物图

【来源】为菊科植物艾 *Artemisia argyi* Lévl. et Vant. 的干燥叶。

【原植物形态】多年生草本或略成半灌木状，植株有浓烈香气。茎单生，有明显纵棱，褐色或灰黄褐色，基部稍木质化，上部草质，茎、枝均被灰色蛛丝状柔毛。叶厚纸质，上面被灰白色短柔毛，并有白色腺点与小凹点，背面密被灰白色蛛丝状密绒毛；茎下部叶近圆形或宽卵形，羽状深裂；中部叶卵形、三角状卵形或近菱形，一至二回羽状深裂至半裂；上部叶与苞片叶羽状半裂、浅裂或 3 深裂或 3 浅裂，或不分裂，而为椭圆形、长椭圆状披针形、披针形或线状披针形。头状花序椭圆形，每数枚至 10 余枚在分枝上排成小型的穗状花序或复穗状花序，并在茎上通常再组成狭窄、尖塔形的圆锥花序。瘦果长卵形或长圆形。花果期 7~10 月（图 7-7）。

【产地】我国各地均产，主产于湖北、河南、河北等省，其中湖北黄冈市蕲春县所产蕲艾为著名道地药材。

【采收】不同用途的艾叶其采收方法及采收时间不同，根据蕲艾研究及生产老药工经验，如果是制作艾绒的艾叶多要求是嫩艾，应提前到农历四月上旬采收；而药用（外灸，内服）艾叶则应于每年端阳节前后三天的中午（12：00~14：00）为采收的最佳时间。如果是作为提取挥发油用，则可连嫩茎一起采收。有的地方分几茬收割艾：第一茬收割在端午节前后 7 天，晴天收割，收割前查看天气，原则上 7 天内无雨为佳。忌连阴雨期间收割。第二茬、第三茬收割时间视生长高度确定。采取人工镰刀或机械收割方式对艾进行收割。

【产地加工】收割后的鲜艾产地加工流程通常为脱叶和晾晒。

1. 脱叶 有两种方式，一是艾收割后，及时采取人工脱叶；二是在整株艾晾晒后，用摘叶机或人工摘叶。

（1）人工脱叶 适用于小规模生产，收割后及时脱叶。在脱叶前，人工清除附着在植株上的藤蔓植物及其他植物落叶等杂质，去除植株下部自然失水干枯的艾叶，然后抖净附着在茎秆枝叶上的泥砂。

（2）机械脱叶 收割后或晒至半干时均可进行，适用于大规模生产，但脱叶过程中会掺杂部分枝条，艾叶纯度受到影响，出绒率下降。

2. 晾晒 将脱叶集中在晾晒场，摊晾叶片时 1~2 天要翻动一次，以免沤黄，先期勤翻，待晾晒至七成干时可 3 天翻一次，八成干时可 7 天翻动一次，当叶片含水量小于 14% 时（手抓叶片聚集而不破碎），即为全干。

【**药材性状**】本品多皱缩、破碎，有短柄。完整叶片展平后呈卵状椭圆形，羽状深裂，裂片椭圆状披针形，边缘有不规则的粗锯齿；上表面灰绿色或深黄绿色，有稀疏的柔毛和腺点；下表面密生灰白色绒毛。质柔软。气清香，味苦（图7-8）。

【**商品规格**】无。

【**质量要求**】按《中国药典》规定，本品药材的水分不得过15.0%，总灰分不得过12.0%，酸不溶性灰分不得过3.0%；以气相色谱法测定，本品含桉油精（$C_{10}H_8O$）不得少于0.050%，含龙脑（$C_{10}H_{18}O$）不得少于0.020%。

图7-8　艾叶药材图

【**包装与贮藏**】

1. 包装　艾叶由于含挥发油，晾晒后需及时人工或机械打包。打包前，应将杂草、垃圾等杂物及时清理干净。全棵艾草在八成干时进行打捆，包装材料应干燥、洁净，通常用竹片定型、铁丝打捆成包。对于人工、机械脱叶包装，一般用打包机打包，也可用麻布袋盛放。打包的时间一般选择晴朗天气，早上或上午进行。打包应当紧实，捆扎牢固，大小均一。

2. 贮藏　全棵艾草、艾叶须存放在通风干燥场所，防雨淋。堆垛时垫木板或塑料薄膜，堆垛高度以库房高度确定，原则上十层以下。储藏按一个月、三个月、半年、一年、三年以上进行标记。并进行抽样，测试含水量，发现含水量超标，要及时翻垛、拆包重晾，做到勤养护。仓储库房保持通风良好，注意防火、防潮、防虫等。

【**功效**】温经止血，散寒止痛；外用祛湿止痒。

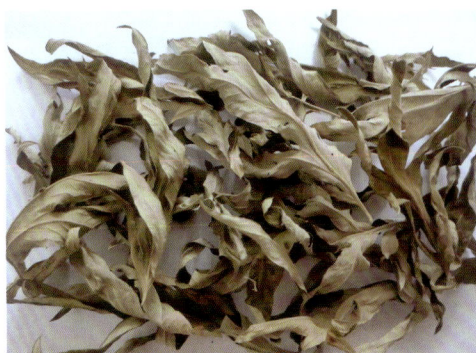

半　夏
PINELLIAE RHIZOMA

图7-9　半夏原植物

【**来源**】为天南星科植物半夏 *Pinellia ternata*（Thunb.）Breit. 的干燥块茎。

【**原植物形态**】块茎圆球形，直径1~2cm，具须根。叶2~5枚，有时1枚。幼苗叶片卵状心形至戟形，为全缘单叶，老株叶片3全裂，长圆状椭圆形或披针形；花序柄长于叶柄，佛焰苞绿色或绿白色；肉穗花序中的雌花序长2cm，雄花序长5~7mm，其中间隔3mm；浆果卵圆形，黄绿色，先端渐狭为明显的花柱。花期5~7月，果8月成熟。（图7-9）。

【**产地**】除内蒙古、新疆、青海、西藏尚未发现野生的外，全国各地广布，半夏产区比较有名的主要有河南省南阳市唐河县、许昌市禹州、信阳市息县，湖北省潜江市、天门市，四川省南充市仪陇县、甘肃天水市清水县、陇南市西和县、贵州省毕节市赫章县、大方县等。现在栽培面积比较大的有甘肃陇南市西和县、河北保定市安国市。

【**采收**】栽培的半夏，如果是种子繁殖的，一般于第三、四年采收，珠芽繁殖的在第二年采收，块茎繁殖的则可于当年或第二年采收。半夏采收在古代主要为农历五月、八月，如今已演变为7~9月或9~11月，即夏、秋季茎叶枯萎后采收。有单季采收和两季均采收的情况。采收时，从地块的一端开始，用抓钩顺垄挖10~20cm深的沟，利用人工逐一挖出或采用半夏采收机采挖，筛去泥土，运回加工。

【产地加工】 根据文献资料，古代半夏产地加工涉及石灰裹、汤洗、去皮、暴干，而现代产地加工的流程大多为洗净、去皮、干燥。

1. 洗净 采挖回的鲜半夏块茎，需要及时进行处理（如果堆放过久则不易去皮），洗净泥土。

2. 去皮 为满足规模化生产的需求，现代的去皮方式较之传统已有明显的改变，传统的人工去皮正逐渐被机械去皮替代。传统加工中，将除去须根的半夏按大、中、小分开放入筐内，浸于河滩或水池中，用木棒搅拌、捣脱去外皮；现在可以采用半夏脱皮机进行去皮。

3. 干燥 传统主要是利用自然光太阳晒干或在火上炕干。现代研究及企业生产多采用大型烘干设备，具有温度可控、不受天气制约、单次生产量大等优点。去皮后的半夏晾晒时，要不断翻动，晚上收回，平摊于室内，不能堆放，不能遇露水，次日再取出，晒至全干或半干，拌入石灰，促使水分外渗，再晒干或烘干。如遇阴雨天，则采用烘干，一般温度宜控制在 35～60℃。

【药材性状】 本品呈类球形，有的稍偏斜，直径 0.7～1.6cm。表面白色或浅黄色，顶端有凹陷的茎痕，周围密布麻点状根痕；下面钝圆，较光滑。质坚实，断面洁白，富粉性。气微，味辛辣、麻舌而刺喉（图7-10）。

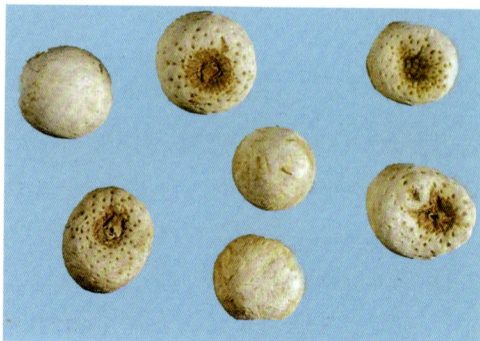

图 7-10 半夏药材图

【商品规格】

（1）一等 干货。呈圆球形，半圆球形或扁斜不等，去净外皮。表面白色或浅黄白色，上端圆平，中心凹陷（茎痕），周围有棕色点状根痕，下面钝圆，较平滑，质坚实，断面洁白或白色，粉质细腻，气微，味辛、麻舌而刺喉。每千克800粒以内。无包壳、杂质、虫蛀、霉变。

（2）二等 干货。每千克1200粒以内。其余同一等。

（3）三等 干货。每千克3000粒以内。其余同一等。

目前市场上有统货规格，分为家统（栽培统货）和野统（野生统货）。

【质量要求】 按《中国药典》规定，本品药材的水分不得过13.0%，总灰分不得过4.0%；水溶性浸出物（冷浸法）不得少于7.5%。

【包装与贮藏】

1. 包装 半夏经洗净、去皮和干燥后的成品即为生半夏，为有毒药材。一般采用麻袋或尼龙编织袋包装。包装上应注明品名、规格、产地、生产日期和生产单位。

2. 贮藏 半夏易吸潮变色、虫蛀、发霉。宜置通风干燥处，药材保持在安全含水量范围11%～13%，防蛀。

【功效】 燥湿化痰，降逆止呕，消痞散结。

茵 陈
ARTEMISIAE SCOPARIAE HERBA

【来源】 为菊科植物猪毛蒿（滨蒿）*Artemisia scoparia* Waldst. et Kit. 或茵陈蒿 *Artemisia capillaris* Thunb. 的干燥地上部分。

【原植物形态】 茵陈蒿，半灌木状草本，植株有浓烈的香气。基生叶、茎下部叶与营养枝叶两面均被棕黄色或灰黄色绢质柔毛，叶卵圆形或卵状椭圆形，二至三回羽状全裂；中部叶宽卵形、近圆形或卵圆形，一至二回羽状全裂；上部叶与苞片叶羽状5全裂或3全裂。头状花序卵球形，常排成复总状花序，并在茎上端组成大型、开展的圆锥花序；总苞片3～4层，雌花6～10朵，花柱细长，伸出花冠外，两性花 3 ~ 7 朵，不孕育，花冠管状，花药线形。瘦果长圆形或长卵形。花果期 7 ~ 10 月（图 7 - 11）。

猪毛蒿（滨蒿）与茵陈蒿的区别在于本种为多年生或一、二年生草本，茎基部叶二至三回羽状全裂；中部叶长圆形或长卵形，一至二回羽状全裂，小裂片细，为狭线形、细线形或毛发状；头状花序小，在分枝上排成复总状或复穗状花序。

【产地】茵陈蒿分布广泛，辽宁、河北、山东、江苏、安徽、河南、湖北、湖南、广东、广西及四川等；目前产区主要有甘肃省定西市陇西县、河南省南阳市内乡县、山东省日照市莒县、山西省运城市闻喜县等。

【采收】绵茵陈栽后第二年春季 3 ~ 4 月间幼苗高 6 ~ 10cm 时采收；《中国药典》一部规定在秋季花蕾长成至花初开时采割则称为"花茵陈"，但实际药材市场上很多年都未见有花茵陈，因为到秋季出蕾时茎叶变老，失去药用功效而导致不合药用，故现以绵茵陈为主。

【产地加工】采收后的茵陈，除去泥土，老茎或根头，置通风处晾干或晒干。

图 7 - 11　茵陈原植物图

【药材性状】绵茵陈多卷曲成团状，灰白色或灰绿色，全体密被白色茸毛，绵软如绒。茎细小，长 1.5 ~ 2.5cm，直径 0.1 ~ 0.2cm，除去表面白色茸毛后可见明显纵纹；质脆，易折断。叶具柄；展平后叶片呈一至三回羽状分裂，叶片长 1 ~ 3cm，宽约 1cm；小裂片卵形或稍呈倒披针形、条形，先端锐尖。气清香，味微苦（图 7 - 12）。

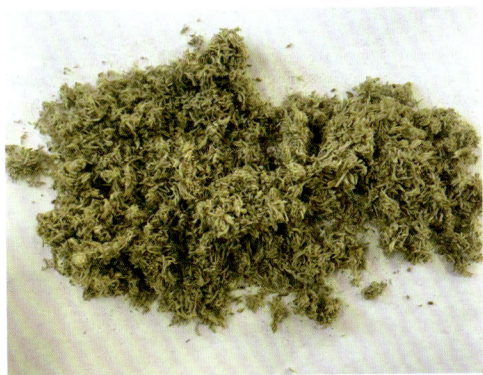

图 7 - 12　茵陈药材图

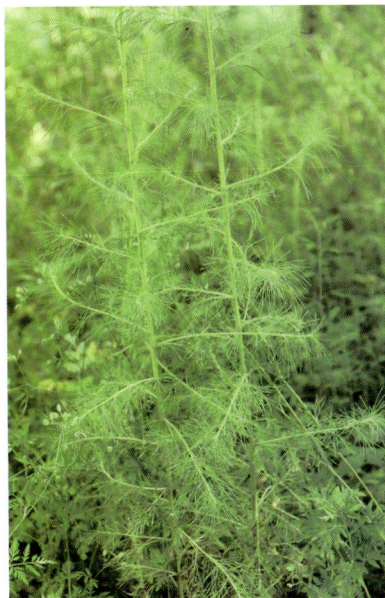

【商品规格】统货。

【质量要求】按《中国药典》规定，本品水分不得过 12.0%；绵茵陈水溶性浸出物（热浸法）不得少于 25.0%。以高效液相色谱法测定，按干燥品计算，绵茵陈含绿原酸（$C_{16}H_{18}O_9$）不得少于 0.50%。

【包装与贮藏】

1. 包装　一般采用编织袋或苇席、草席包装，用打包机压紧实，然后用绳子捆住。

2. 贮藏　本品宜置于阴凉干燥处，防潮。茵陈蒿松软易吸潮，会导致发霉，所以要注意保持干燥。不可久贮，超过 3 年会失效。

【功效】清利湿热，利胆退黄。

莲　子　 微课2

NELUMBINIS SEMEN

【来源】为睡莲科植物莲 *Nelumbo nucifera* Gaertn. 的干燥成熟种子。

【原植物形态】多年生水生草本；根状茎横生，肥厚，节间膨大。叶圆形，盾状，柄粗壮，圆柱形，中空，外面散生小刺。花直径 10 ~ 20cm，花瓣红色、粉红色或白色，矩圆状椭圆形至倒卵形，由外向内渐小，有时变成雄蕊，先端圆钝或微尖；花药条形，花丝细长，着生在花托之下；花柱极短，柱头顶生；花托（莲房）直径 5～10cm。坚果椭圆形或卵形，皮革质，坚硬，熟时黑褐色；种子（莲子）卵形或椭圆形，种皮红色或白色。花期 6～8 月，果期 8～10 月（图 7-13）。

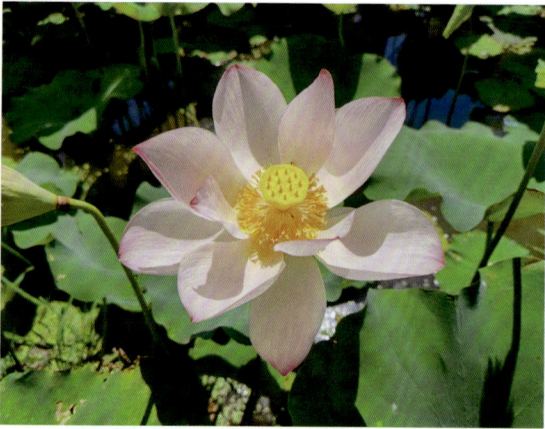

【产地】 产于我国南北各省，自生或栽培在池塘或水田内。主产区有湖南、湖北、江西、福建、广东、江苏、浙江、安徽等地。其中，湖南的湘莲、福建的白莲等品质最为优良。

图 7-13 莲子原植物图

【采收】 莲子的采收时间一般在每年的 8～10 月，具体时间视地区和品种而定。当莲蓬变为绿褐色，表面有皱纹，孔格内的莲子从表面看有茶褐色斑块、莲子与孔格略有一丝隔离时即可进行采收。采收时需将莲蓬从莲蓬柄上割下，收集莲蓬柄，运回加工厂。

【产地加工】 莲蓬加工成莲子的流程一般为：挑选分档→去莲蓬→去壳去衣→去心→干燥。

1. 挑选分档 对收割的莲蓬进行挑选，剔除未成熟的莲蓬，将偏嫩莲蓬、正常莲蓬、偏老莲蓬进行区分。

2. 去莲蓬 小量加工时可手工操作，将莲子一粒粒从莲蓬中剥离出来；量大时，可使用莲子脱粒机，将莲子与莲蓬分离。

3. 去壳去衣 壳即果皮，衣即种皮。小量加工时可直接手工除去果皮和种皮；大量生产时可用莲子剥壳去皮一体机。

4. 去心 根据不同需求，莲子可以直接进行下一步的干燥，也可以用去心机除去中间的莲子心后再干燥。

5. 干燥 在天气好而又没有烘干设备的情况下，直接将莲子用盛器装好放在太阳底下晾晒至干；大量生产莲子时可采用烘箱、烘房进行控温干燥。

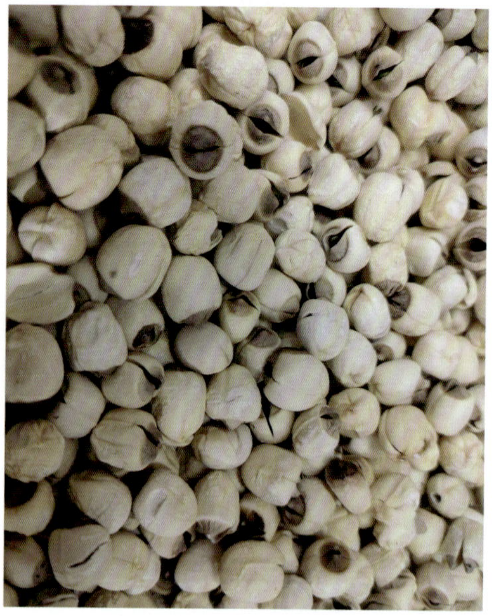

【药材性状】 本品略呈椭圆形或类球形，1.2～1.8cm，直径 0.8～1.4cm。表面红棕色，有细纵纹和较宽的脉纹。一端中心呈乳头状突起，棕褐色，多有裂口，其周边略下陷。质硬，种皮薄，不易剥离。子叶 2，黄白色，肥厚，中有空隙，具绿色莲子心；或底部具有一小孔，不具莲子心。气微，味甘、微涩；莲子心味苦（图 7-14）。

【商品规格】 无。

【质量要求】 按《中国药典》规定，本品水分不得过 14.0%，总灰分不得过 5.0%；照真菌毒素测定法测定，本品每 1000g 含黄曲霉毒素 B_1 不得过 5μg，黄曲霉毒素 G_2、黄曲霉毒素 G_1、黄曲霉毒素 B_2 和黄曲霉毒素 B_1 的总量不得过 10μg。

图 7-14 莲子（去皮白莲子）药材图

【包装与贮藏】

1. 包装　有文献资料报道，高温高湿（温度30℃、相对湿度大于90%）的储存环境下，莲子极易受到黄曲霉毒素的污染，因此，中药材莲子进行包装时，可采用密闭性较好的聚乙烯薄膜袋作为内层包装材料，外衬纤维袋或纸箱、纸桶包装。

2. 贮藏　包装好的莲子应放置于阴凉、干燥、避光、通风的仓库或室内储藏。莲子在储存过程中，要定期检查，如发现受潮、发霉、虫害等情况，要及时处理。

【功效】补脾止泻，止带，益肾涩精，养心安神。

知识链接

端午与艾叶

端午节是我国重要的传统节日之一。吃粽子、插艾叶、挂菖蒲……端午节风俗多与仲夏时令有关，包含着科学的防病减灾道理，充满了中医药学的智慧和中医药文化元素。"五月五，过端午，插艾叶，挂菖蒲"，端午节不止有唇齿间弥漫的一缕粽香，还有家家户户门楣上艾叶和菖蒲的独特芳香。端午节前后，鲜艾长势正盛，气味浓烈，用其驱蚊杀菌确有一定效果。古人在长期生活观察中发现了艾的这一作用，并形成了端午插艾的习俗，用于防病治病。传统中医认为，陈艾药性缓和，有利于施灸和治疗一些慢性疾病；而新艾强烈的芳香气味中含有大量的植物杀菌素，可以消灭一些对人体有害的致病物。

目标检测

答案解析

一、多项选择题

1. 下列哪些药材在产地加工过程中是无须进行发汗处理的（　）

　　A. 山药　　　　　　　　　　　　B. 地黄

　　C. 牛膝　　　　　　　　　　　　D. 半夏

2. 湖北的道地药材有（　）

　　A. 山药　　　　　　　　　　　　B. 地黄

　　C. 艾叶　　　　　　　　　　　　D. 半夏

3. 目前，按《中国药典》规定，山药的产地加工规格有（　）

　　A. 毛山药　　　　　　　　　　　B. 光山药

　　C. 山药片　　　　　　　　　　　D. 炒山药

4. 下列哪些中药材在产地加工包装时一般需要打包机进行加压打包（　）

　　A. 莲子　　　　　　　　　　　　B. 茵陈

　　C. 艾叶　　　　　　　　　　　　D. 地黄

5. 从外观来判定莲子可进行采收时机主要通过哪些观察点（　）

　　A. 莲蓬变为绿褐色

　　B. 孔格内的莲子从表面看有茶褐色斑块

　　C. 莲子与孔格略有一丝隔离

　　D. 从莲子表面看变成黑褐色时

二、简答题

1. 牛膝与地黄在产地加工中有什么共同特点？
2. 茵陈在采收加工中应特别注意什么因素？

（陈玉秀）

书网融合……

重点小结	微课 1	微课 2	习题

项目八　华南道地药材采收加工

PPT

学习目标

知识目标： 通过本项目学习，应能掌握华南地区道地药材品种、采收加工方法与技术；熟悉华南地区道地药材的植物来源、药材性状与商品规格；了解华南地区道地药材的药用功效等。

能力目标： 能运用学习的华南地区道地药材品种、采收加工方法与技术等理论知识，进行华南地区道地药材鉴别、采收、加工。

素质目标： 通过本项目学习，树立精益求精、追求极致的职业品质，提高主动学习中药材产地加工技术的能力。

情境导入

情境： 广藿香是"十大南药"之一，产地加工过程也别具特色，首先将采收的广藿香，先晒几个小时，叶片稍皱缩时，收回，堆积发汗，次日再摊开晒，晒后再堆闷发汗3天，于上面覆盖稻草，最好再加盖塑料薄膜。最后摊晒至全干，除去根部，即成为商品药材。而且产地加工后，保证叶片不会脱落，或少落叶。以上的工序复杂，但缺一不可，如堆积发汗过程要求根与根重叠、叶与叶重叠，不要叶与根混叠。这就要求中药材加工人员在每道工序中都保持精益求精、追求极致的职业品质，这样才能时刻保证药材的品质。药材品质是保证人民用药安全第一道防线。

思考： 1. 广藿香在进行产地加工堆积发汗的目的是什么？

2. 药材品质和人民安全用药的关系是什么？

华南道地药材区域气候属亚热带季风气候、热带季风气候，气温较高，湿度较大，是"南药"主产区。包括广东、广西、海南等省（区），本区域优势道地药材品种主要有广藿香、巴戟天、陈皮、砂仁、高良姜、益智仁、槟榔等。

广藿香
POGOSTEMONIS HERBA

【来源】为唇形科植物广藿香 *Pogostemon cablin*（Blanco）Benth. 的干燥地上部分。

【原植物形态】为多年生芳香草本或半灌木。茎直立，四棱形，分枝，被绒毛。叶圆形或宽卵圆形，先端钝或急尖，基部楔状渐狭，边缘具不规则的齿裂，草质，上面深绿色，被绒毛，老时渐稀疏，下面淡绿色，被绒毛，侧脉约5对，与中肋在上面稍凹陷或近平坦，下面突起；叶柄长1～6cm，被绒毛。轮伞花序10至多朵小花，下部的稍疏离，向上密集（图8－1）。

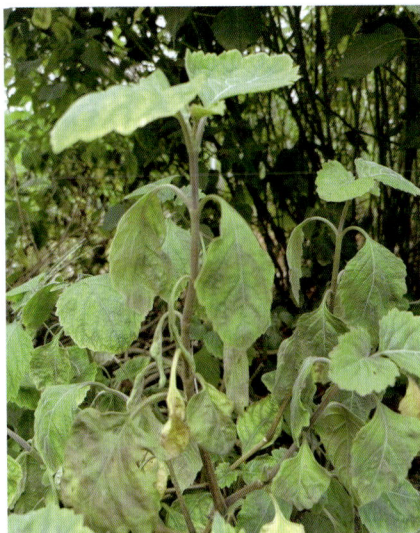

图8－1　广藿香植物图

【产地】主产于广东湛江、肇庆、广州市郊（石牌、高要）、海南万宁等地，台湾、广西、云南等地也有生产。

【采收】栽培 7~8 个月后，当年即可采收。若要栽培 14 个月才收获的，也可在中途分期采收 1 次。第一次在当年 7~8 月时，专门采割地上部分枝叶；第二次在次年 5 月，连根带茎、叶全株收获。广藿香采收时宜选择晴天露水刚干后，把植株全株挖起或用手连根拔起，运回加工。

【产地加工】广藿香采收后，先晒数小时，使叶片稍呈皱缩状态，再捆扎成把，然后分层交错堆叠一夜，将叶色闷黄，翌日再摊晒。摊晒时间长短可因各地习惯不同而异，摊晒 2~3 天或晒 5 天，堆放 3 天，堆放时上面用稻草覆盖，最好再加尼龙薄膜覆盖，然后摊至全干，这样可以保持叶片不脱落或少脱落，最后除去根部即可。

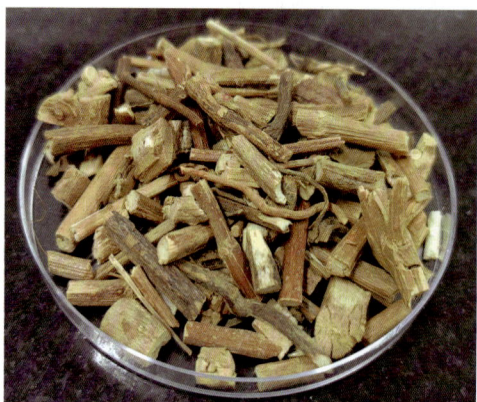

图 8-2　广藿香药材图

【药材性状】茎略呈方柱形，多分枝，枝条稍曲折，表面被柔毛；质脆，易折断，断面中部有髓；老茎类圆柱形，被灰褐色栓皮。叶对生，皱缩成团，展开后叶片呈卵形或椭圆形；两面均被灰白色绒毛；先端短尖或钝圆，基部楔形或钝圆，边缘具大小不规则的钝齿；叶柄细，被柔毛。气香特异，味微苦。以茎粗壮叶多、杂质少、香气浓厚者为佳（图 8-2）。

【商品规格】商品按产地分为石牌藿香、高要藿香和海南藿香等规格。

1. 石牌广藿香　枝条较瘦小，表面较皱缩，灰黄色或灰褐色，节间长 3~7cm，叶痕较大出，中部以下被栓皮，纵皱较深，断面呈类圆形，髓部较小。叶片较小而厚，暗绿褐色或灰棕色。气清香，味微苦而凉。散叶不超过 10%。无杂质、霉变、虫蛀。统货。

2. 高要广藿香　枝干较细，茎节较密，嫩茎方形，密被毛绒。断面白色，髓较大，叶片灰绿色，气清香，味微苦而凉。散叶不超过 15%。无杂质、霉变、虫蛀。统货。

3. 海南广藿香　枝条较粗壮，表面较平坦，灰棕色或浅紫棕色，节间长 5~13cm，叶痕较小，不明显凸出，枝条近下部始有栓皮，纵皱较浅，断面呈钝方形。叶片较大而薄，浅棕褐色或浅黄棕色。散叶不超过 20%。无杂质、霉变、虫蛀。统货。

【质量要求】按《中国药典》规定，本品药材杂质不得过 2%，水分不得过 14.0%，总灰分不得过 11.0%，酸不溶性灰分不得过 4.0%，叶不得少于 20%，浸出物不得少于 4.0%。以气相色谱法测定，本品按干燥品计算，含百秋李醇（$C_{15}H_{26}O$）不得少于 0.22%。

【包装与贮藏】本品用苇席或麻袋包装。贮存时间不宜过久，最多 2~3 年，否则香味散失，影响质量。置阴凉、避风、避光、干燥处，防受潮、发霉、走失香味。同时，茎叶质脆易碎，故放置时，应防重压。

【功效】芳香化湿，和胃止呕，发表解暑。

巴戟天
MORINDA OFFICINALIS RADIX

【来源】为茜草科植物巴戟天 *Morinda officinalis* How 的干燥根。

【原植物形态】为多年生缠绕或攀援藤本植物。根肉质，圆柱形，呈连珠状，表皮灰黄色。茎圆柱形，灰绿或暗褐色，幼时被褐色柔毛。叶对生，椭圆形或长椭圆形，上面初被疏糙伏毛，下面沿中脉被短粗毛，脉腋内有短束毛；托叶膜质鞘状。花序顶生或腋生，果单生，近球形或偏球形，成熟枣红色。种子1~4粒，被白色短毛（图8-3）。

【**产地**】主产于广东、广西、海南、福建，如广东高要、德庆，及广西苍梧、北流、凭祥、钦州，福建永定、南靖一带等，江西有少量种植。以广东高要、德庆等地为道地产区。

【**采收**】传统种植7~8年可收，1~3年只长须根，第4年后有肉质根。7~10年后鲜根直径可达4~6cm，长60~100cm。现随着栽培技术进步，种植3~4年后即可采收。全年均可采收，但以在秋、冬季采挖为好，挖时注意勿伤根皮。挖出后，抖尽泥土，摘下肉质根，运回加工。

【**产地加工**】

1. 自然干燥　运回的巴戟天，洗净泥土，除去须根，在阳光下晒至六七成干，用木槌轻轻捶扁，将粗条者切成9~13cm的段，中、细条者切成6~10cm的段，再晒至全干。

2. 蒸后干燥　运回的巴戟天洗净后，先蒸约半小时，晒至半干后捶扁，再晒干，可使色泽蓝紫、质地润柔。

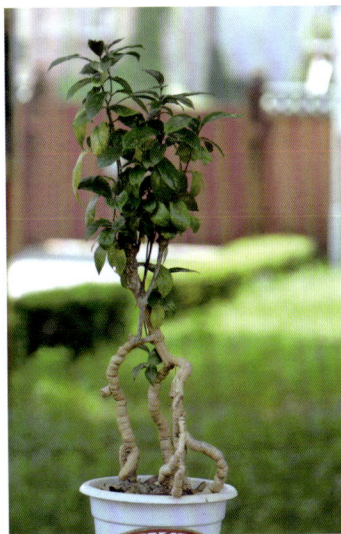

图8-3　巴戟天植物图

【**药材性状**】为扁圆柱形，略弯曲，长短不等，直径0.5~2cm。表面灰黄色或暗灰色，具纵纹及横裂纹，有的皮部横向断离出木部；质韧，断面皮部厚，紫色或淡紫色，易与木部剥离；木部坚硬，黄棕色或黄白色，直径1~5mm。气微，味甘而微涩（图8-4）。

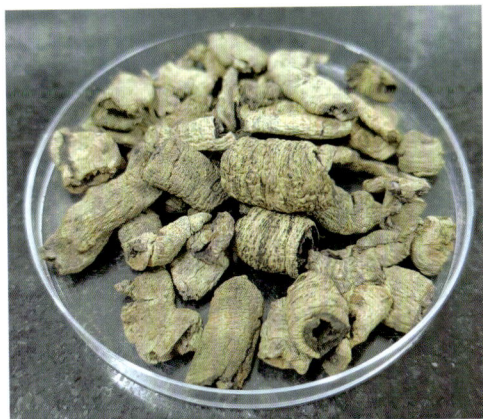

图8-4　巴戟天药材图

【**商品规格**】

1. 长条　干货。本品为扁平形或扁圆柱形或近，扁圆柱形，略弯曲，表面灰黄色或暗灰色，具纵纹和横裂纹，皮部横向断离露出木部，木部串联皮部；质韧，断面皮部厚，紫色或淡紫色，易与木部剥离；木部坚硬，黄棕色或黄白色。气微，味甘而微涩。

2. 剪片　干货。本品为扁平形或近扁圆柱形，剪段，略弯曲，表面灰黄色或暗灰色，具纵纹和横裂纹，皮部横向断离露出木部；质韧，断面皮部厚，紫色或淡紫色，易与木部剥离；木部坚硬，黄棕色或黄白色。气微，味甘而微涩。

3. 扁条　本品为扁圆柱形或扁平形，不剪段，略弯曲。表面灰黄色或暗灰色，具纵纹和横裂纹，皮部横向断离露出木部；质韧，断面皮部厚，紫色或淡紫色，易与木部剥离；木部坚硬，黄棕色或黄白色。气微，味甘而微涩。

【**质量要求**】按《中国药典》规定，本品药材水分不得过15.0%，总灰分不得过6.0%，浸出物不得少于50.0%。以高效液相色谱法测定本品按干燥品计算，含耐斯糖（$C_{24}H_{42}O_{21}$）不得少于2.0%。

【**包装与贮藏**】用麻袋或木箱包装，每件30kg。巴戟天含有多糖及低聚糖，易受潮，应置阴凉干燥处保存，并防回潮、虫蛀。有条件的地方可进行密封抽氧充氮养护，小件可在包装袋边缘放置袋装的无水氯化钙吸潮。

【**功效**】补肾阳，强筋骨，祛风湿。

陈 皮 微课1
CTTRI RETICULATAE PERICARPIUM

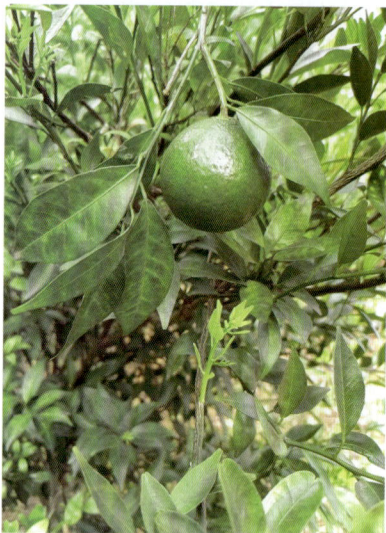

图 8 – 5 陈皮植物图

【来源】 为芸香科植物橘 *Citrus reticulata* Blanco 及其栽培变种的干燥成熟果皮。

【原植物形态】 常绿小乔木或灌木。叶互生，单生复叶，顶有关节；叶片披针形或椭圆形，先端渐尖、微凹，基部楔形，全缘或为波状具不明显的钝锯齿，有半透明油点。花单生或数朵生于枝端和叶腋，白色或带淡红色；花萼 5 裂；花瓣长椭圆形，向外反卷；雄蕊长短不一；雌蕊 1 枚。柑果近圆形或扁圆形，红色、朱红色、黄色或橙黄色，果皮薄而松宽易剥，囊瓣容易分离；种子卵圆形。花期 3 ~ 4 月，果熟期 10 ~ 12 月（图 8 – 5）。

【产地】 主产于广东、四川、福建、浙江等地。

【采收】 采摘成熟果实，剥取果皮，晒干或低温干燥。

【产地加工】 冬季果实成熟时采摘，剥取外层果皮，阴干或低温干燥。

【药材性状】 药材分为"陈皮"和"广陈皮"。

1. 陈皮 常剥成数瓣，基部相连，有的呈不规则的片状，厚 1 ~ 4 mm。外表面橙红色或红棕色，有细皱纹和凹下的点状油室；内表面浅黄白色，粗糙，附黄白色或黄棕色筋络状维管束。质稍硬而脆。气香，味辛、苦。

2. 广陈皮 常 3 瓣相连，形状整齐，厚度均匀，约 1mm。外表面橙黄色至棕褐色，点状油室较大，对光照视，透明清晰。质较柔软（图 8 –6）。

【商品规格】

1. 二红皮商品规格

（1）一等品 片张大、外表面色泽黄棕色至棕褐色，皱缩，有无数大而凹入的油室，内表面淡黄白色至棕色。皮身厚薄均匀、质较柔，片张完整相连。气清香浓郁，味微辛，带甜微苦。无杂质、虫蛀、霉变、病斑、烧皮。

（2）二等品 片张较大、外表面色泽黄棕色至棕褐色，皱缩，有无数大而凹入的油室，内表面淡黄白色至

图 8 – 6 陈皮药材图

棕色。皮身厚薄均匀、质较柔，片张基本完整相连，有少量断片。气清香浓郁，味微辛，带甜微苦。无虫蛀、霉变。

（3）统货 皮薄而片小、外表面色泽黄棕色至棕褐色，皱缩，有无数大而凹入的油室，内表面淡黄白色至棕色。质较柔，片张不太完整相连，断片、碎片较多。气清香浓郁，味微辛，带甜微苦。无虫蛀、霉变。

2. 大红皮商品规格

（1）一等品 片张大、外表面色泽橙棕色至棕褐色，皱缩，有无数大而凹入的油室，内表面淡黄白色至棕色。皮身厚薄均匀、质较柔，片张完整相连。气清香，味微辛、甜香。无虫蛀、霉变、杂

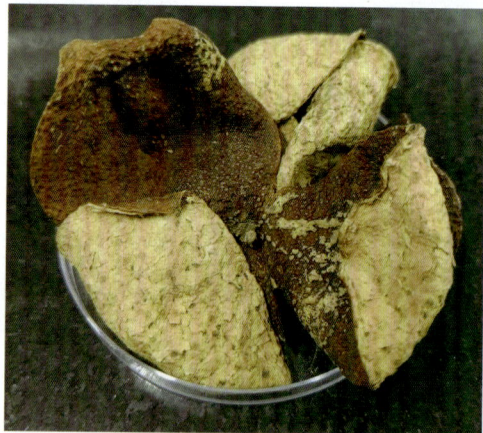

质、病斑、烧皮。

（2）二等品　片张较大、外表面色泽橙棕色至棕褐色，皱缩，有无数大而凹入的油室，内表面淡黄白色至棕色。皮身厚薄均匀、质较柔，片张基本完整相连，有少量断片。气清香，味微辛、甜香。无虫蛀、霉变。

（3）统货　皮薄而片小、外表面色泽橙棕色至棕褐色，皱缩，有无数大而凹入的油室，内表面淡黄白色至棕色。质较柔，片张不太完整相连，断片、碎片较多。气清香，味微辛、甜香。无虫蛀、霉变。

【质量要求】按《中国药典》规定，本品药材水分不得过 13.0%，每 1000 g 含黄曲霉毒素 B_1 不得过 5 μg，黄曲霉毒素 G_2、黄曲霉毒素 G_1、黄曲霉毒素 B_2 和黄曲霉毒素 B_1 的总量不得过 10 μg。以高效液相色谱法测定本品按干燥品计算，本品按干燥品计算，含橙皮苷（$C_{28}H_{34}O_{15}$）不得少于 3.5%；广陈皮含川陈皮素（$C_{21}H_{22}O_8$）和橘皮素（$C_{20}H_{20}O_7$）的总量，不得少于 0.42%。

【包装与贮藏】陈皮可以使用陶罐、玻璃瓶或木质箱子进行储存。确保容器具有良好的密封性能，以防止空气、潮湿和异味的侵入。选择通风干燥、避光、无异味的地方存放。避免暴露在阳光直射下，防止潮湿和霉变。

【功效】理气健脾，调中，燥湿，化痰。

知识链接

青皮

本品为芸香科植物橘 *Citrus reticulata* Blanco 及其栽培变种的干燥幼果或未成熟果实的果皮。5~6 月收集自落的幼果，晒干，习称"个青皮"；7~8 月采收未成熟的果实，在果皮上纵剖成四瓣至基部，除尽瓤瓣，晒干，习称"四花青皮"。主产江西、湖南、福建、浙江、四川等地。①个青皮：呈类球形，直径 0.5~2cm；表面灰绿色或黑绿色，微粗糙，有细密凹陷的油室，顶端有稍突起的柱基，基部有圆形果梗痕；质硬，断面果皮黄白色或淡黄棕色，厚 0.1~0.2cm，外缘有油室 1~2 列；瓤囊 8~10 瓣，淡棕色，气清香，味酸苦、辛。②四花青皮：果皮剖成 4 裂片，裂片长椭圆形，外表面灰绿色或黑绿色，密生多数油室；内表面类白色或黄白色，粗糙，附黄白色或黄棕色小筋络，质稍硬，易折断，断面外缘有油室 1~2 列，气香，味苦、辛。功能：疏肝破气，消积化滞。采收时期和陈皮不同。商品上按个青皮分为选货：小青皮、中青皮、大泡青，统货无划分。四花青皮分为：选货和统货两种。统货，要求破损率不超过 10%~40%，无变色、虫蛀、霉变、杂质少于 3%。青皮与陈皮功效不同，在《中国药典》中单列。

砂　仁 📱微课2

AMOMI FRUCTUS

【来源】为姜科植物阳春砂 *Amomum villosum* Lour.、绿壳砂 *Amomumvillosum* Lour. var. *xanthioides* T. L. Wuet Senjen 或海南砂 *Amomum longiligulare* T. L. Wu 的干燥成熟果实。

【原植物形态】多年生草本。株高 1.5~3m，茎散生；根茎匍匐地面，节上被褐色膜质鳞片。中部叶片长披针形，上部叶片线形，顶端尾尖，基部近圆形，两面光滑无毛，无柄或近无柄；叶舌半圆形，叶鞘上有略凹陷的方格状网纹。穗状花序椭圆形，总花梗长 4~8cm，被褐色短绒毛；鳞片膜质，椭圆形，褐色或绿色。蒴果椭圆形，成熟时呈紫红色，干后呈褐色，表面被不分裂或分裂的柔刺；种子为多角形，有浓郁的香气，味苦凉。果期：8~9 月（图 8-7）。

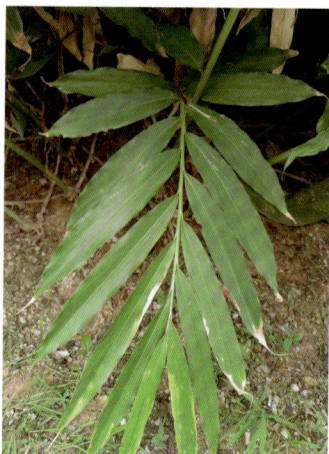

图 8 - 7　阳春砂仁植物图

【产地】阳春砂主产于广东阳春、阳江、罗定，广西东兴、宁明、龙州，云南南部等地。绿壳砂主产于云南临沧、文山、景洪等地，国外主产于越南、泰国、缅甸、印度尼西亚等国。海南砂主产于海南澄迈、儋州等地。以广东阳春为阳春砂道地产区。

【采收】种植后 2～3 年开花结果。平原地区 7 月底至 8 月初，山区 8 月底至 9 月初，待果实由鲜红转为紫红色，种子呈黑褐色，破碎后有浓烈辛辣味时即可采收。采收时用剪刀剪断果序，运回加工。

【产地加工】除去粗长的总果柄称为"壳砂"；加工剥去果皮则称为"原砂仁"或"净砂"；剥出的果壳称为"砂壳"。

1. 阳春砂　放在筛子、竹帘或席子上用微火烘制，烘至五六成干时取出，趁热喷冷水一次，使其骤然收缩，从而果皮与种子团紧密结合，然后盖上稻草，以重物压一夜。经此法处理后保存不易生霉。为提高品质，在果实快干时上盖一层鲜樟树叶，继用糠或木炭微火烘熏至干，经熏后香气更浓。阳春砂均加工成壳砂。

2. 绿壳砂、海南砂　多晒干或用微火烘干后加工成"壳砂""净砂""砂壳"。

【药材性状】

1. 阳春砂、绿壳砂　呈椭圆形或卵圆形，有不明显的三棱，长 1.5～2cm，直径 1.5cm。表面棕褐色，密生刺状突起，顶端有花被残基，基部常有果梗，果皮薄而软。种子集结成团，具三钝棱，中有白色隔膜，将种子团分成 3 瓣，每瓣有种子 5～26 粒，种子为不规则多面体，直径 2～3mm，表面标红色或暗褐色，有细皱纹，外被淡棕色膜质假种皮，质硬，胚乳灰白色。气芳香而浓烈，味辛凉、微苦。

2. 海南砂　呈长椭圆形或卵圆形，有明显的三棱，长 1.5～2cm，直径 0.8～1.2cm。表面被片状、分枝的软刺，基部具果梗痕，果皮厚而硬。种子团较小，每瓣有种子 3～24 粒，种子直径 1.5～2mm。气味稍淡（图 8 - 8）。

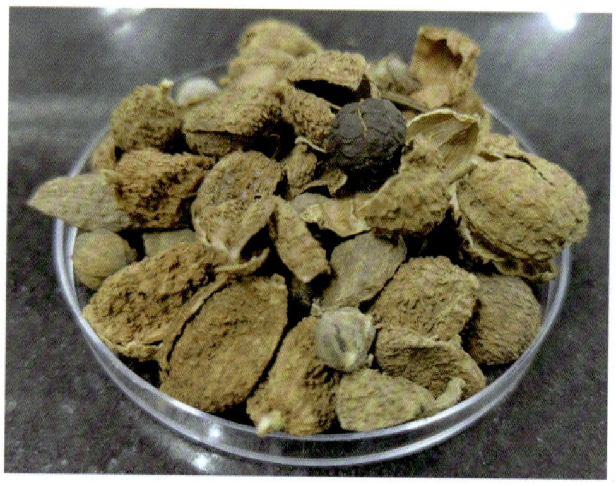

图 8 - 8　阳春砂仁药材图

【商品规格】

商品有国产砂仁和进口砂仁两类。

1. 国产砂仁　阳春砂、绿壳砂、海南砂一般均为统货。净砂，一等：种子团呈三棱状的椭圆形或卵圆形，分成三瓣，每瓣约有种子 10 数粒，籽粒饱满，每 50g 在 150 粒以内。二等：种子团较小而瘪瘦，每 50g 在 150 粒以外。

2. 进口砂仁　分壳砂和原砂仁。

【质量要求】按《中国药典》规定，本品药材水分不得过 15.0%，总灰分不得过 10.0%。挥发油测定法测定，阳春砂、绿壳砂种子团含挥发油不得少于 3.0%（ml/g）；海南砂种子团含挥发油不得少于 1.0%（ml/g）。以气相色谱法测定，本品按干燥品计算，含乙酸龙脑酯（$C_{12}H_{20}O_2$）不得少于 0.90%。

【包装与贮藏】木箱装或纸箱装。本品易泛油，走失香气，应密闭，置阴凉、干燥处保存。忌暴晒、受热，以免泛油、散粒和香味走失。

【功效】化湿开胃，温脾止泻，理气安胎。

高良姜

AIPINIAE OFFICINARUM RHIZOMA

【来源】　为姜科植物高良姜 *Alpinia officinarum* Hance 的干燥根茎。

【原植物形态】　多年生草本植物，高 30 ~ 80cm。根状茎呈圆柱状，横走，棕红色或紫红色，有节，节处具有环形膜质鳞片，节上生根。地上茎丛生，直立。叶 2 列，无柄；叶片狭线状披针形，全缘或具不明显的疏钝齿，两面均无毛；叶鞘开放，抱茎，边缘膜质。圆锥形总状花序顶生，长 5 ~ 15cm，花稠密；蒴果不开裂，球形，熟时橘红色。种子具假种皮，有钝棱角，棕色（图 8 - 9）。

【产地】　主要分布于海南、广东、广西和云南。此外，福建、江西、台湾亦有分布。

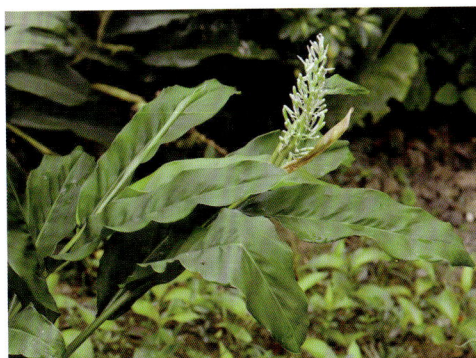

图 8 - 9　高良姜原植物图

【采收】　野生高良姜全年均可采收。人工栽培的一般 4 年收获。种后 5 ~ 6 年收获的，根茎含粉质多，质量更好，产量也高。多在夏末秋初采挖。选择晴好天气，先割除茎叶，翻地，收集根茎。一般每亩产鲜品 2000 ~ 3000kg。

【产地加工】　除净泥土与须根，剥去残留的鳞片，洗净，截成 5 ~ 7cm 的短段，晒干。如果在晒至六七成干时，堆起闷放 2 ~ 3 天，再晒至全干，则皮皱肉凸，表皮红棕色，质量更佳。

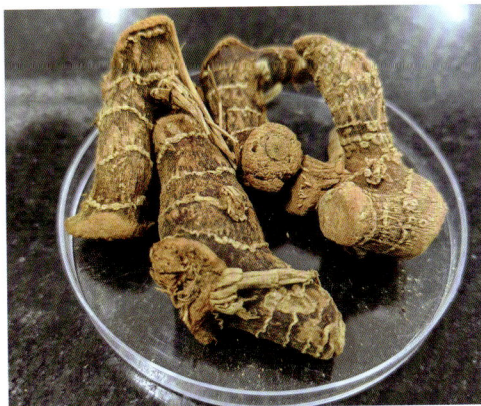

图 8 - 10　高良姜药材图

【药材性状】　本品呈圆柱形，多弯曲，有分枝，长 5 ~ 9cm，直径 1 ~ 1.5cm。表面棕红色至暗褐色，有细密的纵皱纹和灰棕色的波状环节，节间长 0.2 ~ 1cm，一面有圆形的根痕。质坚韧，不易折断，断面灰棕色或红棕色，纤维性，中柱约占 1/3。气香，味辛辣（图 8 - 10）。

【商品规格】

（1）一等　干货，除净苗茎须根，红棕色，肥壮结实，气味香辣，长度在 2.4 ~ 4cm，中部围径 3cm 以上，横枝不超过两条，无死姜、虫蛀、霉变。

（2）二等　干货，除净苗茎须根，红棕色，肥壮结实，气味香辣，长度在 2.4 ~ 4cm，中部围径 1.5cm 以上，横枝不超过两条，无死姜、虫蛀、霉变。

【质量要求】　按《中国药典》规定，本品药材水分不得过 16.0%；总灰分不得过 4.0%。本品按干燥品计算，含高良姜素（$C_{15}H_{10}O_5$）不得少于 0.70%。

【包装与贮藏】　高良姜一般用麻袋包装，每件 40kg 左右。贮于干燥仓库内，温度 20℃ 以下，相对湿度 70% ~ 75%。商品安全水分 10% ~ 13%。

【功效】　温胃散寒，消食止痛。

益智

AIPINIAE OXYPHYLLAE FRUCTUS

【来源】　为姜科植物益智 *Alpinia oxyphylla* Miq. 的干燥成熟果实。

【原植物形态】　株高 1 ~ 3m；茎丛生；根茎短。叶片披针形，顶端渐狭，具尾尖，基部近圆形，边缘具脱落性小刚毛；叶柄短；叶舌膜质，2 裂；长 1 ~ 2cm，被淡棕色疏柔毛。总状花序在花蕾时全部包藏于一帽状总苞片中，花时整个脱落，花序轴被极短的柔毛。蒴果鲜时球形，干时纺锤形，被短柔毛，果皮上有隆起的维管束线条，顶端有花萼管的残迹；种子不规则扁圆形，被淡黄色假种皮。果期：4~9月（图8-11）。

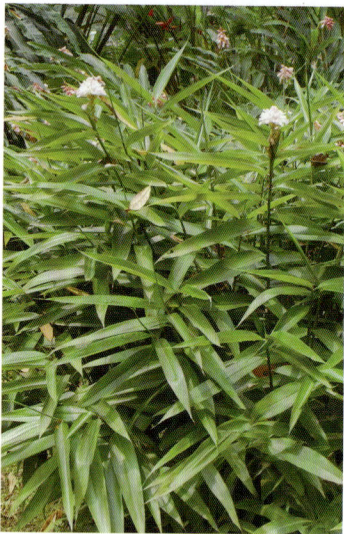

图8-11　益智植物图

【产地】主产于海南的屯昌、澄迈、儋州、保亭、琼中、万宁、陵水、琼山等地，广东、广西、云南、福建等地也有生产。

【采收】种植后2~3年，于6~7月，当果实由绿变红、果皮茸毛脱落、果肉带甜、种子辛辣时，选择晴天将果穗剪下，运回加工。

【产地加工】将运回的益智除去果柄，铺在晒场或竹帘上晒干，如遇阴雨可用微火烘干，但以晒干者品质佳。

【药材性状】本品呈椭圆形，两端略尖，长1.2~2cm，直径1~1.3cm。表面棕色或灰棕色，有纵向凹凸不平的突起棱线13~20条，顶端有花被残基，基部常残存果梗。果皮薄而稍韧，与种子紧贴，种子集结成团，中间有隔膜将种子团分为3瓣，每瓣有种子6~11粒。种子呈不规则的扁圆形，略有钝棱，直径约3mm，表面灰褐色或灰黄色，外被淡棕色膜质的假种皮，质硬，胚乳白色。有特异香气，味辛、微苦（图8-12）。

【商品规格】

（1）统货　干货。无杂质、虫蛀、霉变。

（2）选货　干货。长度大于1.5cm，直径大于1cm，饱满均匀表面棕色或棕红，气味香浓。无杂质、虫蛀、霉变。

【质量要求】按《中国药典》规定，本品药材水分不得过11.0%，总灰分不得过8.5%；酸不溶性灰分不得过1.5%，浸出物不得少于18.0%。按干燥品计算，本品种子含挥发油不得少于1.0%（ml/g）。

【包装与贮藏】一般用麻袋装。本品易发霉、走油，应隔热，置阴凉干燥处贮存。

【功效】暖肾固精缩尿，温脾止泻摄唾。

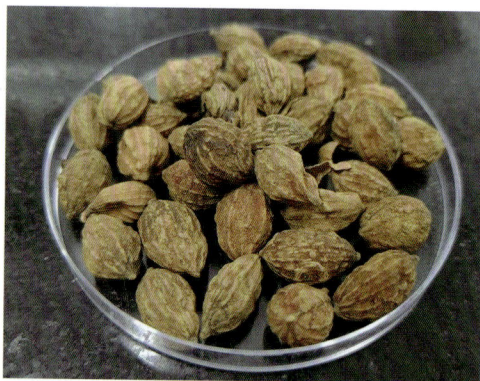

图8-12　益智仁药材图

槟　榔
ARECAE SEMEN

【来源】为棕榈科植物槟榔 *Areca catechu* L. 的干燥成熟种子。

【原植物形态】茎直立，乔木状，高10多米，最高可达30m，有明显的环状叶痕。叶簇生于茎顶羽片多数，两面无毛，狭长披针形，上部的羽片合生，顶端有不规则齿裂。雌雄同株，花序多分枝。果实长圆形或卵球形，长3~5cm，橙黄色，中果皮厚，纤维质。种子卵形，基部截平，胚乳嚼烂状，胚基生。花果期3~4月（图8-13）。

【产地】主产于海南屯昌、定安、陵水、琼中、琼海、万宁等地，广东湛江南部、云南南部、广西南部、福建、台湾等地也有生产。国外主产于印度尼西亚、印度、菲律宾等地。

【采收】3~6月采收成熟果实，运回加工。

【产地加工】晒3~4日，捶破或用刀剖开取出种子，晒干。也有经水煮者，熏烘7~10日，待干后剥去果皮，取出种子，烘干。果皮干燥后也可入药用，习称"大腹皮"。

【药材性状】本品呈扁球形或圆锥形，高 1.5～3.5cm，底部直径 1.5～3cm。表面淡黄棕色或淡红棕色，具稍凹下的网状沟纹，底部中心有圆形凹陷的珠孔，其旁有 1 明显疤痕状种脐。质坚硬，不易破碎，断面可见棕色种皮与白色胚乳相间的大理石样花纹。气微，味涩、微苦（图 8－14）。

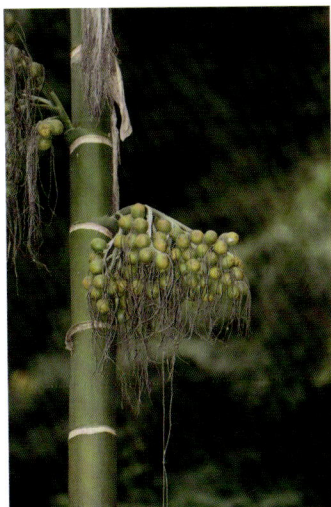

图 8－13 槟榔果实图

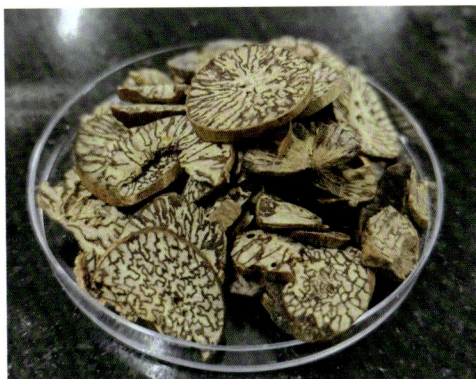

图 8－14 槟榔药材图

【商品规格】

一等干货。每千克 160 个以内。无枯心、破碎、杂质、虫蛀、霉变。总灰分不得过 2.0%。

二等干货。每千克 160 个以外，间有碎破、枯心、不超过 5%；轻度虫蛀不超过 3%。无杂质、霉变。

【质量要求】按《中国药典》规定，本品药材水分不得过 10.0%，总灰分不得过 2.0%，浸出物不得少于 25.0%。每 1000g 含黄曲霉毒素 B_1 不得过 5μg，含黄曲霉毒素 G_2、黄曲霉毒素 G_1、黄曲霉毒素 B_2 和黄曲霉毒素 B_1 总量不得过 10μg，每 1000g 含赭曲霉毒素 A 不得过 20μg。以高效液相色谱法测定，本品按干燥品计算，含槟榔碱（$C_8H_{13}NO_2$）不得少于 0.20%。

【包装与贮藏】用草席或麻袋包装。本品易虫蛀，破碎后更甚。应防潮，置干燥、通风处保存。

【功效】杀虫，消积，行气，利水，截疟。

目标检测

答案解析

一、单项选择题

1. 以下属于广藿香的道地产区的是（　　）
   A. 广东湛江　　　　B. 肇庆　　　　C. 广州石牌
   D. 海南万宁　　　　E. 广西

2. 采收后，带果壳一起干燥贮藏，以保持质量的是（　　）
   A. 益智仁　　　　B. 砂仁　　　　C. 菟丝子
   D. 补骨脂　　　　E. 陈皮

3. 巴戟天产地加工方法是（　　）
   A. 自然干燥　　　　B. 阴干　　　　C. 发汗干燥
   D. 冷冻干燥　　　　E. 烘干

4. 巴戟天商品规格中品质最好的是（　　）

    A. 长条　　　　　　　　B. 剪片　　　　　　　　C. 扁条

    D. 头子　　　　　　　　E. 长支

5. 以下用来评价广藿香质量的有效成分是（　　）

    A. 鞣质　　　　　　　　B. 百秋李醇　　　　　　C. 广藿香酮

    D. 苦味质　　　　　　　E. 芦丁

二、简答题

1. 简述陈皮商品规格的特点。

2. 简述槟榔的包装和贮藏过程。

（黄燕秋）

书网融合……

| 重点小结 | 微课1 | 微课2 | 习题 |

项目九　西南道地药材采收加工

PPT1　　PPT2

学习目标

知识目标：通过本项目学习，应能掌握西南地区常见药材品种、采收加工方法与技术；熟悉西南地区道地药材的植物来源、药材性状与商品规格；了解西南地区道地药材的药用功效等。

能力目标：能运用中药材采收、产地加工方法与技术进行西南地区常见道地中药材采收及产地加工。

素质目标：通过本项目学习，树立主动学习意识，提高分析及解决问题的能力。

情境导入

情境：三七又名田七、参三七、汉三七、血参等，李时珍在《本草纲目》中将其称为"金不换"，《本草纲目拾遗》记载：人参补气第一，三七补血第一，味同而功亦等，为中药中之最珍贵者。三七因其质地坚硬，素有"铜皮铁骨"的美称。"铜皮"指未经过水洗的三七本色，水洗之后就会变成铜灰色；"铁骨"指完全干燥后的三七互相敲击会发出金属敲击一样清脆的声音，表明三七质地十分坚硬，这也是用于判断三七干燥程度的一个方法。我们中药人也应像三七一样练就一身"铜皮铁骨"，具有迎难而上、百折不挠的精神，在自己岗位上发光发热。

思考：1. 三七"铜皮铁骨"与产地加工有关系吗？

　　　　2. 三七"铜皮铁骨"对中药人的启示？

西南道地药材区域气候类型较多，包括亚热带季风气候及温带、亚热带高原气候，是川药、贵药、云药主产区。包括重庆、四川、贵州、云南等地，本区域优势道地药材品种主要有三七、大黄、川牛膝、川芎、木香、白芷、百合、麦冬、杜仲、佛手、青蒿、厚朴、重楼、独活、黄连、黄柏、黄精、续断等。

三　七　微课1

NOTOGINSENG RADIX ET RHIZOMA

【来源】为五加科植物三七 *Panax notoginseng*（Burk.）F. H. Chen 的干燥根和根茎。

【原植物形态】多年生草本，株高 30～60cm。根状茎短，主根肉质膨大成圆锥形，有分枝，表面棕黄色或暗褐色。茎单生直立，无毛，圆柱形。掌状复叶，3～4 片轮生于茎端，小叶 5～7 片，膜质，长椭圆形至倒卵状，边缘有细锯齿，上面沿脉疏生刚毛。伞形花序单个顶生，淡黄绿色；子房下位。核果浆果状，近肾形，熟时红色。花期 6～8 月，果熟期 10～12 月（图 9-1）。

【产地】主产于云南文山、砚山、广南、西畴、马关、丘北等地；泸西、开远、蒙自、弥勒等地也有栽培。广西田阳、靖西；四川、江西、贵州等地亦产。以云南文山三七栽培历史悠久，质

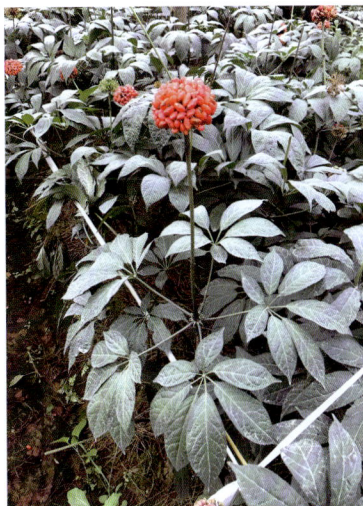

图 9-1　三七植物图

量优，为道地产区。

【采收】一般栽种 3~5 年后采收，三七采收每年分两期。秋季开花前采挖的三七为"春三七"，体实饱满，质量好，产量高；冬季果实成熟后采挖的三七为"冬三七"，体松瘪瘦，质量次，产量低。一般在采收前 10 天左右割去地上茎，选择晴天采挖地下部分，挖取三七时要从下坡向上坡挖，连土轻轻挖起，防止断根和漏收，抖尽泥土。

【产地加工】采挖后除去地上部分，洗净，剪下芦头、支根及须根，按大小分档，主根习称"三七头子"，将"三七头子"暴晒一天，进行第一次揉搓，可使三七内外水分含量均匀。揉时用力要轻，着力均匀，慎擦破表皮，使色泽变黑。再暴晒、搓揉，第二次揉搓即可加大力度，以使三七根体结实，外表棕黑发亮，边晒边揉，反复晒揉 3~5 次，待至全干称为"毛货"。将"毛货"按大小分档后放入麻袋内加粗糠或稻谷撞至表面光滑即得。现代多用滚动机加砂石、碎瓷撞。如遇阴雨，可搭烤架在 50℃ 以下烘干，烘烤时要勤检查，并不断揉搓。剪下的根茎、支根、须根分别晒干。根茎习称"剪口"，支根习称"筋条"，须根习称"绒根"。

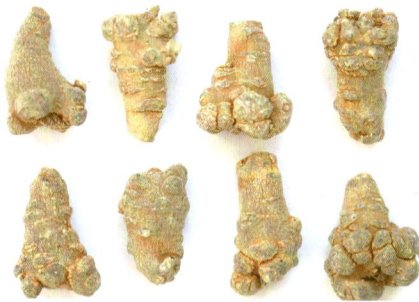

图 9-2 三七药材图

【药材性状】呈类圆锥形或圆柱形，长 1~6cm，直径 1~4cm。表面灰褐色或灰黄色，有断续的纵皱纹和支根痕。顶端有茎痕，周围有瘤状突起。体重，质坚实，断面灰绿色、黄绿色或灰白色，木部微呈放射状排列。气微，味苦回甜（图 9-2）。

【商品规格】三七商品分为春三七和冬三七两类，按干货每 500g 的头数分等，均为 13 个等级。

1. 春三七

（1）一等品（20 头）　每 500g 20 头以内，长不超过 6cm。圆锥形或类圆柱形，表面灰黄色或黄褐色。质坚实，体重，断面灰褐色或灰绿色。味苦微甜。无杂质，虫蛀，霉变。

（2）二等品（30 头）　每 500g 30 头以内，长不超过 6cm；余同一等。

（3）三等品（40 头）　每 500g 40 头以内，长不超过 5cm；余同一等。

（4）四等品（60 头）　每 500g 60 头以内，长不超过 4cm；余同一等。

（5）五等品（80 头）　每 500g 80 头以内，长不超过 3cm；余同一等。

（6）六等品（120 头）　每 500g 120 头以内，长不超过 2.5cm；余同一等。

（7）七等品（160 头）　每 500g 160 头以内，长不超过 2cm；余同一等。

（8）八等品（200 头）　每 500g 200 头以内，长不超过 2cm；余同一等。

（9）九等品（大二外）　每 500g 250 头以内，长不超过 1.5cm；余同一等。

（10）十等品（小二外）　每 500g 300 头以内，长不超过 1.5cm；余同一等。

（11）十一等品（无数头）　每 500g 450 头以内，长不超过 1.5cm；余同一等。

（12）十二等品（筋条）　间有从主根上剪下的细支根（筋条）。不分春三七、冬三七，每 500g 450~600 头。支根上端直径不低于 0.8cm，下端直径不低于 0.5cm；余同一等。

（13）十三等品（剪口）　不分春三七、冬三七，主要是三七的芦头；余同一等。

2. 冬三七　表面灰黄色。有皱纹或抽沟（拉槽）。不饱满，体稍轻。断面黄绿色。无杂质、虫蛀、霉变。各等头数与春三七相同。

【质量要求】按《中国药典》规定，本品药材的水分不得过 12.0%，总灰分主根、筋条不得过 4.5%，剪口不得过 5.5%，醇溶性浸出物不得少于 21.0%。以高效液相色谱法测定，本品含人参皂

苷 Rg_1（$C_{42}H_{72}O_{14}$）、人参皂苷 Rb_1（$C_{54}H_{92}O_{23}$）及三七皂苷 R_1（$C_{47}H_{80}O_{18}$）的总量不得少于 6.0%。

【包装与贮藏】采用纸箱或木箱包装。一般用双层草纸包好，每 0.5～1.5kg，然后盛入包装箱内。加工好的三七产品应贮存在仓库里，不得与有损三七质量的物质混贮。仓库应具备透风除湿设备，货架与墙壁的距离不得少于 1m，离地面距离不得少于 20cm。

【功效】散瘀止血，消肿定痛。

知识链接

三七根各部位介绍

主根：俗称头子，是三七的主根，呈圆锥形或圆柱形，有明显的横纹和细微的纵皱纹。

剪口：三七的地下茎，在主根的前端，剪口呈不规则的皱缩块状或条状，表面有数个明显的茎痕及环纹，断面中心灰绿色或白色，边缘深绿色或灰色。

筋条：三七支根，由主根上生长出的较粗的根，呈圆锥形或圆柱形，长 2～6cm，上端直径约 0.8cm，下端直径约 0.3cm。

绒根：俗称毛根，是由三七支根上长出的细根，呈圆柱形。

大 黄
RHEI RADIX ET RHIZOMA

【来源】为蓼科植物掌叶大黄 *Rheum palmatum* L.、唐古特大黄 *Rheum tanguticum* Maxim. ex Balf. 或药用大黄 *Rheum officinale* Baill. 的干燥根和根茎。

【原植物形态】

1. 掌叶大黄 多年生高大草本。根茎粗壮，茎直立，中空，光滑无毛；基生叶大，有粗壮的肉质长柄；叶片宽心形或近圆形，3～7 掌状深裂，每裂片常再羽状分裂，上面疏生乳头状小突起，下面有柔毛；茎生叶较小，有短柄；托叶鞘筒状，密生短柔毛；花序大圆锥状，顶生；花梗纤细，中下部有关节；花紫红色或带红紫色；花被片 6 片，成 2 轮；雄蕊 9 枚；花柱 3 枚；瘦果有 3 棱，沿棱生翅，顶端微凹陷，基部近心形，暗褐色。花期 6～7 月，果期 7～8 月。

2. 唐古特大黄 本种与掌叶大黄极相似，主要区别为叶片深裂，裂片常呈三角状披针形或狭线形，裂片窄长。花序分枝紧密，向上直立，紧贴于茎。

3. 药用大黄 本种与上 2 种的主要不同点是基生叶 5 浅裂，浅裂片呈大齿形或宽三角形；托叶鞘膜质，较透明，上有短毛。花较大，淡黄绿色，花蕾椭圆形，果枝开展，翅果边缘不透明（图 9-3）。

【产地】掌叶大黄主产于甘肃礼县、文县、岷县、武威，青海同仁、同德、贵德，西藏昌都、那曲，四川甘孜、阿坝州，陕西，云南西北部等地。唐古特大黄主产于青海、甘肃祁连山北麓、西藏东北部及四川西北部。

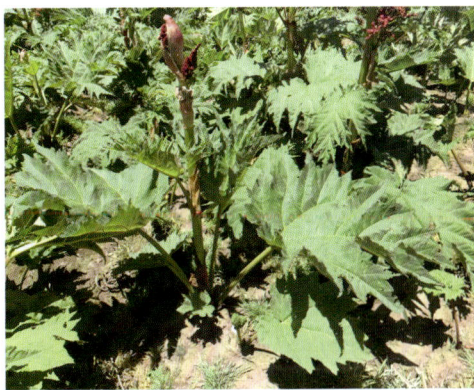

图 9-3 掌叶大黄植物图

前两者药材习称"北大黄"或"西大黄"。药用大黄主产于四川北部、东部及南部盆地边缘，陕西汉中、安康，贵州北部，云南西北部和湖北北部等地，习称"南大黄"。

【采收】高海拔地区栽培 5～6 年，低海拔地区栽培 3 年以上，一般在 9～10 月大黄植株地上部分枯黄时，或次年 4～5 月大黄植株未发芽前采收。采挖时先刨开根周围的土壤，然后再挖出根部，除去泥土及残叶。

【产地加工】

1. 北大黄 割去地上部分，除去泥沙及细根，不用水洗，切去大黄根茎顶端的生长点，用竹刀或瓷片刮去粗皮，使水分外泄，趁鲜软时，切成段、块或纵切成两瓣，晾晒至切口处收缩并现油状黄白色小珠颗粒时，自然阴干或用火烘干。阴干的方法是将整形的大黄用麻绳串起，挂在室内或屋檐下通风晾干，切忌雨淋，100～150天即成干品。烘干法是将晾晒整形的大黄放入烘箱，单层摆放，厚约10cm，加温至40～45℃，保持7～10天，每天翻动1次，直到大黄切口处的油状物消失后，再升温至55～58℃，20～30天即可烘干。一般年久粗壮大黄，上端根茎多数中心糟朽枯空，需劈开挖除糟朽黑心部分，加工成龟壳形片吉大黄（片吉）；粗壮实心的上、中段，修削成蛋形，称为蛋吉大黄（蛋吉）；中、下段主根或粗壮支根上段，加工段状，称为苏吉；较细的下段根称水根大黄；加工修削下的碎块、碎片称黄渣。

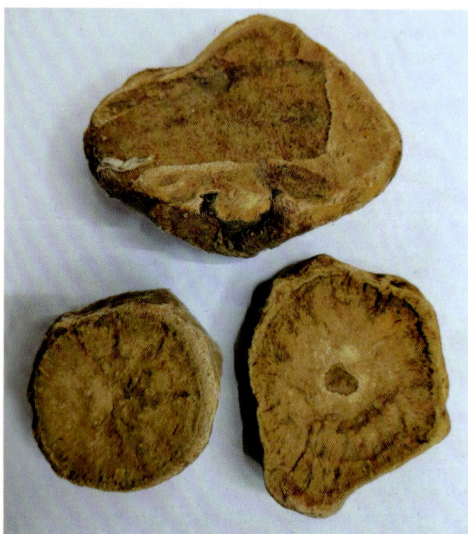

图9-4 大黄药材图

2. 南大黄 挖出根及根茎，洗净泥沙，刮去外皮，横切成7～10cm厚的大块，晾晒至大黄切口处收缩并现油状黄白色小珠颗粒时，用细绳从尾部穿成串，挂在阴凉通风处阴干。干燥过程中要谨防冰冻，否则容易糠心，忌雨淋。一般100～150天即成干品。由于根茎中心干后收缩凹陷成马蹄形，故称"马蹄大黄"。

【药材性状】呈类圆柱形、圆锥形、卵圆形或不规则块状，长3～17cm，直径3～10cm。除尽外皮者表面黄棕色至红棕色，有的可见类白色网状纹理及星点（异型维管束）散在，残留的外皮棕褐色，多具绳孔及粗皱纹。质坚实，有的中心稍松软，断面淡红棕色或黄棕色，显颗粒性；根茎髓部宽广，有星点环列或散在；根木部发达，具放射状纹理，形成层环明显，无星点。气清香，味苦而微涩，嚼之黏牙，有沙粒感（图9-4）。

【商品规格】

1. 北大黄 分为蛋片吉、苏吉、水根三个规格。不善于加工者，可皆按原大黄标准，统货购销。

（1）蛋片吉 去净粗皮，纵切成瓣。表面黄棕色，体重质坚，断面淡红棕色或黄棕色，具放射状纹理及明显环纹，红肉白筋。髓部有星点环列或散在颗粒，气清香，味苦微涩。分三个等级。

一等品：每千克8个以内，糠心不超过15%，无杂质、虫蛀、霉变。

二等品：每千克12个以内；余同一等。

三等品：每千克18个以内；余同一等。

（2）苏吉 去净粗皮，横切成段，呈不规则圆柱形，表面黄棕色，体重质坚，断面黄色或棕褐色，具放射状纹理及明显环纹，红肉白筋。髓部有星点环列或散在颗粒。气清香，味苦微涩。分三个等级。

一等品：每千克20个以内，糠心不超过15%，无杂质、虫蛀、霉变。

二等品：每千克30个以内；余同一等。

三等品：每千克40个以内；余同一等。

（3）水根 统货。为掌叶大黄或唐古特大黄的主根尾部及支根的加工品，呈长条状，表面棕色或黄褐色，间有未去净的栓皮。体重质坚，断面淡红色或黄褐色，具放射状纹理。气清香，味苦微涩，长短不限，间有闷茬，小头直径不小于1.3cm，无杂质、虫蛀、霉变。

（4）原大黄　统货。去粗皮，纵切或横向联合切成瓣段，块片大小不分。表面黄褐色，断面具放射状纹理及明显环纹。髓部有星点或散在颗粒。气清香，味苦微涩，中部直径在 2cm 以上，糠心不超过 15%。无杂质、虫蛀、霉变。

2. 雅黄　指产于四川甘孜、阿坝、凉山州，青海（德格）及云南等地的药用大黄。切成不规则块状，似马蹄形，去净粗皮，表面黄色或棕褐色，体重质坚，断面黄色或棕褐色。气微，味苦。按每只重量不同分三个等级。

一等品：每只 150～250g，无枯糠、焦糊、水根、杂质、虫蛀、霉变。

二等品：体较松泡，每只 100～200g；余同一等。

三等品：体质轻泡，未去粗皮，大小不分，间有直径 3.5cm 以上的根茎；余同一等。

3. 南大黄　指四川东部、陕西、湖北、贵州等地所产的药用大黄。横切成段，去净粗皮，表面黄褐色，体结实，断面黄色或绿色，气微香，味涩而苦。分两个等级。

一等品：长 7cm 以上，直径 5cm 以上，无枯糠、糊黑、水根、杂质、虫蛀、霉变。

二等品：体轻质松，大小不分，间有水根，最小头直径不低于 1.2cm；余同一等。

【质量要求】按《中国药典》规定，本品药材的水分不得过 15.0%，总灰分不得过 10.0%，水溶性浸出物不得少于 25.0%。以高效液相色谱法测定，本品含总蒽醌以芦荟大黄素（$C_{15}H_{10}O_5$）、大黄酸（$C_{15}H_8O_6$）、大黄素（$C_{15}H_{10}O_5$）、大黄酚（$C_{15}H_{10}O_4$）和大黄素甲醚（$C_{16}H_{12}O_5$）的总量不得少于 1.50%。含游离蒽醌以芦荟大黄素（$C_{15}H_{10}O_5$）、大黄酸（$C_{15}H_8O_6$）、大黄素（$C_{15}H_{10}O_5$）、大黄酚（$C_{15}H_{10}O_4$）和大黄素甲醚（$C_{16}H_{12}O_5$）的总量计，不得少于 1.5%。

【包装与贮藏】包装分为麻袋和木箱包装。前者一般为中档货所使用，每件 30～50kg。后者为上档货所使用，在木箱内衬纸垫，盛入大黄药材，每件 100kg。亦可采用竹筐、竹篓、双层无毒塑料袋包装。大黄易吸潮，多晒易变色，故须贮于通风干燥及阴凉处，防蛀。贮藏中应严格控制药材水分在 10%～14%，控制库房相对湿度在 70%～75%，30℃以下贮存。

【功效】泻下攻积，清热泻火，凉血解毒，逐瘀通经，利湿退黄。

川牛膝
CYATHULAE RADIX

【来源】为苋科植物川牛膝 *Cyathula officinalis* Kuan 的干燥根。

【原植物形态】多年生草本，根圆柱形，鲜时表面近白色，干后灰褐色或棕黄色，扭曲；茎直立，稍四棱形，多分枝，疏生长糙毛。叶片椭圆形或窄椭圆形，少数倒卵形，顶端渐尖或尾尖；花丛为二歧聚伞花序，密集成花球团，淡绿色，干时近白色；雄蕊花丝基部密生节状束毛；退化雄蕊长方形，顶端齿状浅裂；子房圆筒形或倒卵形；胞果椭圆形或倒卵形，淡黄色。种子椭圆形，透镜状，带红色，光亮。花期 6～7 月，果期 8～9 月（图 9-5）。

【产地】主产于四川天全、宝兴、汉源、峨边彝族自治县、峨眉山、洪雅、乐山市金口河区，云南、贵州等地亦产。

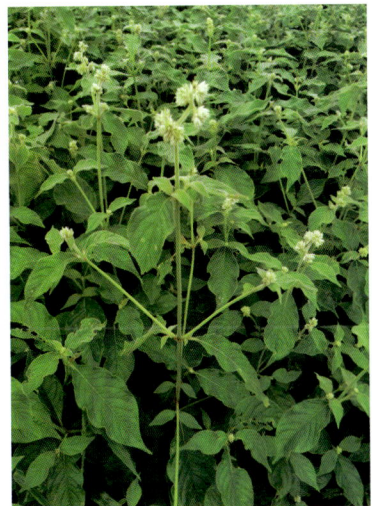

图 9-5　川牛膝植物图

【采收】播种后 3～4 年后采收。过早，根条小，产量低；过迟，纤维多，品质下降，且易烂根及受冻。采挖时间一般在 10～11 月苗枯之后进行。采收前轻浇一次水，再一层一层向下挖，挖掘时先从地的一端开沟，然后顺次采挖，要做到轻、慢、细，不要将根部损伤，保持根部完整，抖去泥土，运回加工。

【产地加工】砍去芦头，剪去须根，削下侧根，使主根、侧根均成单支。然后按根条大小分级，捆扎成小束，立于坑上用微火烘炕或置日光下暴晒，半干时堆置数日，回润后再继续烘炕或晒干。

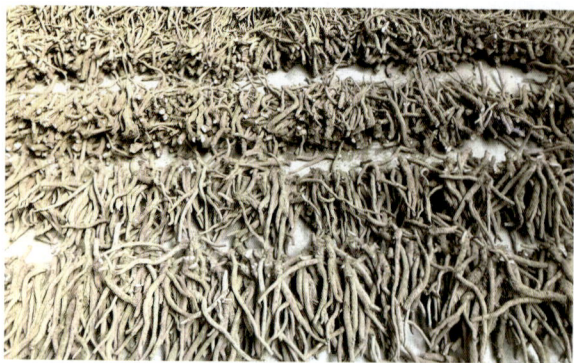

图9-6 川牛膝药材图

【药材性状】呈近圆柱形，微扭曲，向下略细或有少数分枝，长30～60cm，直径0.5～3cm。表面黄棕色或灰褐色，具纵皱纹、支根痕和多数横长的皮孔样突起。质韧，不易折断，断面浅黄色或棕黄色，维管束点状，排列成数轮同心环。气微，味甜（图9-6）。

【商品规格】商品一般分为三等。

（1）一等 干货。上中部直径1.8cm以上。呈曲直不一的长圆柱形、单支。表面灰黄色或灰褐色。质柔。断面棕色或黄白色，有筋脉点。味甘微苦。上中部直径1.8cm以上。无芦头、须毛、杂质、虫蛀、霉变。

（2）二等 干货。上中部直径1cm以上。余同一等。

（3）三等 干货。上中部直径1cm以下，但不小于0.4cm，长短不限。余同一等。

【质量要求】按《中国药典》规定，本品药材的水分不得过16.0%，总灰分不得过8.0%，水溶性浸出物不得少于65.0%。以高效液相色谱法测定，本品含杯苋甾酮（$C_{29}H_{44}O_8$）不得少于0.030%。

【包装与贮藏】通常用竹篓，也有用麻袋或席包装。密封后防吸潮和霉变，置阴凉干燥处保存。若在贮藏的过程中发现受潮，立即复晒干燥。少量药材可采用石灰缸防潮存放，以保证色泽不变。

【功效】逐瘀通经，通利关节，利尿通淋。

川 芎
CHUANXIONG RHIZOMA

【来源】为伞形科植物川芎 *Ligusticum chuanxiong* Hort. 的干燥根茎。

【原植物形态】多年生草本，根茎发达，形成不规则的结节状拳形团块，具浓烈香气。茎直立，圆柱形，具纵条纹，上部多分枝，下部茎节膨大呈盘状。茎下部叶具柄，基部扩大成鞘；叶片轮廓卵状三角形，3～4回三出式羽状全裂，卵状披针形。复伞形花序顶生或侧生；总苞片3～6片，线形；伞辐7～24个，内侧粗糙；小总苞片4～8枚，线形，粗糙；萼齿不发育；花瓣白色，倒卵形至心形；雄蕊5枚，花药淡绿色。双悬果卵形。花期7～8月，果期9～10月（图9-7）。

【产地】主产于四川，江西、湖北、湖南、陕西、云南等地也有生产。以四川为道地产区。

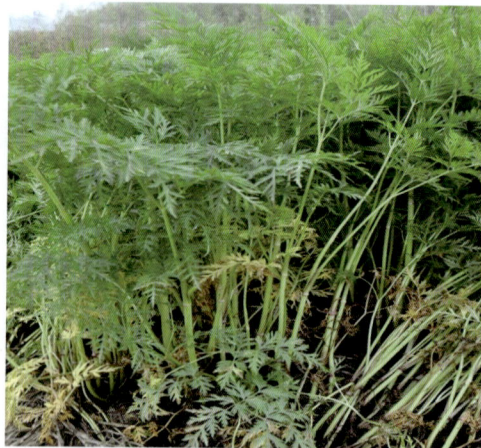

图9-7 川芎植物图

【采收】一般在栽后第二年5月下旬（小满后）地下根茎完全充实时及时收获，不宜过早或过迟收获。过早，根茎营养积累不充分；过迟，根茎易腐烂，影响产量和品质。当茎上的节盘显著突出，并略带紫色时即可采挖，采收时选择晴天，用锄头或专用钉耙将川芎连根挖起，去除茎叶和泥土，注意保持根茎的完整，避免损伤，影响川芎品质。

【产地加工】川芎收获后，选晴天及时晒干或炕干，忌暴晒和烈火烘炕。通常采用炕干法。运回的川芎就地晾晒 3~4 小时后，用竹撞笼抖去川芎根茎表面泥土，平铺在炕床上，外用鼓风机向炕床下吹入热风，烘干过程中注意时常翻动，使受热均匀。炕 8~10 小时后取出，堆积发汗，再放入炕床，改用小火炕 5~6 小时，炕干（用刀砍开中心部不软），放冷后撞去表面残留须根和泥土。炕干过程严格控制炕床温度，火力不宜过大，药材处温度不得超过 70℃。也可直接晾晒，但要避免堆沤发热、霉变。

【药材性状】不规则结节状拳形团块，直径 2~7cm。表面灰褐色或褐色，粗糙皱缩，有多数平行隆起的轮节，顶端有凹陷的类圆形茎痕，下侧及轮节上有多数小瘤状根痕。质坚实，不易折断，断面黄白色或灰黄色，散有黄棕色的油室，形成层环呈波状。气浓香，味苦、辛，稍有麻舌感，微回甜（图 9-8）。

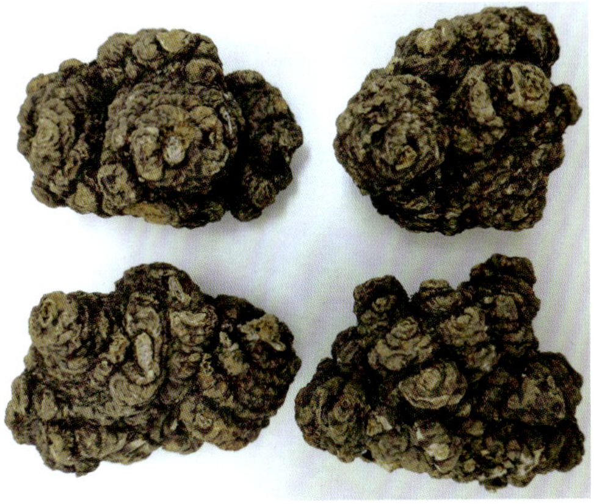

【商品规格】商品分为三等。

（1）一等　干货，每千克 44 个以内，单个的重量不低于 20g。呈绳结状，质坚实。表面黄褐色。断面灰白色或黄白色。有特异香气，味苦辛、麻舌。无山川芎、无空心、焦枯、杂质、虫蛀、霉变。

（2）二等　干货，每千克 70 个以内。余同一等。

（3）三等　干货，每千克 70 个以外，个大空心，无山川芎、苓珠、苓盘、焦枯、杂质、虫蛀、霉变。余同一等。

图 9-8　川芎药材图

【质量要求】按《中国药典》规定，本品药材的水分不得过 12.0%，总灰分不得过 6.0%，酸不溶性灰分不得过 2.0%，醇溶性浸出物不得少于 12.0%。以高效液相色谱法测定，本品含阿魏酸（$C_{10}H_{10}O_4$）不得少于 0.10%；含藁本内酯（$C_{12}H_{14}O_2$）不得少于 0.80%。

【包装与贮藏】多用竹篓、竹筐包装或篓外再套麻袋包装。贮藏放置在通风、干燥、避光和阴凉低温的仓库或室内贮藏，切忌受潮、受热，库内最好有降温和除湿设备。贮藏过程中，特别是梅雨季节，要经常检查。一旦发现有变质现象，要及时取出进行处理。

【功效】活血行气，祛风止痛。

木　香
AUCKLANDIAE RADIX

【来源】为菊科植物木香 *Aucklandia lappa* Decne. 的干燥根。

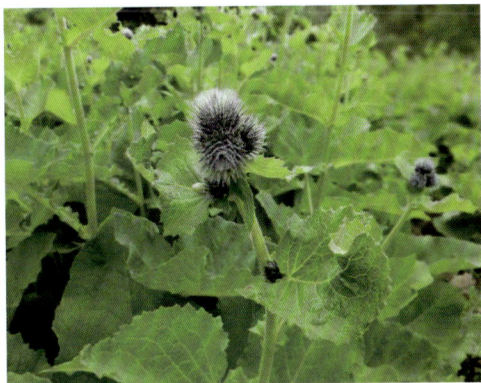

图 9-9　木香植物图

【原植物形态】多年生高大草本，高 1.5~2m。主根粗壮，茎直立，有棱，上部有稀疏的短柔毛，不分枝或上部有分枝。基生叶有长翼柄，下部与中部茎叶有具翼的柄或无柄，叶片卵形或三角状卵形，上部叶渐小，三角形或卵形，无柄或有短翼柄。头状花序单生茎端或枝端，或 3~5 个在茎端集成稠密的束生伞房花序。总苞片 7 层，外层长三角形，中层披针形或椭圆形，内层线状长椭圆形。小花暗紫色，瘦果浅褐色，三棱状。花果期 7 月（图 9-9）。

【产地】主产于云南丽江、维西，重庆开州、城口，四川绵阳、广元，湖北宣恩、利川，陕西平利、镇平，湖南龙山、桑植等地，贵州、西藏亦产。以云南、重庆产量大，质量优。

【采收】 直播生长 3~4 年，移栽生长 2~3 年采收。一般在 10 月霜降后茎叶枯黄至次年 1 月采挖，采收时先割去茎秆，选择晴天挖出根部，防止断损及霜雪冻伤，挖出鲜根，除去残茎及泥土，运回加工。

【产地加工】 运回的木香稍晾后，晒至大部分水分散失，去掉疙瘩头及细根，切段，切成 6~15cm 长的段块，条粗大者再纵切成 2~4 块，以干后厚度不小于 1cm 为度，整理为木香条，风干或低温干燥，撞去粗皮或须根即可。从挖出至干燥的过程中切忌水洗，木香沾水易走油、变色，严重时可致腐烂。木香适宜的干燥温度为 50~60℃，勤翻动，切忌大火烘烤，以免其有效成分损失，且易导致药材走油或烘枯。

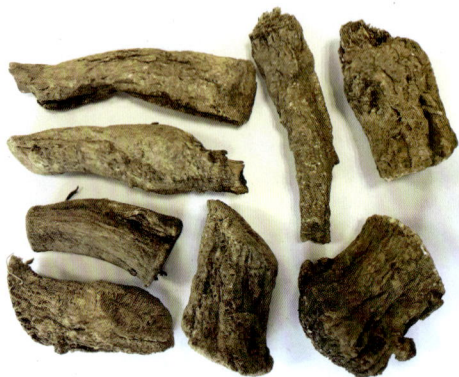

图 9-10　木香药材图

【药材性状】 呈圆柱形或半圆柱形，长 5~10cm，直径 0.5~5cm。表面黄棕色至灰褐色，有明显的皱纹、纵沟及侧根痕。质坚，不易折断，断面灰褐色至暗褐色，周边灰黄色或浅棕黄色，形成层环棕色，有放射状纹理及散在的褐色点状油室。气香特异，味微苦（图 9-10）。

【商品规格】 商品按长度及其最细端的直径分为两个等级。

（1）一等　干货，呈圆柱形或半圆柱形。表面棕黄色或灰棕色。体实。断面黄棕色或黄绿色，具油性。气香浓，味苦而辣。根条平均，长 8~12cm，最细的一端直径在 2cm 以上。不空、不泡、不朽。无芦头、根尾、焦枯、油条、杂质、虫蛀、霉变。

（2）二等　干货，呈不规则的条状或块状。表面棕黄色或灰棕色。体实。断面黄棕色或黄绿色。具油性。气香浓，味苦而辣。长 3~10cm，最细的一端直径在 0.8cm 以上。间有根头、根尾、碎节、破块。无须根、枯焦、杂质、虫蛀、霉变。

【质量要求】 按《中国药典》规定，本品药材总灰分不得过 4.0%。以高效液相色谱法测定，本品含木香烃内酯（$C_{15}H_{20}O_2$）和去氢木香内酯（$C_{15}H_{18}O_2$）的总量不得少于 1.8%。

【包装与贮藏】 一般采用麻袋或竹篓包装，也可采用纸袋包装后放入木箱内，每件 50kg。贮藏于密封的木箱中最佳。木香药材含挥发油，气味芳香浓郁，不宜长期暴露在空气中，否则易引起走油、质脆易碎等现象。宜选用双层无毒塑料袋，袋中放入少量木炭或明矾，置于避光、干燥处贮藏或置于容器内密封贮藏，以防潮、防走油及霉变。

【功效】 行气止痛，健脾消食。

白 芷
ANGELICAE DAHURICAE RADIX

【来源】 为伞形科植物白芷 Angelica dahurica （Fisch. ex Hoffm.） Benth. et Hook. f. 或杭白芷 Angelica dahurica （Fisch. ex Hoffm.） Benth. et Hook. f. var. formosana （Boiss.） Shan et Yuan 的干燥根。

【原植物形态】

1. 白芷　多年生草本，高 1~2.5m。根圆柱形，外皮黄棕色，有浓烈气味。茎中空，粗壮，常带紫色。基生叶 1 回羽状分裂，有长柄，茎生叶 2~3 回羽状分裂，有囊状膨大的膜质叶鞘。复伞形花序顶生或腋生，直径 10~30cm，花小白色。双悬果黄棕色，扁圆形，无毛，背棱厚而钝圆，侧棱翅状。花期 7~8 月，果期 8~9 月（图 9-11）。

2. 杭白芷 形态与白芷相似，但植株较矮（1.0 ~ 2.0m），主根上部略呈四棱形，复伞花序密生短柔毛，伞幅 10 ~ 27cm，小花黄绿色，花瓣 5 枚，顶端反曲。

【产地】 主产于四川遂宁、安岳、南川、达县者，习称"川白芷"；主产于河南禹州市、长葛者，习称"禹白芷"；主产于河北安国、定州者，习称"祁白芷"；主产于浙江笕桥、余杭者，习称"杭白芷"。以四川遂宁白芷产量最大。

【采收】 白芷因产地和播种时间不同，采收期各异。采收过早，植株尚在生长，地上部分营养仍在不断向地下根部蓄积，糖分也在不断转化为淀粉，根条粉质不足，影响产量和品质；采收过迟，如果气候适宜，又会萌发新芽，消耗根部营养，同时淀粉也会向糖分转化，使根部粉性变差，也会影响产量和品质。通常春播者，河北地区在当年白露后，河南地区在霜降前后采收。秋播者，四川在播种后第二年小暑至大暑，浙江在大暑至立秋，河南在大暑至白露，河北在处暑前后叶片变黄或茎叶枯萎时采收。采收时选择晴天进行，先割去茎叶，将根刨出，抖去泥土。

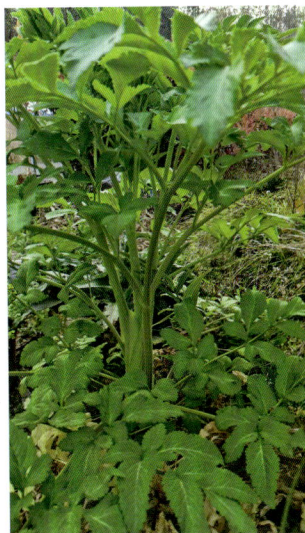

图 9 – 11 白芷植物图

【产地加工】 采收后，除去地上部分及须根，洗净泥土，晒干或烘干。白芷晒干应日晒夜收，不可堆厚，不可淋雨，否则易黑心或腐烂；如遇雨天或被淋雨，应立即烘干，或摊晾在通风处，待晴天晒干。火炕烘干时，头部向下，尾部朝上，排列烘烤，不需翻动，以免断节；如横放烘烤，必须每天翻动，否则干燥不匀。杭白芷在收获后，通常用水洗净白芷，放在木板或光滑水泥地面上，按鲜重加入 2% ~ 5% 的石灰拌匀，使表皮渗透石灰加速吸收水分，以石灰均匀黏附于白芷表面为度，再分大小暴晒；一般小者 8 ~ 9 天，大者约 20 天可晒至全干，也可以将根放在缸内加石灰拌匀，放置一周后以针刺不入为度，再取出晒干或烘干。

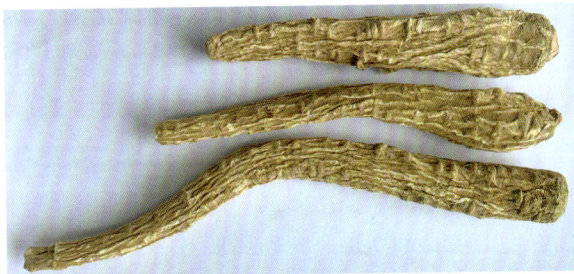

图 9 – 12 白芷药材图

【药材性状】 呈长圆锥形，长 10 ~ 25cm，直径 1.5 ~ 2.5cm。表面灰棕色或黄棕色，根头部钝四棱形或近圆形，具纵皱纹、支根痕及皮孔样的横向突起，有的排列成四纵行。顶端有凹陷的茎痕。质坚实，断面白色或灰白色，粉性，形成层环棕色，近方形或近圆形，皮部散有多数棕色油点。气芳香，味辛、微苦（图 9 – 12）。

【商品规格】 根据每千克所含支数分为三个等级。

（1）一等品 每千克 36 支以内，呈圆锥形，表面灰褐色或棕褐色。质坚。断面白色或黄白色，具粉性。有香气，味辛、微苦。无空心、黑心、芦头、油条、杂质、虫蛀、霉变。

（2）二等品 每千克 60 支以内；余同一等。

（3）三等品 每千克 60 支以外，顶端直径不得小于 0.7cm，间有白芷尾、黑心、异状、油条，但总数不得过 20%，无杂质、霉变；余同一等。

【质量要求】 按《中国药典》规定，本品药材的水分不得过 14.0%，总灰分不得过 6.0%，醇溶性浸出物不得少于 15.0%。以高效液相色谱法测定，本品含欧前胡素（$C_{16}H_{14}O_4$）不得少于 0.080%。

【包装与贮藏】 内销用竹篓、条筐、麻袋、苇席包装；出口常用木箱装或用竹篓套以单丝麻袋。置阴凉干燥处贮藏，温度不超过 30℃，相对湿度为 70% ~ 75%，商品安全水分为 12% ~ 14%。因白芷含淀粉、挥发油，故极易虫蛀、发霉及变色，贮藏期间定期检查。可采用埋藏保管法，即将库房地面垫高，铺上席子，放置一层麦糠，再摆一层白芷，如此交替堆放；或将干透的白芷，立着摆于大缸内，摆一层药材，盖一层干沙子，摆至将满，在顶部再覆盖 3 ~ 4 寸厚的干沙，然后盖上缸盖。

【功效】解表散寒，祛风止痛，宣通鼻窍，燥湿止带，消肿排脓。

百 合
LILII BULBUS

【来源】为百合科植物卷丹 *Lilium lancifolium* Thunb. 、百合 *Lilium brownii* F. E. Brown var. *viridulum* Baker 或细叶百合 *Lilium pumilum* DC. 的干燥肉质鳞叶。

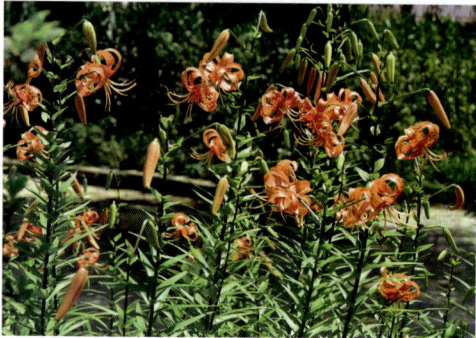

图 9 - 13　卷丹植物图

【原植物形态】

1. 卷丹　鳞茎近宽球形，鳞片宽卵形。茎高 0.8 ~ 1.5m，带紫色条纹，具白色绵毛。叶散生，先端有白毛，边缘有乳头状突起，有 5 ~ 7 条脉，上部叶腋有珠芽。花 3 ~ 6 朵或更多，蒴果狭长卵形。花期 7 ~ 8 月，果期 9 ~ 10 月（图 9 - 13）。

2. 百合　鳞茎球形，鳞茎瓣广展，无节，白色。茎高 0.7 ~ 1.5m，有紫色条纹，无毛。叶散生，有 3 ~ 5 条脉，具短柄。花 1 ~ 4 朵，蒴果矩圆形，有棱，具多数种子。花期 5 ~ 6 月，果期 9 ~ 10 月。

3. 细叶百合　鳞茎卵形或圆锥形，鳞片矩圆形或长卵形，白色。茎高 15 ~ 60cm。叶散生于茎中部，条形。花单生或数朵排成总状花序，鲜红色，蒴果矩圆形。花期 7 ~ 8 月，果期 9 ~ 10 月。

【产地】卷丹主产于江苏宜兴、吴江，及浙江湖州；百合主产于湖南隆回、邵阳，及江西；细叶百合主产于东北，及河南、山东、山西、甘肃等地区。全国有甘肃兰州、江苏宜兴、河南洛阳、湖南龙牙四大百合产地，除兰州外其他产地的百合味苦，以药用为主，兰州百合多食用。

【采收】生长 2 ~ 3 年即可采收，一般山地生长者第三年收获，水地生长者第二年收获，采收季节各地略有不同。江苏宜兴等地在 8 月上中旬采收；湖南、河南等地在秋季采收；兰州则在立冬前采收。当百合植株枯萎、地下鳞茎成熟时，选晴天采挖，这时采收的鳞茎产量高、质量好、耐贮藏，雨天或雨后均不宜采收。采收时挖起全株，除去茎秆，剪去须根，洗净泥土，即为鲜百合。采收的百合应及时运回室内，切不可在阳光下暴晒，以免外层鳞片干燥及变色。

【产地加工】百合产地加工包括剥片、泡片、晒片等程序。

1. 剥片　取鲜百合，在鳞茎基部横切一刀，使鳞片分离，也可用手剥。剥片时，由于品种不同，鳞片质地也不同，因此，不同的品种不宜混剥，同一品种也应按鳞片着生的位置，分外鳞片、中鳞片和芯片盛装，然后洗净沥干。

2. 泡片　水沸腾后，将预处理的鳞片下锅，每锅放入适量鳞片，以利于翻动，以水淹没鳞片为度。泡片时火力要均匀，每锅泡片时间为 5 ~ 10 分钟，当鳞片边缘柔软、背面有微裂时，迅速捞出，置清水中漂洗，洗去黏液再捞出沥干。每锅水一般可连续泡片 2 ~ 3 次，如水浑浊，即换水，否则影响鳞片色泽，降低质量。

3. 晒片　泡片漂洗后不能堆积，应及时摊晒。鳞片六成干时翻晒 1 次，直至全干。如过早翻晒，鳞片易碎、质量差。若遇阴天，应把鳞片摊放在室内通风处，切忌堆积，以防霉变，也可采用烘烤法烘干。

【药材性状】呈长椭圆形，长2~5cm，宽1~2cm，中部厚1.3~4mm。表面黄白色至淡棕黄色，有的微带紫色，有数条纵直平行的白色维管束。顶端稍尖，基部较宽，边缘薄，微波状，略向内弯曲。质硬而脆，断面较平坦，角质样。气微，味微苦（图9-14）。

【商品规格】百合多为统货，不分等级。亦有将百合按鳞片大小划分为大百合和米百合者，大百合长3~5cm；米百合长2~3cm，以上两种均为统货。

【质量要求】按《中国药典》规定，本品药材的水分不得过13.0%，总灰分不得过5.0%，水溶性浸出物不得少于18.0%。本品含百合多糖以无水葡萄糖（$C_6H_{12}O_6$）计，不得少于21.0%。

【包装与贮藏】一般用塑料袋与纸箱包装。百合宜贮藏于干燥容器内，常温下避光贮藏，防潮。百合富含淀粉，易虫蛀、受潮生霉、变色。吸潮品表面颜色变为深黄棕色，质地返软，手感滑润。贮藏期间，如发现温度过高或轻度霉变、虫蛀，应及时拆包摊晾，翻垛通风。

图9-14　百合药材图

【功效】养阴润肺，清心安神。

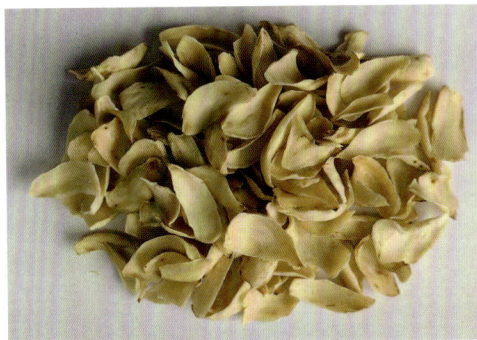

麦 冬 微课2
OPHIOPOGONIS RADIX

【来源】为百合科植物麦冬 *Ophiopogon japonicus*（L. f.）Ker-Gawl. 的干燥块根。

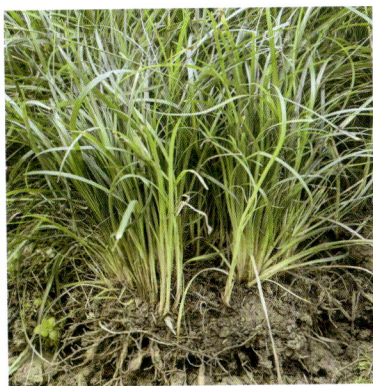

图9-15　麦冬植物图

【原植物形态】根较粗，中间或近末端常膨大成椭圆形或纺锤形的小块根，淡褐黄色；地下走茎细长；茎短，叶基生成丛，禾叶状，具3~7条脉，边缘具细锯齿。花葶长6~27cm，总状花序长2~5cm，具几朵至十几朵花；花单生或成对着生于苞片腋内；苞片披针形，先端渐尖；花梗长3~4mm；花被片常稍下垂而不展开，披针形，白色或淡紫色；花药三角状披针形；花柱较粗，基部宽阔，向上渐狭；种子球形；花期5~8月，果期8~9月（图9-15）。

【产地】主产于四川三台、江油、南部、遂宁，浙江慈溪、余姚、萧山、杭州等地，广西、贵州、云南、安徽、湖北、福建等地也产。以四川、浙江为道地产区。四川产的亦称为川麦冬，浙江产的称为杭麦冬。

【采收】川麦冬于栽培后的第二年4月采收，杭麦冬于栽培后第三年或第四年4月中旬至5月上旬（即生长足2~3年）采收。采收时选择晴天，用锄或犁翻耕20~25cm，掘出，抖尽泥土，运回加工。

【产地加工】川麦冬产地加工方法：将洗净的麦冬摊放，暴晒，水气干后，用手搓揉，晾晒，反复5~6次，直至去掉须根为止或当麦冬彻底干燥后，用机械滚动去掉须根，用风车或筛子除去根须和杂质。也可采用烘干法进行加工，将洗净的麦冬置特制烘炕上，先垫上竹帘，再放上麦冬，厚约15cm，上盖薄麻布，温度控制在50~60℃，烘3~4小时翻动一次，如此烘炕、翻动，2~3天即可干燥。在烘炕过程中，升温不宜太快、太高，以防烘焦，最后剪去须根即可。

杭麦冬产地加工方法：将已洗净的带须根的麦冬薄摊于竹匾，经数次暴晒和堆集逐步干燥。一般是：第一次晒3~5天，堆集2~3天，此时外燥内潮，堆集使其还性；第二次再晒3~5天，堆集3~4天；第三次晒4~5天，堆集6~7天，此时干度约在八成以上，剪去须根，继续堆晒至干燥，修去两端残存须根，再复晒一次。如遇阴雨天，可用40~50℃微火烘15~20小时，取出放几天反润，再烘干。麦冬在产地加工中应注意：鲜货时，必须洗净至洁白，否则干燥后商品色黄；须根不宜过早修除，待麦冬干燥至八成干后修除，因须根能起到排潮的作用，促使麦冬内外均匀快速干燥，过早地修去须根，不仅延长干燥时间，麦冬两端也易变质，影响颜色；装件时必须晒至全干，否则易泛油变色。

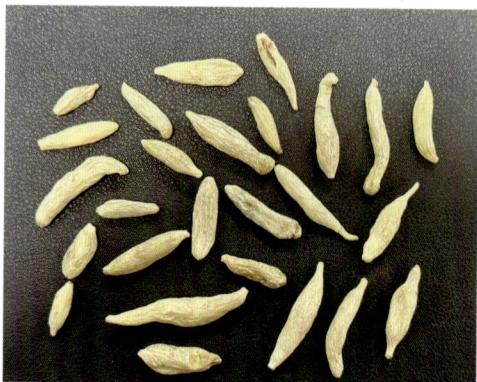

图9-16 麦冬药材图

【药材性状】呈纺锤形，两端略尖，长1.5~3cm，直径0.3~0.6cm。表面淡黄色或灰黄色，有细纵纹。质柔韧，断面黄白色，半透明，中柱细小。气微香，味甘、微苦（图9-16）。

【商品规格】分为川麦冬、杭麦冬两个规格，商品按每50g粒数均分为三个等级。

1. 川麦冬 纺锤形，半透明。表面淡白色，断面牙白色，木质心细软，味微甜，嚼之少黏性。

（1）一等 干货，每50g 190粒以内，无须根、乌花、油粒、杂质、霉变。

（2）二等 干货，每50g 300粒以内；余同一等。

（3）三等 干货，每50g 300粒以外，最小不低于麦粒大，间有乌花、油粒不超过10%；余同一等。

2. 杭麦冬 纺锤形，半透明体，表面黄白色。质柔韧，断面牙白色，有木质心。味微甜，嚼之有黏性。

（1）一等 干货，每50g 150粒以内，无须根、油粒、烂头、枯子、杂质、霉变。

（2）二等 干货，每50g 280粒以内；余同一等。

（3）三等 干货，每50g 280粒以外，最小不低于麦粒大，油粒、烂头不超过10%；余同一等。

【质量要求】按《中国药典》规定，本品药材的水分不得过18.0%，总灰分不得过5.0%。水溶性浸出物不得少于60.0%。本品含麦冬总皂苷以鲁斯可皂苷元（$C_{27}H_{42}O_4$）计，不得少于0.12%。

【包装与贮藏】常用木箱或纸箱包装。贮藏于阴凉通风干燥处，大量时贮存于冷库。麦冬含大量的黏液质，质地柔润，味甜发黏，受潮极易生霉、虫蛀、泛油。在贮藏期间若发现内部发热时，应迅速摊晾，使热气散发。泛油后，体质变软，表面有油样物质，重压后板结成块、严重影响质量。贮藏期间应定期检查，注意通风散热。

【功效】养阴生津，润肺清心。

杜　仲 📱微课3

EUCOMMIAE CORTEX

【来源】为杜仲科植物杜仲 *Eucommia ulmoides* Oliv. 的干燥树皮。

【原植物形态】落叶乔木，树干端直，树冠卵形密集，冬芽卵形，外被鳞片；单叶互生，椭圆形或椭圆状卵形，边缘有锯齿，正面光滑，背面脉上有毛，用手撕开，叶片有白胶丝；花单性，雌雄异株，单生于小枝下部；雄花有短梗，花药条形，花丝短；雌花也有短梗，子房狭长；翅果狭长，椭圆形，种子1粒；花期3~4月，果期5~11月（图9-17）。

【产地】主产于四川、贵州、云南、陕西、湖北、河南等地，全国大部分地区均有栽培。

【采收】杜仲定植后生长 15~20 年，可进行剥皮。一般于 4~6 月进行。分为砍树剥皮和活树剥皮两种。

1. 砍树剥皮 砍树剥皮又称全部剥皮法，是传统的剥皮方法。剥皮时，先在地面处锯一环状切口，深达茎的木质部，按商品规格所需长度向上量，再锯一环状切口，并用利刀纵割一刀，剥下树皮，然后砍倒树木，按前法继续剥皮，剥完为止。

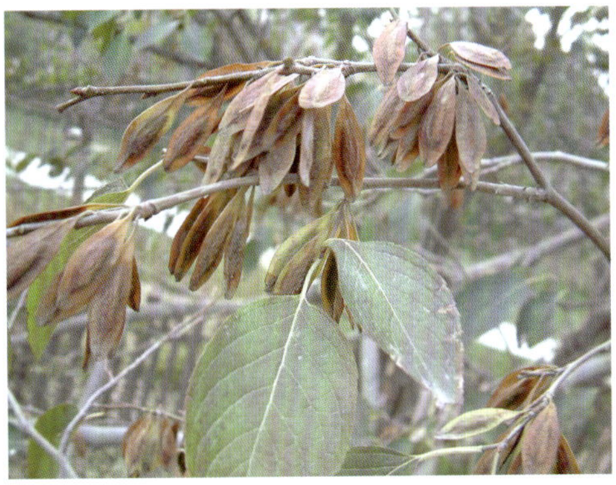

2. 活树剥皮 传统的砍树剥皮使杜仲资源日益减少。活树剥皮可缩短杜仲树皮生长利用周期，保护和增加药材资源。活树剥皮又可分为环状全剥和带状剥皮两种。

图 9-17 杜仲植株图

（1）环状全剥 先在枝下或距根际 10~20cm 处环切 1 周，切口的深度以割断韧皮部而不损伤木质部为宜，再于两环剖圈间浅浅地纵切 1 刀。从上切口处轻轻撬起树皮，慢慢撕开，切勿使刀片、手指等触及割面，避免碰伤形成层，致感染病菌。为使剥面加速形成新皮，需保持湿润，避免病虫害侵袭，剥皮后，随即用 2,4-D 或萘乙酸加赤霉素处理剥面，同时用透明塑料薄膜包扎，上紧下松，以利排水，同时注意尽量减少薄膜与木质部的接触面积。

（2）带状剥皮 在主干垂直、对称地剥下 2 块带状的皮，或垂直剥下半周带状树皮，待新皮形成并长至与原皮厚度相同时，再次剥下另一半的树皮，每 3 年可剥 1 次。这种剥皮方法虽然皮张规格较小，但因剥后有营养输送带的存在，对树木生长发育影响较小，比较安全可靠，即使新皮不能再生，也不会导致树木死亡。

【产地加工】将剥下的树皮用开水烫后，一层层地紧密重叠置于用稻草垫底的平地上，加盖木板，上压重物使其平整，四周用稻草或麻袋、旧棉絮等围紧，使其"发汗"1 周，树皮内面由白转为棕褐色或紫褐色，即达到发汗要求。取出晒干压平，用刮刀刮去外表粗皮，后用棕刷刷尽泥灰，即成商品。

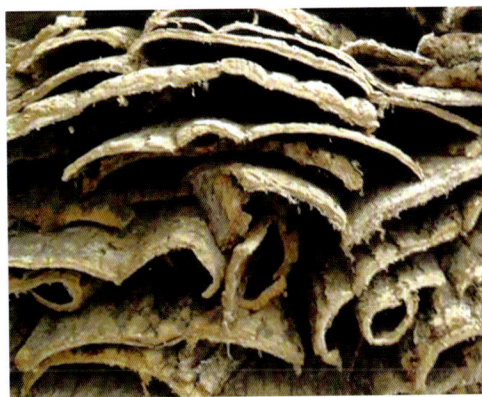

图 9-18 杜仲药材图

【药材性状】呈板片状或两边稍向内卷，大小不一，厚 3~7mm。外表面淡棕色或灰褐色，有明显的皱纹或纵裂槽纹，有的树皮较薄，未去粗皮，可见明显的皮孔。内表面暗紫色，光滑。质脆，易折断，断面有细密、银白色、富弹性的橡胶丝相连。气微，味稍苦（图 9-18）。

【商品规格】平板状，两端切齐，去净粗皮，表面呈灰褐色，里面黑褐色，质脆。断处有胶丝相连。商品分为四等。

特等：干货。整张长 70~80cm，宽 50cm 以上，厚 7mm 以上，碎块不超过 10%。无卷形、杂质、霉变。

一等：干货。整张长 40cm，宽 40cm 以上，厚 5mm 以上，碎块不超过 10%。无卷形、杂质、霉变。

二等：干货。板片状或卷曲状，整张长 40cm 以上，宽 30cm 以上，碎块不超过 10%。无杂质、霉变。

三等：干货。厚不小于2mm，包括枝皮、根皮、碎块，均属此等。无杂质、霉变。

【质量要求】按《中国药典》规定，本品药材的醇溶性浸出物不得少于11.0%。以高效液相色谱法测定，本品含松脂醇二葡萄糖苷（$C_{32}H_{42}O_{16}$）不得少于0.10%。

【包装与贮藏】多用麻袋或竹席包装或按块张大小，用绳打成扁捆。置于阴凉干燥通风处贮藏，防止受潮、发霉、变质与虫蛀。入库贮藏前，进行严格质量检查，避免雨淋、水浸污染。平时注意保持环境整洁、干燥。本品质脆，易折断，要注意避免重压。

【功效】补肝肾，强筋骨，安胎。

佛 手 微课4

CITRI SARCODACTYLIS FRUCTUS

【来源】为芸香科植物佛手 *Citrus medica* L. var. *sarcodactylis* Swingle 的干燥果实。

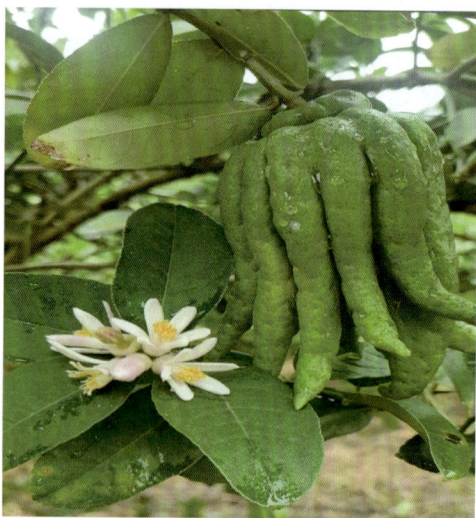

图 9 – 19　佛手植株图

【原植物形态】灌木或小乔木。新生嫩枝、芽及花蕾均暗紫红色，茎枝多刺；单叶，稀兼有单身复叶，叶片椭圆形或卵状椭圆形，叶缘有浅钝裂齿；总状花序，兼有腋生单花；花两性；花瓣5片，雄蕊30~50枚，花柱粗长，柱头头状；果实手指状肉条形，果皮淡黄色，粗糙，果皮甚厚，难剥离，内皮白色或略淡黄色，味酸或略甜，有香气；通常无种子。花期4~5月，果期10~11月（图9–19）。

【产地】主产四川、云南、广东、福建等地。产于四川以及云南等地者，称川佛手；产于广东者，称广佛手；产于福建者，称建佛手。

【采收】佛手栽后4~5年开始开花结果，果实从8月起陆续成熟，当果皮由绿开始变浅黄绿色时，表面细孔消失，皮色嫩薄而呈现亮光时即可选晴天采收，到冬季采完为止。

【产地加工】采回果实后，将果实纵切成4~7mm的薄片，摊于竹席或干净水泥晒场上晒干或烘干。

【药材性状】呈类椭圆形或卵圆形的薄片，常皱缩或卷曲，长6~10cm，宽3~7cm，厚0.2~0.4cm。顶端稍宽，常有3~5个手指状的裂瓣，基部略窄，有的可见果梗痕。外皮黄绿色或橙黄色，有皱纹和油点。果肉浅黄白色或浅黄色，散有凹凸不平的线状或点状维管束。质硬而脆，受潮后柔韧。气香，味微甜后苦（图9–20）。

【商品规格】商品分川佛手、广佛手、建佛手。均为统货。

【质量要求】按《中国药典》规定，本品药材的水分不得过15.0%，醇溶性浸出物不得少于10.0%。以高效液相色谱法测定，本品含橙皮苷（$C_{28}H_{34}O_{15}$）不得少于0.030%。

【包装与贮藏】以木箱、麻袋或缸盛装。置阴凉干燥处，

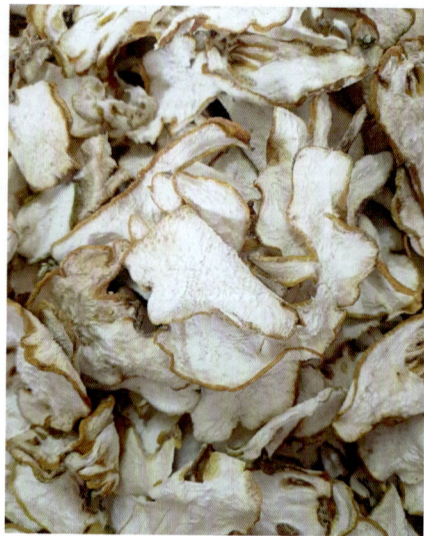

图 9 – 20　佛手药材图

防霉，防蛀。佛手受潮易虫蛀、发霉，受热易走失芳香。量少时，可用纸包好放于石灰缸内存。可用气调密闭贮藏，不仅能防虫、防霉，也能保持香气。如有条件最好冷藏。在木箱或麻袋内衬防潮纸或塑料薄膜有利于贮存，真空密封或无菌包装可保质久贮。

【功效】疏肝理气，和胃止痛，燥湿化痰。

青　蒿
ARTEMISIAE ANNUAE HERBA

【来源】为菊科植物黄花蒿 *Artemisia annua* L. 的干燥地上部分。

【原植物形态】一年生草本；植株有浓烈的挥发性香气。根单生，垂直，狭纺锤形；茎单生，高 100~200cm，有纵棱，幼时绿色，后变褐色或红褐色，多分枝；茎、枝、叶两面及总苞片背面无毛或初时背面微有极稀疏短柔毛，后脱落无毛。叶纸质，绿色；头状花序球形，多数，有短梗，下垂或倾斜；总苞片 3~4 层，内、外层近等长，外层总苞片长卵形或狭长椭圆形，中肋绿色，边膜质，中层、内层总苞片宽卵形或卵形，花序托凸起，半球形；花深黄色。瘦果小，椭圆状卵形，略扁。花果期 8~11 月（图 9-21）。

【产地】青蒿广泛分布于全国各地，但药材多来源于南方地区，质量较好。

【采收】传统于秋季花盛开（一般为 9 月中下旬）时采割。从利用的有效部位叶子的产量和青蒿素含量来看，则以初蕾期采收效果最好、产量高、青蒿素含量也高，并应选择晴天采收，割取后去除老茎。

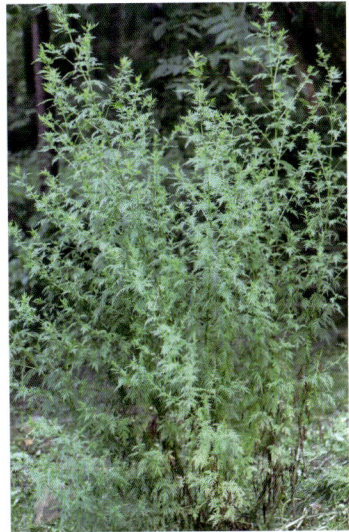

图 9-21　青蒿原植物图

【产地加工】青蒿加工方法简单，可晒干或阴干，以晒干者青蒿素含量高。收割时砍倒主秆，在大田晒 1 天，第二天收起在晒场晒干。严禁将枝秆等粗杂物或其他杂草树叶混入蒿叶，以保证青蒿原料质量。特别注意如采收期间遇天气阴雨应及时摊开，低温缓缓烘干，防止蒿叶霉烂损失。

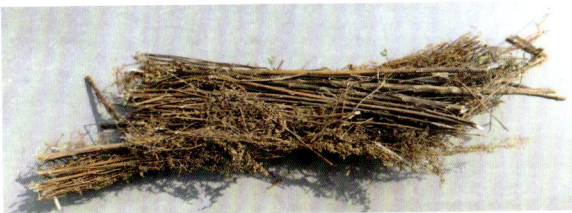

图 9-22　青蒿药材图

【药材性状】本品茎呈圆柱形，上部多分枝，长 30~80cm，直径 0.2~0.6cm；表面黄绿色或棕黄色，具纵棱线；质略硬，易折断，断面中部有髓。叶互生，暗绿色或棕绿色，卷缩易碎，完整者展平后为三回羽状深裂，裂片和小裂片矩圆形或长椭圆形，两面被短毛。气香特异，味微苦（图 9-22）。

【商品规格】根据叶片和枝条的多少分为选货和统货。选货：叶片较多，枝条较少且以小枝居多。统货：叶片少，色泽不均匀，枝条大小不一。

【质量要求】按《中国药典》规定，本品药材的水分不得过 14.0%。总灰分不得过 8.0%。照醇溶性浸出物测定法项下的冷浸法测定，用无水乙醇作溶剂，浸出物不得少于 1.9%。

【包装与贮藏】青蒿包装通常使用一般编织袋、麻袋或纸箱包装，包装前应对青蒿的干燥程度进行检查，并清除杂质与异物。本品富含挥发油，贮藏期间防止香味走失，应置阴凉、通风、干燥处，不使其受潮。若遇到发热现象应及时晾晒，防止霉烂。

【功效】清虚热，除骨蒸，解暑热，截疟，退黄。

厚 朴
MAGNOLIAE OFFICINALIS CORTEX

【来源】 为木兰科植物厚朴 *Magnolia of ficinalis* Rehd. et Wils. 或凹叶厚朴 *Magnolia of ficinalis* Rehd. et Wils. var. *biloba* Rehd. et Wils. 的干燥干皮、根皮及枝皮。

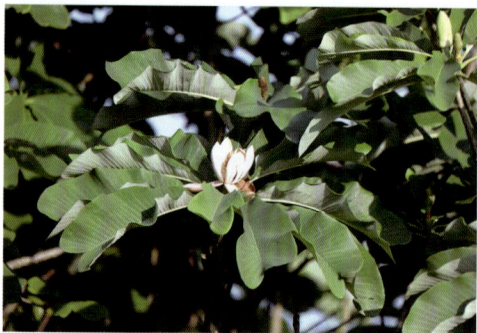

图 9-23 凹叶厚朴植物图

【原植物形态】 落叶乔木，高达 20m；树皮厚，褐色，不开裂；小枝粗壮，淡黄色或灰黄色，幼时有绢毛；顶芽大，狭卵状圆锥形，无毛。叶大，近革质，长圆状倒卵形，上面绿色，无毛，下面灰绿色，被灰色柔毛，有白粉；叶柄粗壮，托叶痕长为叶柄的 2/3。花白色，芳香；花梗粗短，被长柔毛，长圆状倒卵形，盛开时常向外反卷，内两轮白色，倒卵状匙形，基部具爪，花盛开时中内轮直立。聚合果长圆状卵圆形，长 9～15cm；菁葖具长 3～4mm 的喙；种子三角状倒卵形，长约 1cm。花期 5～6 月，果期 8～10 月（图 9-23）。

【产地】 主产于四川万源、都江堰，重庆石柱，湖北恩施、宜昌、利川等地。四川、湖北等地产量大，质量优，其产品又称川朴、紫油厚朴。浙江、福建产者称温朴。此外，湖南、江西、贵州、安徽、云南、广西、广东等地也产。多为人工栽培品。

【采收】

1. 采收时间 剥取树龄 15 年以上的树干皮、根皮及枝皮。无论是一次性伐树剥皮还是环剥再生剥皮，都以在生长较快的 5～6 月最适宜，此时形成层细胞分裂较快，皮部组织发育旺盛，薄壁细胞富含水分，皮部与木质部之间疏松，易于剥皮。

2. 采收方法 一般有条形剥取法、环形剥取法和半环形剥取法等方法，但现在多采用砍树法，砍树留蔸，第二年可再生许多幼苗，利于扶植成树。

（1）环形剥取法 剥皮时多采用此方法，即在离地面 6～7cm 的茎基部环剥一圈，深至木质部，再向上距离 0.4～0.7m 处复切一环，两环之间顺干垂直切一刀，另用小刀挑开切口，将竹片插入垂直割线的左右，将树皮掀开，以双手左右插进，将树皮掀下，从下至上依次剥取干皮与枝皮。

（2）条形剥取法和半环形剥取法 其方法与环形剥取法大致相同，仅剥取树皮的形状不同，此两种方法在不砍树的情况下可连续几年割取，有利于树皮的再生，直到树龄达到 30 年左右后再砍树取皮，值得推广。剥皮过程中尽量不要污染形成层，被剥处用塑料薄膜包扎，以保护形成层。1 个月左右待新皮长出，即可去掉塑料薄膜。第二年又可按上述方法在其他部位剥皮。

3. 采割部位

（1）筒朴（也称干朴） 在树干上，从下到上依次量 70cm 长，将树皮一段段切割剥皮，自然卷成筒状（单卷或双卷），以大套小，平放于容器中，以免汁液从切口处流失。

（2）蔸朴 在树基部 3～5cm 处向上 45～75cm 处，环切树皮至形成层，再纵切一刀剥皮，近根部的一端稍大、如喇叭口，习称"靴筒朴"。

（3）根朴 为树根的皮。多呈单筒或不规则块片状，弯曲似鸡肠者习称"鸡肠朴"。挖起全根后再剥皮。

（4）枝朴 为树枝的皮。采割方法同筒朴，多为单筒状。

【产地加工】

1. 川朴 将采收的枝皮和根皮直接阴干，干皮则置沸水中略煮至柔软后取出，用青草塞住两端，直立堆置阴湿处，覆盖湿草、棉絮、麻袋等使之发汗 2～4 天，至内表面变为紫褐色或棕褐色后摊开，再蒸软后，卷成双筒或单筒状，再阴干或于 60℃ 以内烘干（不能暴晒，以免使有效成分挥发）。

2. 温朴　将采回的厚朴放于室内，离地 0.3～1m 高搭一架子，按不同规格分别堆放风干。在干燥过程中要经常翻动，以免发霉，忌暴晒。

3. 精加工

（1）出口厚朴　选外观完整、卷紧实、不破裂、长度符合要求、皮质厚的厚朴，刮净表面地衣与栓皮，将两头分别浸润软后，纵切成丝，宽 0.2～0.3cm。用月牙形弯刀将朴丝修平整，用红线将两端扎紧。将扎紧的厚朴丝放于阴凉干燥通风处，自然干燥后分规格包装。

（2）"盘香片"　为卷曲的筒朴经加工后横切的薄片，内径小于 1cm，片厚 0.2～0.3cm。一般用二等单筒或双筒厚朴，要求无裂缝，厚度为 0.2～0.4cm。将厚朴置锅中水煮，一般为 20 小时，且加辅料。配料为鲜姜 10%、青皮 50%、紫苏 5%。煮透后平推开，除去杂质，推卷结实，两头扎紧，凉风略干，再次煮软。第二次煮软后，边取边切，片厚 0.2～0.3cm，切后卷成筒状后晾晒至六七成干，再烘干（不过 60℃），干后用白纸包扎，装箱。

【药材性状】

1. 筒朴（干皮）　呈卷筒状或双卷筒状，长 30～35cm，厚 0.2～0.7cm；外表面灰棕色或灰褐色，粗糙，有粗糙栓皮呈鳞片状，较易剥落，有明显椭圆形皮孔和纵皱纹，有的可见灰白色的地衣斑。刮去粗皮者显黄棕色。内表面紫棕色或深紫褐色，较平滑，具细密纵纹，划之显油痕，有的可见多数小亮星。质坚硬，纵向折断可见断面分层，外层呈粗颗粒状，易折断，呈灰棕色，内层呈纤维状，不易折断，呈紫褐色或棕色，有油性。气香，味辛辣、微苦（图 9 - 24）。

2. 蔸朴　近根部的干皮似靴形，习称"靴筒朴"。长 13～25cm，厚 0.3～0.8cm，一端呈卷筒状，另一端展开如喇叭口，表面与筒朴相似但较粗糙，内表面较油润，断面紫棕色，颗粒状纤维性不明显，香味较浓，辛辣味比筒朴浓。

3. 耳朴　为枝干的树皮。呈块片状或半卷形，长短不一，多似耳状，其余同筒朴。

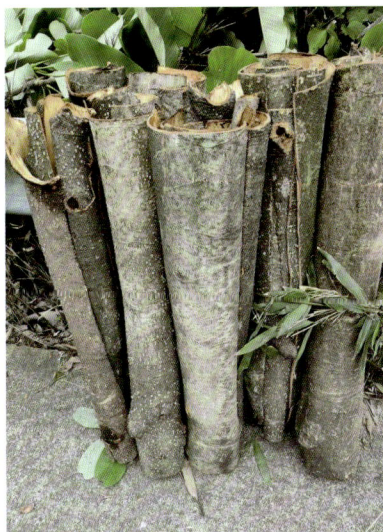

图 9 - 24　厚朴鲜药材图

4. 根朴（根皮）　呈单筒状或不规则块片；有的弯曲似鸡肠，扭曲不直，长 50～80cm，习称"鸡肠朴"。表面土黄色或灰褐色，内表面深紫色，多有闪亮的小星点。质硬，较易折断，断面纤维性。

5. 枝皮（枝朴）　呈单筒状，长 10～20cm，厚 0.1～0.2cm。内外表面性状与筒朴相似，但气味较淡。质地同根朴。

【商品规格】

1. 温朴筒朴规格标准

（1）一等　干货。卷成单筒或双筒，两端平齐。表面灰棕色或灰褐色，有纵皱纹，内面深紫色或紫棕色，平滑，质坚硬。断面外侧灰棕色，内侧紫棕色。颗粒状。气香、味苦辛。筒长 40m，重 800g 以上。无青苔、杂质、霉变。

（2）二等　干货。卷成单筒或双筒，两端平齐。表面灰褐色或灰棕色，有纵皱纹。内面深紫色或紫棕色，平滑，质坚硬。断面外侧灰棕色，内侧紫棕色，颗粒状，气香，味辛苦。筒长 40cm，重 500g 以上。无青苔、杂质、霉变。

（3）三等　干货。卷成单筒或双筒，两端平齐。表面灰褐色或灰棕色，有纵皱纹。内面紫棕色，平滑，质坚硬。断面紫棕色，气香，味苦辛。筒长 40cm，重 200g 以上。无青苔、杂质、霉变。

（4）四等　干货。凡不合以上规格者以及碎片、枝朴，不分长短、大小，均属此等。无青苔、杂质、霉变。

2. 川朴筒朴规格标准

（1）一等　干货。卷成单筒或双筒，两端平齐。表面黄棕色，有细密纵皱纹，内面紫棕色，平滑，划之显油痕，质坚硬。断面外侧黄棕色，内侧紫棕色，显油润，纤维少。气香、味苦辛。筒长 40cm，不超过 43cm，重 500g 以上。无青苔、杂质、霉变。

（2）二等　干货。卷成单筒或双筒，两端平齐。表面黄棕色，有细腻的纵皱纹。内面紫棕色，平滑，划之显油痕，质坚硬。断面外侧黄棕色，内侧紫棕色，显油润，纤维少。气香、味苦辛。筒长 40cm，不超过 43cm，重 200g 以上。无青苔、杂质、霉变。

（3）三等　干货。卷成单筒或双筒，两端平齐。表面黄棕色，有细腻的纵皱纹。内面紫棕色，平滑，划之显油痕，质坚硬。断面外侧黄棕色，内侧紫棕色，显油润，纤维少。气香、味苦辛。筒长 40cm，不超过 43cm，重不低于 100g。无青苔、杂质、霉变。

（4）四等　干货。凡不合以上规格者以及碎片、枝朴，不分长短、大小，均属此等。无青苔、杂质、霉变。

3. 蔸朴规格标准

（1）一等　干货。为靠近根部的干皮和根皮，似靴形，上端呈筒形，表面粗糙，灰棕色或灰褐色内面深紫色。下端呈喇叭口状，显油润。断面紫棕色颗粒状，纤维性不明显。气香、味苦辛。块长 70cm 以上，重 2000g 以上。无青苔、杂质、霉变。

（2）二等　干货。为靠近根部的干皮和根皮，似靴形。上端呈单卷筒形，表面粗糙，灰棕色或灰褐色。内面深紫色，下端呈喇叭口状，显油润。断面紫棕色，纤维性不明显。气香、味苦辛。块长 70cm 以上，重 2000g 以下。无青苔、杂质、霉变。

（3）三等　干货。为靠近根部的干皮和根皮，似靴形，上端呈单卷筒形，表面粗糙，灰棕色或灰褐色。内面深紫色。下端呈喇叭口状，显油润。断面紫棕色，纤维很少。气香、味苦辛。块长 70cm 以上，重 500g 以上。无青苔、杂质、霉变。

4. 耳朴规格标准　统货：干货。为靠近根部的干皮，呈块片状或半卷形，多似耳状。表面灰棕色或灰褐色，内面淡紫色。断面紫棕色，显油润，纤维性少。气香、味苦辛。大小不一。无青苔、杂质、霉变。

5. 根朴规格标准

（1）一等　干货。呈卷筒状长条。表面土黄色或灰褐色，内面深紫色，质韧，断面油润。气香，味苦辛。条长 70cm，重 400g 以上。无木心、须根、杂质、霉变。

（2）二等　干货。呈卷筒状或长条状，形弯曲似盘肠。表面土黄色或灰褐色，内面紫色。质韧，断面略显油润。气香、味苦辛。长短不分，每枝 40g 以上。无木心、须根、泥土等。

备注：①厚朴沿历史分为温朴、川朴两类。温朴主要为福建、浙江等地所产的厚朴，川朴主产于四川、云南、贵州、湖北、湖南、江西、安徽等地。耳朴、根朴为共同标准，不分温、川；②树蔸上下的根、干皮各地名称相同，如脑朴、靴朴等。现统称为蔸朴，脑朴与耳形相似，名为耳朴；③为保护资源、提高质量，胸直径在 12cm 以下的幼树应严禁砍剥。

【质量要求】按《中国药典》规定，本品药材的水分不得过 15.0%，总灰分不得过 7.0%，酸不溶性灰分不得过 3.0%。照高效液相色谱法测定，含厚朴酚（$C_{18}H_{18}O_2$）与和厚朴酚（$C_{18}H_{18}O_2$）的总量不得少于 2.0%。

【包装与贮藏】包装一般为外套麻袋的压缩打包件。贮于阴凉、干燥、通风处。本品易散味，高温、高湿季节前，可按垛密封贮藏。

【功效】燥湿消痰，下气除满。

重 楼
PARIDIS RHIZOMA

【来源】为百合科植物云南重楼 *Paris polyphylla* Smith var. *yunnanensis*（Franch.）Hand. – Mazz. 或七叶一枝花 *Paris polyphylla* Smith var. *chinensis*（Franch.）Hara 的干燥根茎。

【原植物形态】植株高 35～100cm，无毛；根状茎粗厚，外面棕褐色，密生多数环节和许多须根。茎通常带紫红色，基部有灰白色干膜质的鞘 1～3 枚。叶矩圆形、椭圆形或倒卵状披针形，先端短尖或渐尖，基部圆形或宽楔形；叶柄明显，带紫红色。外轮花被片绿色，狭卵状披针形；内轮花被片狭条形，通常比外轮长；雄蕊 8～12 枚；子房近球形，具棱，顶端具一盘状花柱基。蒴果紫色。种子多数，具鲜红色多浆汁的外种皮。花期 4～7 月，果期 8～11 月（图 9－25）。

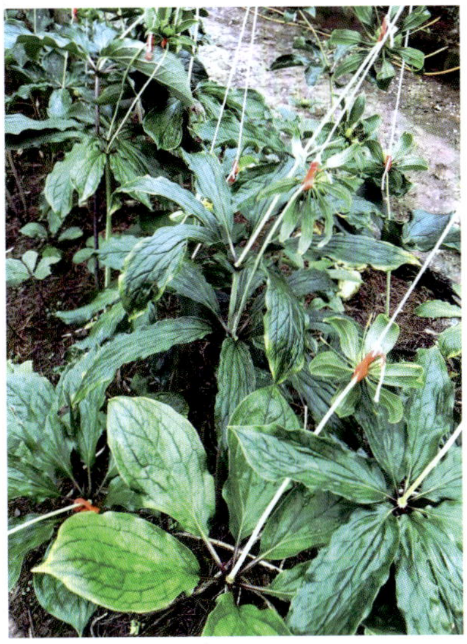

【产地】产于西藏（东南部）、云南、四川和贵州。

【采收】以种子育苗栽种的重楼，一般 7 年以上才能采挖根茎入药，而以根茎切块育苗栽培的重楼，则 3 年即可。待重楼地上茎枯萎后，就可以选择在晴天采挖。采挖期一般在冬季倒苗后至次年出苗前，即当年 11 月至翌年 3 月之间。重楼根茎大多生长在表土层，容易采挖，但还是要注意保持根茎的完整性。

图 9－25 云南重楼植物图

采挖时先割除茎留叶，然后用锄头从侧面挖出根茎，抖去泥土。为了使重楼可持续栽培，可以将最顶端带芽的节切下继续栽培，后端的部分用于加工入药。

【产地加工】重楼进行初加工时，先清除根茎上的须根，然后用清水将根茎刷洗干净，最好趁鲜切片，片厚2～3mm，晒干即可。如遇到长时间阴天，可在50℃左右的温度下微火烘干，避免糊化。由于目前重楼价格较高，伪品较多，为了保持外部可见的性状鉴别特征，一般不切片，仍然保留完整的重楼块根形态，洗净后晾干或晒干即可。

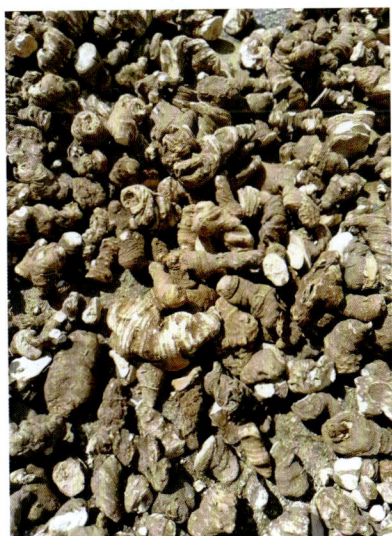

图 9－26 重楼药材图

【药材性状】本品呈结节状扁圆柱形，略弯曲，长 5～12cm，直径 1.0～4.5cm。表面黄棕色或灰棕色；外皮脱落处呈白色；密具层状突起的粗环纹，一面结节明显，结节上具椭圆形凹陷茎痕，另一面有疏生的须根或疣状须根痕。顶端具鳞叶和茎的残基。质坚实，断面平坦，白色至浅棕色，粉性或角质。气微，味微苦、麻（图 9－26）。

【商品规格】以根条肥大，质坚实，断面白色，粉性足者为佳。

【质量要求】按《中国药典》规定，本品药材水分不得过 12.0%，总灰分不得过 6.0%，酸不溶性灰分不得过 3.0%。按高效液相色谱法测定，含重楼皂苷 I（$C_{44}H_{70}O_{16}$）、重楼皂苷 II（$C_{51}H_{82}O_{20}$）和重楼皂苷 VII（$C_{51}H_{82}O_{21}$）的总量不得少于 0.60%。

【包装与贮藏】用符合国家有关卫生要求，无毒聚丙烯塑料纺织袋包装，每袋包装物上应标明：药材生产单位名称、品名、产地、规格、等级、净重、毛重、生产日期或批号、执行标准、包装日期，并附质量检验合格证等。仓库必须保持阴凉、干燥、通风、避光、防虫。

【功效】清热解毒，消肿止痛，凉肝定惊。

独 活
ANGELICAE PUBESCENTIS RADIX

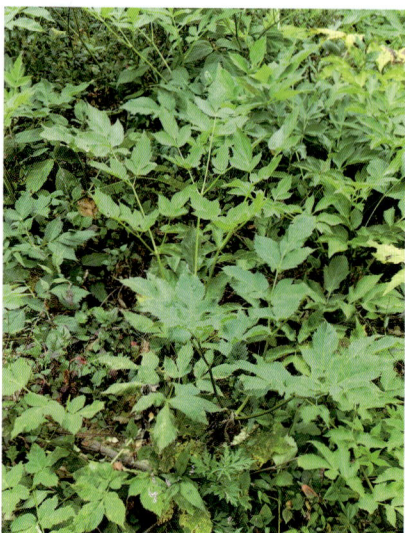

图 9 – 27 独活原植物图

【来源】为伞形科植物重齿毛当归 *Angelica pubescens* Maxim. f. *biserrata* Shan et Yuan 的干燥根。

【原植物形态】多年生高大草本。根类圆柱形，有特殊香气。茎高 1 ～ 2m，中空，常带紫色，光滑或稍有浅纵沟纹，上部有短糙毛。叶二回三出式羽状全裂，宽卵形；复伞形花序顶生和侧生，密被短糙毛；总苞片，长钻形，有缘毛，早落；伞形花序；小总苞片 5 ～ 10 片，阔披针形，背面及边缘被短毛。花白色，无萼齿。果实椭圆形，侧翅与果体等宽或略狭，背棱线形，隆起。花期 8 ～ 9 月，果期 9 ～ 10 月（图 9 – 27）。

【产地】重庆（巫山、巫溪）、湖北（恩施、巴东）、江西（庐山）、安徽、浙江（天目山）、甘肃平凉等。

【采收】春初苗刚发芽或秋末茎叶枯萎时采挖，除去须根和泥沙。

【产地加工】烘至半干，堆置 2 ～ 3 天，发软后再烘至全干。

【药材性状】本品根略呈圆柱形，下部 2 ～ 3 分枝或更多，长 10 ～ 30cm。根头部膨大，圆锥状，多横皱纹，直径 1.5 ～ 3cm，顶端有茎、叶的残基或凹陷。表面灰褐色或棕褐色，具纵皱纹，有横长皮孔样突起及稍突起的细根痕。质较硬，受潮则变软，断面皮部灰白色，有多数散在的棕色油室，木部灰黄色至黄棕色，形成层环棕色。有特异香气，味苦、辛、微麻舌（图 9 – 28）。

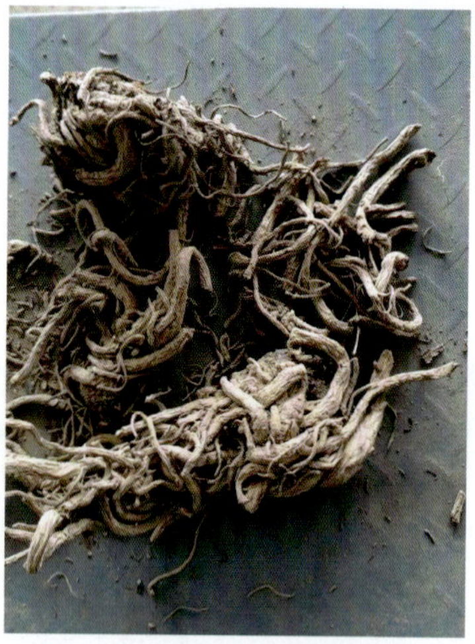

【商品规格】根据市场流通情况，按照支根、须根情况等分为"统货"和"选货"两个等级。

【质量要求】按《中国药典》规定，本品药材的水分不得超过 10.0%，总灰分不得过 8.0%，酸不溶性灰分不得过 3.0%。按高效液相色谱法测定，含蛇床子素（$C_{15}H_{16}O_3$）不得少于 0.50%，含二氢欧山芹醇当归酸酯（$C_{19}H_{20}O_5$）不得少于 0.080%。

【包装与贮藏】包装物应清洁、干燥、无毒、无污染。竹篓、竹筐包装，内衬席片、荷叶，每件 100 ～ 150kg。也可选用编织袋或瓦楞纸箱，使用瓦楞纸箱应加内衬防潮纸。仓库应清洁卫生、干燥、通风，不得与有害物品混合存放，贮存期间应定期检查，防止受潮、霉变、走油及虫害。

图 9 – 28 独活药材图

【功效】祛风除湿，通痹止痛。

黄 连
COPTIDIS RHIZOMA

【来源】为毛茛科植物黄连 *Coptis chinensis* Franch. 三角叶黄连 *Coptis deltoidea* C. Y. Cheng et Hsiao

或云连 *Coptis teeta* Wall. 的干燥根茎。

【原植物形态】 根状茎黄色，常分枝，密生多数须根。叶有长柄；叶片稍带革质，卵状三角形；叶柄长 5~12cm，无毛。花葶 1~2 条，高 12~25cm；二歧或多歧聚伞花序有 3~8 朵花；苞片披针形，三或五羽状深裂；萼片黄绿色，长椭圆状卵形；花瓣线形或线状披针形，顶端渐尖，中央有蜜槽；雄蕊约 20 枚，花药长约 1mm，花丝长 2~5mm；心皮 8~12 枚，花柱微外弯。蓇葖长 6~8mm，柄约与之等长；种子 7~8 粒，长椭圆形，长约 2mm，宽约 0.8mm，褐色。2~3 月开花，4~6 月结果（图 9-29）。

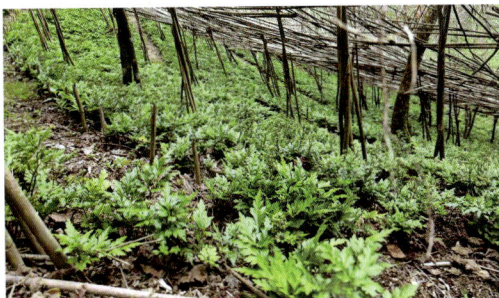

图 9-29　黄连原植物图

【产地】 味连主产于重庆石柱、南川，湖北恩施、建始、巴东等地，产量大，因其位于长江南岸，称"南岸连"；主产于重庆巫山、巫溪，及湖北房县、秭归、巴东北部等地称"北岸连"。雅连主产于四川峨眉、洪雅、乐山、雷波等地。云连主产于云南德钦、维西、腾冲等地。

【采收】 栽培味连，移苗定植后 5 年可采收；雅连移苗定植后低海拔 4 年可采，高海拔需 5 年可采；云连移苗定植 3 年后才能形成根茎，一般 7 年以上方可采收。一般在 11 月立冬以后至下雪前采挖。采挖黄连，先拆除围篱边棚，然后用黄连抓子（或钉耙、二齿耙）将全株小心挖起，抖去泥土，齐根茎部剪去须根，齐苞芽剪去叶片，即得鲜黄连（泥团货）。

【产地加工】

1. 味连　鲜黄连不能水洗，宜直接干燥。先将鲜黄连风干 1~2 天，再用柴草或无烟煤加热炕干。用柴草做燃料的，常在住宅旁或黄连地附近，选地面平坦，外壁直立，土层较厚的土台，于土台上挖长方形平坑；用无烟煤做燃料的，通常于室内筑成斜炕。炕干时边炕边翻动、并打掉已干燥的泥土。五六成干时，出炕、分等，再分别细炕，勤翻动，至完全干燥。然后装入特制撞笼、撞击须根、泥沙即成。

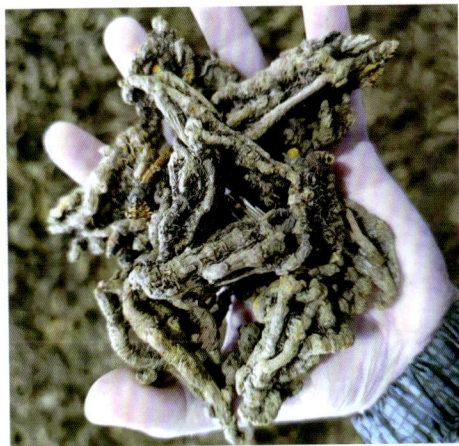

图 9-30　黄连药材图

2. 雅连　在栽培地附近，构建简易土炕，上面横铺竹竿，密度以能漏下泥沙而不漏雅连为宜。摊放于炕床上，边烘边用钉耙翻动，除去部分须、叶、泥土，减少水分，再运回室内用火炕烘烤。烘至皮干心湿，须和叶干焦时取出，筛簸除去须、叶、杂质后，再烘至全干。然后，装入竹编槽笼，撞去须根、泥沙，剪去残余连秆和过长的"过桥"即可。

3. 云连　晒干或炕干，然后放入槽笼内来回撞击，撞净泥沙、须根及残余叶柄；亦可将云连和碎石装入麻袋内，两人抬起来，回拉动，使云连与碎石撞击摩擦，使外表面色黄光洁，筛净泥沙、须根及残余叶柄及碎石。

【药材性状】

1. 味连　多集聚成簇，常弯曲，形如鸡爪，单枝根茎长 3~6cm，直径 0.3~0.8cm。表面灰黄色或黄褐色，粗糙，有不规则结节状隆起、须根及须根残基，有的节间表面平滑如茎秆，习称"过桥"。上部多残留褐色鳞叶，顶端常留有残余的茎或叶柄。质硬，断面不整齐，皮部橙红色或暗棕色，木部鲜黄色或橙黄色，呈放射状排列，髓部有的中空。气微，味极苦（图9-30）。

2. 雅连　多为单枝，略呈圆柱形，微弯曲，长 4~8cm，直径 0.5~1cm。"过桥"较长。顶端有少许残茎。

3. 云连 弯曲呈钩状，多为单枝，较细小。

【商品规格】

1. 味连

（1）一等 干货。多聚成簇，分枝多弯曲，形如鸡爪或单支，肥壮坚实，间有过桥，长不超过2cm。表面黄褐色，簇面无毛须。断面金黄色或黄色。味极苦。无不到1.5cm的碎节、残茎、焦枯、杂质、霉变。

（2）二等 干货。多聚成簇，分枝多弯曲，形如鸡爪或单支，条较一等瘦小，有过桥。表面深黄色，簇面无毛须。断面金黄色或黄色。味极苦。间有碎节、碎渣、焦枯，无残茎、霉变。

2. 雅连

（1）一等 干货。单枝，呈圆柱形，略弯曲，条肥状，过桥少，且长度不超过2.5cm。质坚硬。表面黄褐色，断面金黄色。味极苦。无碎节、毛须、焦枯、杂质、霉变。

（2）二等 干货。单枝，呈圆柱形，略弯曲，条较一等瘦小，过桥较多，质坚硬，表面深黄色。断面金黄色。味极苦。间有碎节、毛须、焦枯、无杂质、霉变。

3. 云连

（1）一等 干货。单枝，呈圆柱形，略弯曲，顶端微有褐绿色鳞片、叶残留。条粗壮、质坚实，直径0.3cm以上。表面黄棕色，断面金黄色，味极苦。无毛须、过桥、杂质、霉变。

（2）二等 干货。单枝，呈圆柱形，微弯曲。条较瘦小，间有过桥。表面深黄色，味极苦。无毛须、杂质、霉变。

【质量要求】按《中国药典》规定，本品药材的水分不得过14.0%，总灰分不得过5.0%，浸出物按照醇溶性浸出物测定法项下的热浸法测定，用稀乙醇作溶剂，不得少于15.0%。照高效液相色谱法测定，本品按干燥品计算，以盐酸小檗碱（$C_{20}H_{18}ClNO_4$）计：味连含小檗碱（$C_{20}H_{17}NO_4$）不得少于5.5%，表小檗碱（$C_{20}H_{17}NO_4$）不得少于0.80%，黄连碱（$C_{19}H_{13}NO_4$）不得少于1.6%，巴马汀（$C_{21}H_{21}NO_4$）不得少于1.5%；雅连含小檗碱（$C_{20}H_{17}NO_4$）不得少于4.5%；云连含小檗碱（$C_{20}H_{17}NO_4$）不得少于7.0%。

【包装与贮藏】一般用内衬防潮纸的纸箱包装，每件15kg。置通风、阴凉、干燥处。本品在高温多湿情况下易生霉，贮藏期间应定期检查，若生霉，要及时晾晒，或采用密封充氮降氧养护。

【功效】清热燥湿，泻火解毒。

黄 柏 e 微课5

PHELLODENDRI CHINENSIS CORTEX

【来源】芸香科植物黄皮树 *Phellodendron chinense* Schneid. 的干燥树皮。

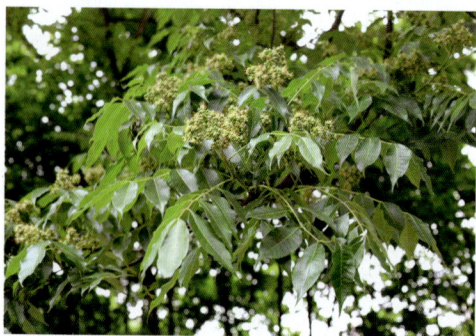

图9-31 黄柏原植物图

【原植物形态】树高达15m。成年树有厚、纵裂的木栓层，内皮黄色，小枝粗壮，暗紫红色，无毛。叶轴及叶柄粗壮，通常密被褐锈色或棕色柔毛，小叶纸质，长圆状披针形或卵状椭圆形，顶部短尖至渐尖，基部阔楔形至圆形。两侧通常略不对称，边全缘或浅波浪状，叶背密被长柔毛或至少在叶脉上被毛，叶面中脉有短毛或嫩叶被疏短毛。花序顶生，花通常密集，花序轴粗壮，密被短柔毛。果多数密集成团，蓝黑色，有分核5~8（10）个；种子5~8粒、很少10粒，一端微尖，有细网纹。花期5~6月，果期9~11月（图9-31）。

【产地】　主产于四川、贵州、陕西、湖北等地。习称"川黄柏"。

【采收】　黄柏栽后 10～15 年便可剥皮作药用，树龄愈大，产量愈高，质量愈佳。收获最佳时间为 5～6 月，这时气温较高，树液流动迅速，水分充足，容易剥皮。为了保护药用植物资源，不用砍树，可采用局部剥皮法，逐年轮换更替。只纵向剥下一部分树皮，使其愈合再生。操作方法如下：选择晴天，先在要割部位的树干上，上下横切一刀，再纵切，剥下树皮，深度以恰好割断韧皮部而不伤及木质部为度，轻轻地把树皮割下，剥离树皮后的茎干裸露部分用塑料薄膜或白绵纸包裹遮阳，经过适当的保护，7～16 天后树皮重新生成，2～3 年后长成的再生皮还可以重新剥离，剥离后还可以再生，以后每年在树干上轮流剥取。这种活树剥皮方法避免了伐树，既经济，又保护了资源。切忌环绕树干横切。

【产地加工】　北方的加工方法是将剥下的树皮，趁新鲜、水分多时刮去粗皮，至显现黄色为止；或在树干上先将粗皮刮净，再行剥皮，晒干。此法比较简便、省工。南方产区的加工方法是把剥下的树皮晒至半干，压平，然后将粗皮刨干净，至显黄色为度，不可伤及内皮。也可将树皮剥下后先压平、晾干，再刮去粗皮。此法所得商品较为平坦、整齐，但需时间较多。最后再用竹刷刷去刨下的皮屑。

【药材性状】　本品呈板片状或浅槽状，长宽不一，厚 1～6mm。外表面黄褐色或黄棕色，平坦或具纵沟纹，有的可见皮孔痕及残存的灰褐色粗皮；内表面暗黄色或淡棕色，具细密的纵棱纹。体轻，质硬，断面纤维性，呈裂片状分层，深黄色。气微，味极苦，嚼之有黏性（图 9－32）。

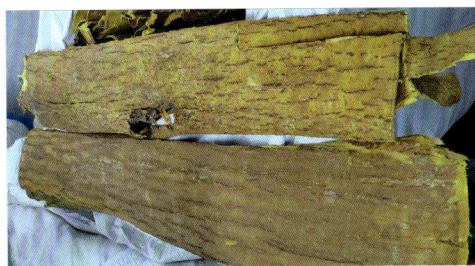

图 9－32　黄柏药材图

【商品规格】

（1）一等　干货。呈平板状，去净粗栓皮。表面黄褐色或黄棕色。内面暗黄或淡棕色。体轻，质较坚硬。断面鲜黄色。味极苦。长 40cm 以上，宽 15cm 以上，无枝皮、粗栓皮、杂质、虫蛀、霉变。

（2）二等　干货。树皮呈板片状或卷筒状。表面黄褐色或黄棕色。内表面暗黄色或黄棕色。体轻质较坚硬，断面鲜黄色。味极苦。长宽大小不分，厚度不得薄于 0.2cm。间有枝皮，无粗栓皮、杂质、虫蛀、霉变。

【质量要求】　按《中国药典》规定，本品药材水分不得过 12.0%，总灰分不得过 8.0%，照醇溶性浸出物测定法项下的冷浸法测定，用稀乙醇作溶剂，不得少于 14.0%。按高效液相色谱法测定，含小檗碱以盐酸小檗碱（$C_{20}H_{17}NO_4 \cdot HCl$）计，不得少于 3.0%。含黄柏碱以盐酸黄柏碱（$C_{20}H_{23}NO_4 \cdot HCl$）计，不得少于 0.34%。

【包装与贮藏】　以麻袋、竹篓、篾席包装，压实，外以草绳或麻绳捆紧。置通风干燥处，防潮、防霉、防蛀、防变色。

【功效】　清热燥湿，泻火除蒸，解毒疗疮。

黄　精
POLYGONATI RHIZOMA

【来源】　百合科植物滇黄精 *Polygonatum kingianum* Coll. et Hemsl.、黄精 *Polygonatum sibiricum* Red. 或多花黄精 *Polygonatum cyrtonema* Hua 的干燥根茎。

【原植物形态】

1. 滇黄精　根状茎近圆柱形或近连珠状，结节有时作不规则菱状，肥厚。茎顶端作攀援状。叶轮生，每轮3～10枚，条形、条状披针形或披针形，先端拳卷。花序具花，总花梗下垂，苞片膜质，微小，通常位于花梗下部；花被粉红色，裂片长3～5mm；花丝长3～5mm，丝状或两侧扁，花药长4～6mm；子房长4～6mm。浆果红色，具7～12颗种子。花期3～5月，果期9～10月。

2. 黄精　根状茎圆柱状，由于结节膨大，因此"节间"一头粗、一头细，在粗的一头有短分枝（中药志称这种根状茎类型所制成的药材为鸡头黄精），直径1～2cm。茎高50～90cm，或可达1m以上，有时呈攀援状。叶轮生，每轮4～6枚，条状披针形，先端拳卷或弯曲成钩。花序通常具2～4朵花，似伞形状，俯垂；苞片位于花梗基部，膜质，钻形或条状披针形，具1脉；花被乳白色至淡黄色；花丝长0.5～1mm，花药长2～3mm；子房长约3mm，花柱长5～7mm。浆果黑色，具4～7颗种子。花期5～6月，果期8～9月。

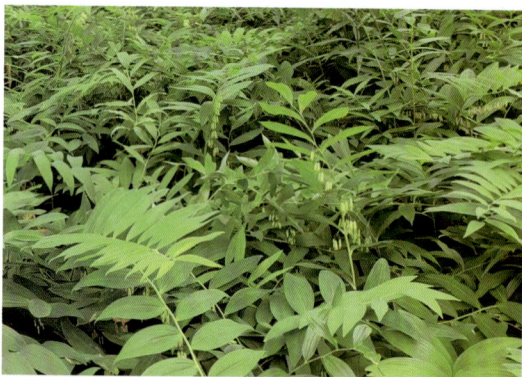

图9-33　多花黄精植物图

3. 多花黄精　根状茎肥厚，通常连珠状或结节成块，少有近圆柱形。茎高50～100cm，通常具10～15枚叶。叶互生，椭圆形、卵状披针形至矩圆状披针形，少有稍作镰状弯曲，先端尖至渐尖。花序具花，伞形；苞片微小，位于花梗中部以下，或不存在；花被黄绿色；花丝长3～4mm，两侧扁或稍扁，具乳头状突起至具短绵毛，顶端稍膨大乃至具囊状突起，花药长3.5～4mm；子房长3～6mm，花柱长12～15mm。浆果黑色，具3～9颗种子。花期5～6月，果期8～10月（图9-33）。

【产地】滇黄精主产于云南曲靖、保山、大姚，贵州罗甸、兴义，广西德保、靖西等地。鸡头黄精主产于河北、内蒙古。此外，辽宁、黑龙江、吉林、河南、山东、山西、陕西等地均产。以河北、内蒙古产量大。姜形黄精主产于湖南、广东、贵州、广西、四川、湖北、安徽、浙江等地。此外，福建、江西亦产。以湖南、贵州产量大。

【采收】滇黄精全年均可采挖，鸡头黄精与姜形黄精为春、秋二季采挖。除去须根，洗净。

【产地加工】

1. 滇黄精　挖取后，除去地上部分及须根，洗净，稍煮，晒干，或趁鲜切片，晒干。

2. 鸡头黄精　除去地上部分及须根，洗净，稍煮，晒干。或洗净后，先晾干表面水分，再边晒边揉搓，使之柔软，晒干。

3. 姜形黄精　挖取后，除去地上部分及须根，洗净，直接晒干或略烫水后晒干，或用沸水略煮片刻晒干。湖南加工方法是将新鲜黄精洗净，60～70℃烘至六七成干，置特制转筒内揉制除净须根，再切片或直接干燥至全干。

【药材性状】

1. 大黄精　呈肥厚肉质的结节块状，结节长可达10cm以上，宽3～6cm，厚2～3cm。表面淡黄色至黄棕色，具环节，有皱纹及须根痕，结节上侧茎痕呈圆盘状，圆周凹入，中部突出。质硬而韧，不易折断，断面角质，淡黄色至黄棕色。气微，味甜，嚼之有黏性。

2. 鸡头黄精　呈结节状弯柱形，长3～10cm，直径0.5～1.5cm。结节长2～4cm，略呈圆锥形，常有分枝。表面黄白色或灰黄色，半透明，有纵皱纹，茎痕圆形，直径5～8mm。

3. 姜形黄精　呈长条结节块状，长短不等，常数个块状结节相连。表面灰黄色或黄褐色，粗糙，结节上侧有突出的圆盘状茎痕，直径 0.8~1.5cm。

【商品规格】

（1）一等 干货。呈不规则球形或椭圆形。表面紫红色或红褐色，皱缩，肉厚，质柔润。内有肾形种子 1~2 粒。果肉微酸，种子有香气，味辛微苦。干瘪粒不超过 2%，无枝梗、杂质、虫蛀、霉变（图 9-34）。

（2）二等 干货。呈不规则球形或椭圆形。表面黑红、暗红或淡红色，皱缩，肉较薄。内有肾形种子 1~2 粒。果肉微酸，种子有香气，味辛微苦。干瘪粒不超过 20%，无枝梗、无杂质、虫蛀、霉变。

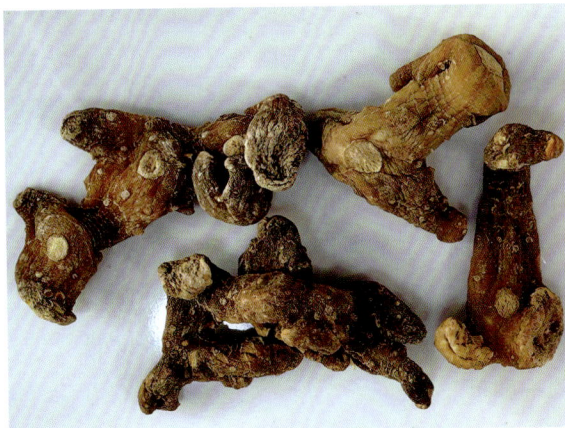

图 9-34 黄精药材图

【质量要求】 按《中国药典》规定，本品药材水分不得过 18.0%。总灰分不得过 4.0%。重金属及有害元素按照铅、镉、砷、汞、铜测定法测定，铅不得过 5mg/kg、镉不得过 1mg/kg、砷不得过 2mg/kg、汞不得过 0.2mg/kg、铜不得过 20mg/kg。照醇溶性浸出物测定法项下的热浸法测定，用稀乙醇作溶剂，浸出物不得少于 45.0%。本品按干燥品计算，含黄精多糖以无水葡萄糖（$C_6H_{12}O_6$）计，不得少于 7.0%。

【包装与贮藏】 药材一般用麻袋包装，每件 40kg。也可用竹篓、木箱包装。由于药材含糖分，易回潮、发霉、泛油、虫蛀，应置通风干燥处，防霉，防蛀。贮藏期间应定期检查，高温高湿季节可装入内衬防潮纸的木箱或缸内保存。若发现轻度霉变、虫蛀，应及时晾晒，或热蒸 1~2 小时后晒干。霉变、虫蛀严重时，应立即采取适宜手段（如气调等）处理，防止蔓延。有条件的地方可以密闭抽氧保护。

【功效】 补气养阴，健脾，润肺，益肾。

知识链接

制黄精

制黄精的加工：可由鲜黄精直接加工而成。即将黄精根茎煮熟至透心后，煮时剩下的浓缩汁液留下备用，晒至五成干，放入蒸笼内隔水蒸约 4 小时，取出再晒。如此反复蒸晒多次，直至表面呈黑色，内部呈黑棕色似柿饼心状，将留下的浓缩汁液淋在黄精上。拌匀后再上笼蒸煮 1 次，取出，摊开晒干或烘干即成。

续 断

DIPSACI RADIX

【来源】 为川续断科植物川续断 *Dipsacus asper* Wall. ex Henry 的干燥根。

【原植物形态】 多年生草本，高达 2m；主根 1 条或在根茎上生出数条，圆柱形，黄褐色，稍肉质；茎中空，具 6~8 条棱，棱上疏生下弯粗短的硬刺。基生叶稀疏丛生，叶片琴状羽裂，顶端裂片大，卵形，叶面被白色刺毛或乳头状刺毛，背面沿脉密被刺毛；茎生叶在茎之中下部为羽状深裂，中裂片披针形。头状花序球形，总苞片 5~7 枚，叶状，披针形或线形，被硬毛；花冠淡黄色或白色，雄蕊 4 枚，着生于花冠管上，明显超出花冠，花丝扁平，花药椭圆形，紫色；子房下位，花柱通常短于雄蕊，柱头短棒状。瘦果长倒卵柱状，花期 7 ~ 9 月，果期 9 ~ 11 月（图 9 – 35）。

【产地】 主产湖北、湖南、江西、广西、云南、贵州、四川和西藏等地。

【采收】 春播续断，栽培措施得当，可在当年采收，通常于当年 12 月至翌年 1 月采挖。高海拔寒凉地区，由于续断生长较慢，直播续断通常 2 年采收，采收时割除地上部分的茎叶，将地下部分的根全部挖起，要深挖以免断根，影响外观品质。挖出后除去泥土、芦头、须根，运回加工。

【产地加工】 将续断药材按根茎的大小进行挑选，去除病根和杂质。按根茎粗细分级、按级别分开堆放。鲜续断根茎暂分为三级：一级直径 2cm 以上，二级直径 1 ~ 2cm，三级直径小于 1cm。鲜续断根经过日晒或微火烘至半干后，集中堆置"发汗"变软，待内部变成绿色，再经晒干或烘干，摘去须根即可。

【药材性状】 本品呈圆柱形，略扁，有的微弯曲，长 5 ~ 15cm，直径 0.5 ~ 2cm。表面灰褐色或黄褐色，有稍扭曲或明显扭曲的纵皱及沟纹，可见横列的皮孔样瘢痕和少数须根痕。质软，久置后变硬，易折断，断面不平坦，皮部墨绿色或棕色，外缘褐色或淡褐色，木部黄褐色，导管束呈放射状排列。气微香，味苦、微甜而后涩（图 9 – 36）。

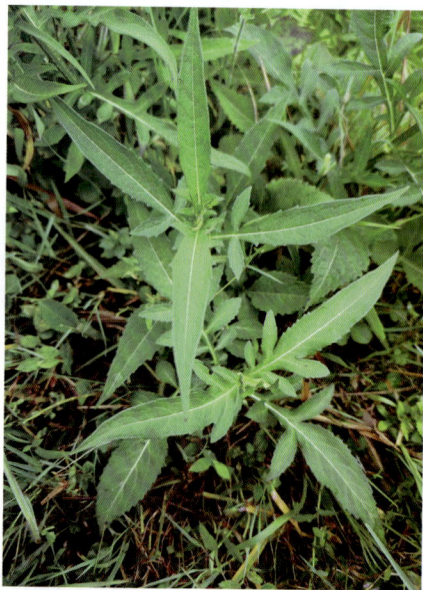

图 9 – 35　续断原植物图

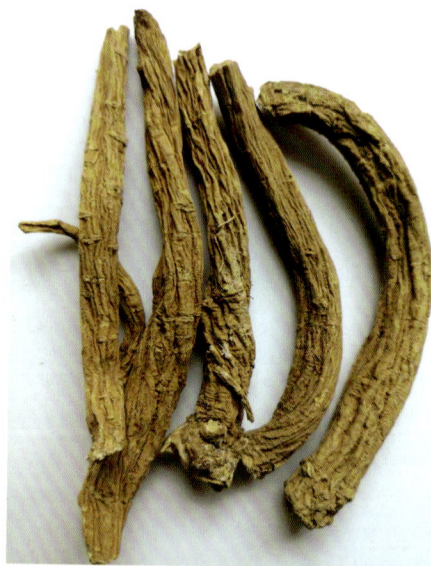

图 9 – 36　续断药材图

【商品规格】 以条粗长、去净头尾、表面灰褐色、断面绿褐色、质柔者为佳。

【质量要求】 按《中国药典》规定，本品药材水分不得过 10.0%，总灰分不得过 12.0%，酸不溶性灰分不得过 3.0%。照水溶性浸出物测定法项下的热浸法测定，浸出物不得少于 45.0%。按高效液相色谱法测定，本品含川续断皂苷 Ⅵ（$C_{47}H_{76}O_{18}$）不得少于 2.0%。

【包装与贮藏】 续断包装要采用干燥、清洁、无异味，符合国家有关卫生要求以及不影响品质的材料。包装要牢固、密封、防潮。在包装外标签上注明品名、数量、批号、生产单位、采收时间、地点、包装日期、质量检验合格证、验收人员等。包装好的续断药材，应及时贮存在清洁、干燥、阴凉、通风、无异味的专用仓库中，并防止霉变、鼠害、虫害等，注意定期检查。

【功效】 补肝肾，强筋骨，续折伤，止崩漏。

目标检测

答案解析

一、单项选择题

1. 三七道地产区为（ ）
   - A. 四川绵阳
   - B. 云南文山
   - C. 云南昆明
   - D. 广西桂林
   - E. 吉林抚松

2. 川牛膝适宜采收时间为（ ）
   - A. 6~7月
   - B. 8~9月
   - C. 9~10月
   - D. 10~11月
   - E. 11~12月

3. 木香通常移栽几年后采收（ ）
   - A. 1~2年
   - B. 2~3年
   - C. 3~5年
   - D. 4~5年
   - E. 5~6年

4. 以下不是百合主产地的是（ ）
   - A. 甘肃兰州
   - B. 江苏宜兴
   - C. 河南洛阳
   - D. 湖南龙牙
   - E. 河北安国

5. 杜仲适宜采收年限为（ ）
   - A. 1~3年
   - B. 3~5年
   - C. 5~8年
   - D. 8~10年
   - E. 10~15年

6. 以下关于青蒿的说法错误的是（ ）
   - A. 传统于秋季花盛开时期采收
   - B. 若以青蒿素含量为指标，则于植株生长旺盛期至花（蕾）期之前采收
   - C. 可晒干、高温烘干或阴干
   - D. 应避免高温烘干

7. 以下描述中不属于优质厚朴的特征的是（ ）
   - A. 内表面棕褐色
   - B. 断面有小亮星
   - C. 香气浓、油性足
   - D. 皮厚肉细

8. 以下不属于黄连的加工方法的是（ ）
   - A. 水洗、去除泥沙及非药用部位后干燥
   - B. 在炕床或土台上烘干
   - C. 撞去须根、泥沙，剪去残余连秆和过长的"过桥"
   - D. 与碎石撞击摩擦，使外表面色黄光洁

9. 以色鲜黄、皮厚、纹细、断面色黄者为佳的药材是（ ）
   - A. 黄柏
   - B. 黄连
   - C. 黄芩
   - D. 杜仲

10. 对优质黄精，描述正确的是（ ）
    - A. 块大、色黄、饱满、体糯、断面角质、半透明、味甜
    - B. 块大、色棕黄、饱满、体坚、断面角质、半透明、味甜
    - C. 块大、色黄、饱满、体坚、断面角质、透明、味甜
    - D. 块大、色棕黄、饱满、体糯、断面光滑、半透明、味甜

二、简答题

1. 简述春三七和冬三七的区别。
2. 简述大黄商品规格。
3. 简述川麦冬和杭麦冬的采收及加工方法。

（郑　雷　成小璐）

书网融合……

重点小结	微课 1	微课 2	微课 3

微课 4	微课 5	习题

项目十　西北道地药材采收加工

PPT

学习目标

知识目标： 通过本项目学习，应能掌握西北地区道地药材的品种、采收加工方法与技术；熟悉西北地区道地药材的植物来源、药材性状与商品规格；了解西北地区道地药材品种的药用功效等。

能力目标： 能运用所学知识对西北地区道地药材进行采收、加工操作；能正确判定药物采收、加工后的成品质量。

素质目标： 通过本项目学习，树立在中药材采收加工岗位的安全生产意识，培养责任心，提高中药材产地加工技术的能力。

情境导入

情境： 川贝母是一种传统名贵中药，具有悠久的药用历史，历代本草均有收载，有"止咳圣药"之称。川贝母的基源植物及商品规格较复杂，不同的采收和产地加工方法对川贝母的质量有明显的影响。过去，传统产地加工干燥采用硫黄熏蒸，一方面在达到干燥的同时能有效防止药材霉烂，另一方面能使川贝母色泽更加洁白达到药材美观的效果。但目前，国家已明令禁止硫黄熏蒸加工中药材。

思考： 1. 为什么国家要明令禁止采用硫黄熏蒸加工中药材？请查阅相关资料进行解释。

2. 如何在尽可能保持药材性状佳、成分含量高的同时，简便高效地进行干燥？

西北中药材产区地处我国西北内陆，地貌类型复杂，高山、盆地、高原相间分布，高山平原占绝对优势，沙漠和戈壁面积大，分布广。包括内蒙古西部、西藏、陕西、甘肃、青海、宁夏、新疆等地。从北到南地跨干旱中温带、干旱南温带和高原温带，光能资源丰富，日照时间长，昼夜温差大，适宜于耐旱喜阳作物生长，植被稀少，药用植物资源种类较少，但是蕴藏量大，占有重要地位。本区域具有代表性的品种有川贝母、冬虫夏草、当归、肉苁蓉、红花、羌活、胡黄连、枸杞子、秦艽、党参等。

川贝母
FRITILLARIAE CIRRHOSAE BULBUS

【来源】 为百合科植物川贝母 *Fritillaria cirrhosa* D. Don、暗紫贝母 *Fritillaria unibracteata* Hsiao et K. C. Hsia、甘肃贝母 *Fritillaria przewalskii* Maxim.、梭砂贝母 *Fritillaria delavayi* Franch.、太白贝母 *Fritillaria taipaiensis* P. Y. Li 或瓦布贝母 *Fritillaria unibracteata* Hsiao et K. C. Hsia var. *wabuensis*（S. Y. Tang et S. C. Yue）Z. D. Liu, S. Wang et S. C. Chen 的干燥鳞茎。按性状不同分别习称"松贝""青贝""炉贝"和"栽培品"。

【原植物形态】

1. 川贝母　多年生草本，鳞茎圆锥形，地上茎直立，高 15～40cm。叶 2～3 对，常对生，少数在茎中部兼有散生或轮生；披针形至线形，长 15～12cm，宽 2～10mm，上部叶先端常卷曲，无柄。花单生于茎顶，花冠钟状，下垂；具狭长形叶状苞片 3 枚，宽 2～4cm，先端多少弯曲成钩状。花被片 6 片，通常紫色，较少黄绿色，具紫色斑点或小方格；蜜腺窝在背面明显凸出；雄蕊 6 枚，柱头 3 裂。

蒴果具 6 纵翅。花期 5~7 月，果期 8~10 月（图 10-1）。

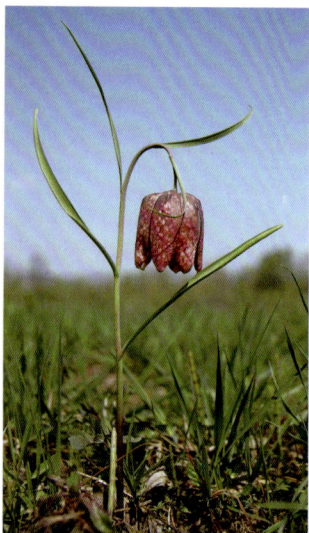

图 10-1　川贝母植物图

2. 暗紫贝母　茎下部 1~2 对叶为对生，其余部位均为互生或近于对生；先端不卷曲；叶状苞片 1 枚。花被深紫色，略有黄色小方格；蜜腺窝不明显。果棱上的翅很狭，宽约 1mm。花期 5~6 月，果期 7~8 月。

3. 梭砂贝母　鳞茎粗大。叶互生，3~5 枚，较紧密地生于地上茎的中部或上部；叶片狭卵形至卵状椭圆形，长 2~7cm，宽 1~3cm，先端不卷曲。花单生于茎顶，浅黄色，具红褐色斑点。蒴果成熟时，宿存的花被常多少包住蒴果。花期 6~7 月，果期 8~9 月。

4. 太白贝母　似川贝母，叶通常对生，有时中部叶兼有 3~4 枚轮生或散生；条形至条状披针形，先端通常不卷曲，有时稍弯曲。花单生，绿黄色，无方格斑，花被片先端近两侧边缘有紫色斑带；叶状苞片 3 枚，有时稍弯曲而无卷曲；蜜腺窝不凸出或稍凸出。果棱翅宽 0.5~2mm。花期 5~6 月，果期 6~7 月。

5. 瓦布贝母　似暗紫贝母，叶最下部常 2 枚对生，上部的轮生兼互生；狭披针形。花 1~2（3）朵，初开时黄色或黄绿色，内面常具紫色斑点，偶见紫色或橙色晕；叶状苞片 1~4 枚；蜜腺长 5~8mm；果棱翅宽约 2mm。

川贝母、暗紫贝母、甘肃贝母生于海拔 2800~4500m 的灌丛中或草地上。梭砂贝母生于海拔 3000~4700m 的流沙滩上的岩石缝隙中。太白贝母生于海拔 2400~3150m 的山坡草丛中或水边。瓦布贝母生于海拔 2500~3600m 的灌木林和草丛中。

【产地】川贝母主产于四川、西藏、云南等地。暗紫贝母主产于四川阿坝藏族羌族自治州。甘肃贝母主产于甘肃、青海、四川等地。梭砂贝母主产于云南、四川、青海、西藏等地。太白贝母主产于陕西（秦岭及其以南地区）、甘肃（东南部）、四川（东北部）、重庆（东北部）、湖北（西北部）。瓦布贝母主产于四川西北部（北川、黑水、茂县、松潘）。

【采收】采收季节因地域不同而有差异，一般来说宜在夏、秋二季或积雪融化后采挖，四川、云南、甘肃等地一般在 5~6 月，青海一带一般在 7 月采挖，采挖后及时除去须根、粗皮及泥沙，晒干或低温干燥。

【产地加工】

1. 晒干法　将采收的鳞茎去净泥沙和须根，摊晾在竹席上，加盖黑布，烈日下暴晒干透呈粉白色，或 40~50℃烘干。

2. 撞击法　鳞茎鲜重在 3g 以下的，装入布袋或竹筐中，碰撞至残根脱落及鳞茎表皮略有擦伤，摊晾在竹席上，加盖黑布，烈日下暴晒干透呈粉白色，或 40~50℃烘干。

【药材性状】

1. 松贝　呈类圆锥形或近球形，高 0.3~0.8cm，直径 0.3~0.9cm。表面类白色。外层鳞叶 2 瓣，大小悬殊，大瓣紧抱小瓣，未抱部分呈新月形，习称"怀中抱月"；顶部闭合，内有类圆柱形、顶端稍尖的心芽和小鳞叶 1~2 枚；先端钝圆或稍尖，底部平，微凹入，中心有 1 灰褐色的鳞茎盘，偶有残存须根。质硬而脆，断面白色，富粉性。气微，味微苦（图 10-2）。

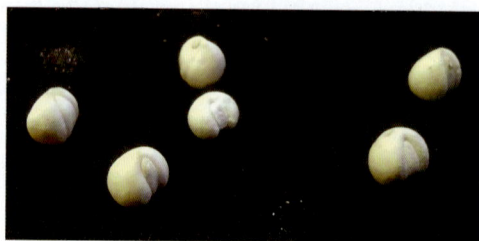

图 10-2　川贝母药材图（松贝）

2. 青贝　呈类扁球形，高 0.4~1.4cm，直径 0.4~1.6cm。外层鳞叶 2 瓣，大小相近，相对抱合，顶部开裂，内有心芽和小鳞叶 2~3 枚及细圆柱形的残茎。

3. 炉贝　呈长圆锥形，高 0.7~2.5cm，直径 0.5~2.5cm。表面类白色或浅棕黄色，有的具棕色斑点。外层鳞叶 2 瓣，大小相近，顶部开裂而略尖，基部稍尖或较钝。

4. 栽培品　呈类扁球形或短圆柱形，高 0.5~2cm，直径 1~2.5cm。表面类白色或浅棕黄色，稍粗糙，有的具浅黄色斑点。外层鳞叶 2 瓣，大小相近，顶部多开裂而较平。

【商品规格】

1. 松贝

（1）一等　干货。呈类圆锥形或近球形，鳞瓣二，大瓣紧抱小瓣，未抱部分呈新月形，顶端闭口，基部底平。表面白色，体结实，质细腻。断面粉白色。味甘、微苦。每 50g 240 粒以外。无黄贝、油贝、碎贝、破贝。无杂质、虫蛀、霉变。

（2）二等　每 50g 240 粒以内。顶端闭口或开口，基部平底或近似平底。间有黄贝、油贝、碎贝、破贝。其他性状及标准同松贝一等。

2. 青贝

（1）一等　干货。呈扁球形或类圆形，两鳞片大小相似，顶端闭口或开口，基部较平或圆形，表面白色，细腻，体结实。断面粉白色。味淡、微苦。每 50g 190 粒以外。对开瓣不超过 20%。无黄贝、油贝、碎贝。无杂质、虫蛀、霉变。

（2）二等　每 50g 130 粒以外。对开瓣不超过 25%。间有花油贝、花黄贝不超过 5%。其他性状及标准同青贝一等。

（3）三等　每 50g 100 粒以外。对开瓣不超过 30%。间有油贝、碎贝、黄贝不超过 5%。其他性状及标准同青贝一等。

（4）四等　干货。呈扁球形或类球形，两鳞片大小相似，顶端闭口或开口较多，基部较平或圆形，表面牙白色或黄白色。断面粉白色。味淡、微苦。大小粒不分。间有油粒、碎贝、黄贝。无杂质、虫蛀、霉变。

3. 炉贝

（1）一等　干货。呈长锥形，贝瓣略似马牙。表面白色，断面粉白色。味苦。大小粒不分。间有油贝及破瓣。无杂质、虫蛀、霉变。

（2）二等　干货。呈长锥形，贝瓣略似马牙。表面黄白色或淡黄棕色，有的具有棕色斑点，断面粉白色。味苦。大小粒不分。间有油贝及破瓣。无杂质、虫蛀、霉变。

【质量要求】按《中国药典》规定，本品药材的水分不得过 15.0%，总灰分不得过 5.0%。照醇溶性浸出物测定法项下的热浸法测定，用稀乙醇作溶剂，不得少于 7.0%。

性状一般以质坚实、粉性足、色白者为佳。

【包装与贮藏】川贝母一般为麻袋包装，贮藏于低温、干燥通风处，防霉、防蛀；温度 25℃ 以下，相对湿度 70%~75%。川贝母粉性大，容易吸湿吸潮而引发霉变，所以贮藏过程中尤其要注意湿度的监控。

【功效】清热润肺，化痰止咳，散结消痈。

冬虫夏草
OPHIOCORDYCEPS

【来源】为线虫草科真菌冬虫夏草菌 *Ophiocordyceps sinensis*（Berk.）G. H. Sung，J. M. Sung，Hywel‐Jones & Spatafora. 寄生在蝙蝠蛾科昆虫幼虫上的子座和幼虫尸体的干燥复合体。

【原植物形态】子座出自寄主幼虫的头部，单生，细长棒状，长 4~11cm，不育，顶端长 3~

8mm；上部为子座头部，稍膨大，呈圆柱形，长 1.5 ~ 4cm，褐色，密生多数子囊壳。子囊壳大部分陷入子座中，先端突出于子座之外。分布于海拔 3000 ~ 4500m 的高山草甸区（图 10 - 3）。

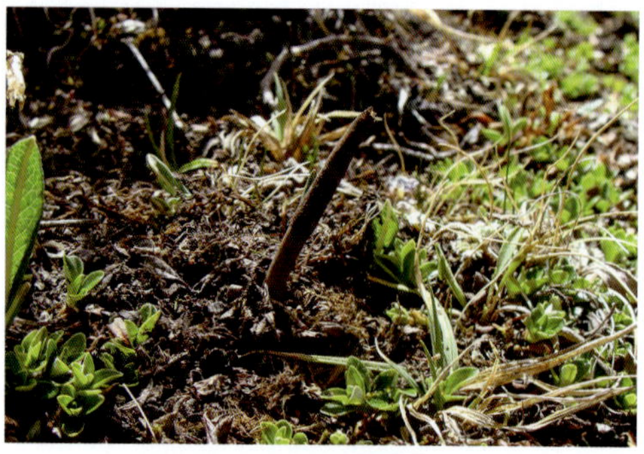

图 10 - 3　冬虫夏草植物图

【产地】　主产于四川、青海、西藏、云南、甘肃等地。

【采收】　采收期随产区的不同而有差异，一般在夏至前后，积雪尚未融化，子座出土、孢子未发散时采挖，用竹、木杆轻轻刨开沙土，将虫体挖出来，采挖过程注意保持虫体和子座的完整。

【产地加工】　冬虫夏草在采挖后，虫体潮湿尚未干燥时，用水冲洗，除去外层的泥土及膜皮，晒干；或采收后，晒至六七成干时，除去纤维状附着物及泥沙等杂质，再继续晒干或低温干燥。

封装虫草还需要进行扎把，待冬虫夏草回潮后，可用黄酒喷洒冬虫夏草表面，使之变软，整理平直，每 7 ~ 8 条用红线扎成小把，用微火烘烤至完全干透。

【药材性状】　本品由虫体与从虫头部长出的真菌子座相连而成。虫体似蚕，长 3 ~ 5cm，直径 0.3 ~ 0.8cm；表面深黄色至黄棕色，有环纹 20 ~ 30 个，近头部的环纹较细；头部红棕色；足 8 对，中部 4 对较明显；质脆，易折断，断面略平坦，淡黄白色。子座细长圆柱形，长 4 ~ 7cm，直径约 0.3cm；表面深棕色至棕褐色，有细纵皱纹，上部稍膨大。质柔韧，断面类白色。气微腥，味微苦（图 10 - 4）。

图 10 - 4　冬虫夏草药材图

【商品规格】

1. 毛货　虫草采挖后，晾晒至六七成干时，除去纤维状附着物及泥沙等杂质，再继续晒干的药材称为"毛货"。

2. 封装虫草　将毛货每 7 ~ 8 根扎成小把，尾对尾装入铁盒，装三层，每层 16 个或以上。

【质量要求】　按《中国药典》规定，本品药材的重金属及有害元素，照铅、镉、砷、汞、铜测定法测定，铅不得过 5mg/kg，镉不得过 1mg/kg，汞不得过 0.2mg/kg，铜不得过 20mg/kg。本品含腺苷（$C_{10}H_{13}N_5O_4$）不得少于 0.010%。

性状一般以完整、干燥、子座短、虫身色发黄发亮、丰满肥壮、断面类白色、味香者为佳。

【包装与贮藏】　可将冬虫夏草扎成把，用纸封包或用透明玻璃封固，装入木箱内；散装者可放置于木板箱和缸中，下层装石灰块，也可内衬一层防潮纸或塑料。贮藏于通风、干燥处。防潮、防霉变、虫蛀，防重压。

【功效】　补肾益肺，止血化痰。

▎知识链接

各种各样的"虫草"

据调查，全世界已报道的虫草多达 400 余种，我国约分布 120 种，隶属于线虫草科、艳虫草菌科、暗虫草菌科等，其中冬虫夏草和蝉花有入药的记载，但被《药典》收载的仅冬虫夏草。近年来随着人们对虫草的研究，一些其他的虫草也被广泛使用，如蛹虫草被国家批准为新功能食品，目前已

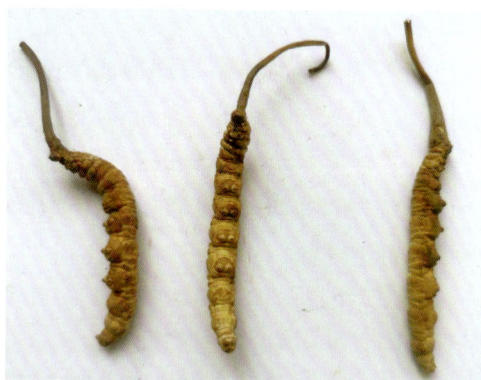

有以蛹虫草为原料的保健食品产品上市。其他的如亚香棒虫草、古尼虫草、凉山虫草、新疆虫草、甘肃虫草、四川虫草等在日常生活中使用，但是这些"虫草"的药用价值及功效还有待进一步研究。

当 归
ANGELICAE SINENSIS RADIX

【来源】 为伞形科植物当归 *Angelica sinensis* (Oliv.) Diels 的干燥根。

【原植物形态】 多年生草本。茎带紫色，有纵直槽纹。叶为二至三回奇数羽状复叶，叶柄基部膨大成鞘，叶片卵形；小叶片呈卵形或卵状披针形，近顶端 1 对无柄，一至二回分裂，裂片边缘有缺刻。复伞形花序顶生，总苞无或有 2 片，伞幅 10~14 个；每一小伞形花序有花 12~36 朵，小总苞片 2~4 片；花白色。双悬果椭圆形，分果有 5 棱，侧棱有薄翅。花期 6~7 月，果期 6~8 月（图 10-5）。

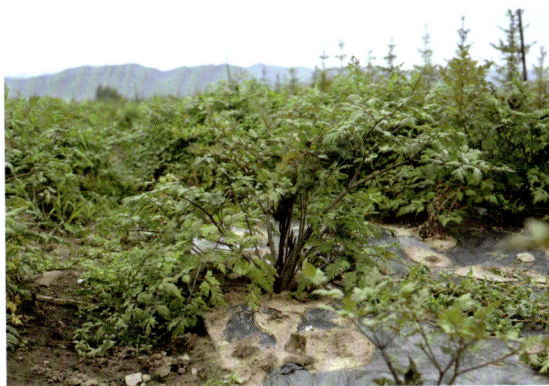

图 10-5　当归植物图

【产地】 主产于甘肃岷县、武都、漳县、成县、文县等地，云南、陕西、四川、贵州等地也有栽培。以甘肃岷县为道地产区。

【采收】 一般在秋末适时采收，采挖前，可先将地上部分割除，使土地暴晒 10 日左右，有助于土壤水分蒸发，也有助于药材的干物质积累。采挖时适当深挖，利于保证根完整。采挖后除去须根和泥沙，待水分稍蒸发后，捆成小把，上棚，用烟火慢慢熏干。

【产地加工】

1. 全当归

（1）晾晒　将采挖的当归及时摊晾在通风处，晾晒至根失水变软，残留叶柄干缩。

（2）扎把　将晾晒好的当归理顺侧根，切除残留叶柄，以每把鲜重 0.5kg 左右扎成小把。

（3）烘烤　将扎成小把的当归架于棚顶上，先以湿木材火烘烟熏上色（此过程忌用明火），上色之后再以文火熏干，在此过程中要进行翻棚，从而使根表面色泽均匀，全部干度达 70%~80% 时停火，待其自然干至含水量低于 15% 即可。

2. 当归头　将当归除去侧根，根头部分干燥，用撞擦法撞去表面浮皮，以露出粉白肉色为度。

【药材性状】 本品略呈圆柱形，下部有支根 3~5 条或更多，长 15~25cm。表面浅棕色至棕褐色，具纵皱纹和横长皮孔样突起。根头直径 1.5~4cm，具环纹，上端圆钝，或具数个明显突出的根茎痕，有紫色或黄绿色的茎和叶鞘的残基；主根表面凹凸不平；支根直径 0.3~1cm，上粗下细，多扭曲，有少数须根痕。质柔韧，断面黄白色或淡黄棕色，皮部厚，有裂隙和多数棕色点状分泌腔，木部色较淡，形成层环黄棕色。有浓郁的香气，味甘、辛、微苦（图 10-6）。

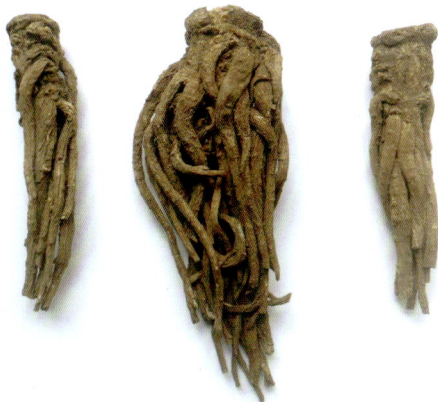

图 10-6　当归药材图

【商品规格】

1. 全当归

（1）一等　干货。上部主根圆柱形，下部有多条支根，根梢不细于 0.2cm。表面棕黄色或黄褐色。断面黄白色或淡黄色。具油性。气芳香，味甘、微苦。每千克 40 支以内。无须根、杂质、虫蛀、霉变。

（2）二等　每千克 70 支以内。其他性状及标准同全归一等。

（3）三等　每千克 110 支以内。其他性状及标准同全归一等。

（4）四等　每千克 110 支以外。其他性状及标准同全归一等。

（5）五等（常行归）　干货。凡不符合以上分等的小货，全归占 30%，腿渣占 70%。具油性。无须根、杂质、虫蛀、霉变。

2. 当归头

（1）一等　干货。纯主根，呈长圆形或拳状。表面棕黄色或黄褐色。断面黄白色或淡黄色。具油性。气芳香，味甘、微苦。每千克 40 支以内。无油个、枯干、杂质、虫蛀、霉变。

（2）二等　每千克 80 支以内。其他性状及标准同归头一等。

（3）三等　每千克 120 支以内。其他性状及标准同归头一等。

（4）四等　每千克 160 支以内。其他性状及标准同归头一等。

【质量要求】按《中国药典》规定，本品药材的水分不得过 15.0%，总灰分不得过 7.0%。酸不溶性灰分不得过 2.0%。醇溶性浸出物不得少于 45.0%。本品含挥发油不得少于 0.4%（ml/g）。本品按干燥品计算，含阿魏酸（$C_{10}H_{10}O_4$）不得少于 0.050%。

性状以主根粗长、油润、香气浓郁者为佳。

【包装与贮藏】分为竹篓和木箱包装，前者是在硬竹篓垫以草纸，装入当归药材，每件 20 ~ 30kg。后者在木箱内衬牛皮纸，装入当归药材，每件 50 ~ 75kg。无论是竹篓还是木箱包装，其最外层均加套麻袋，以便防护。当归极易走油和吸潮，应贮藏于干燥、凉爽处。

【功效】补血活血，调经止痛，润肠通便。

肉苁蓉
CISTANCHES HERBA

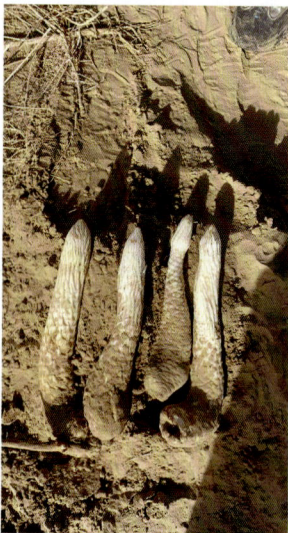

【来源】为列当科植物肉苁蓉 *Cistanche deserticola* Y. C. Ma 或管花肉苁蓉 *Cistanche tubulosa*（Schenk）Wight 的干燥带鳞叶的肉质茎。

【原植物形态】

1. 肉苁蓉　多年生寄生草本，高 80 ~ 160cm。茎肉质肥厚，扁平，不分枝。鳞片状叶多数，螺旋状排列，淡黄白色，无柄；下部叶排列紧密，宽卵形或三角状卵形；上部叶稀疏，渐窄。穗状花序粗大顶生，每花下有大苞片 1 片，与叶同行，小苞片 2 片，卵状披针形。花萼 5 裂，花冠钟状；雄蕊 2 对，花丝基部有毛，花药箭形，被长柔毛；子房基部有黄色蜜腺。蒴果 2 裂，种子多数，微小。花期 5 ~ 6 月，果期 6 ~ 7 月。常寄生于梭梭属植物根部（图 10 - 7）。

2. 管花肉苁蓉　花萼 5 裂至近中部，花药基部钝圆。常寄生于柽柳属植物根部。

图 10 - 7　肉苁蓉植物图

【产地】肉苁蓉主产于内蒙古、新疆、陕西、甘肃等地，以内蒙古产量最大。管花肉苁蓉主产于新疆。

【采收】春季苗刚出土时或秋季冻土之前采挖，以春季肉质茎即将出土但未出土或刚出土时采挖为佳。采挖时除去茎尖，切段，晒干。

【产地加工】

1. 甜苁蓉（淡大芸）　春季采收者，将采挖的肉苁蓉白天置于沙地上晾晒，晚上收集成堆，反复晾晒至干即可；或将鲜品置于沙中半埋半露，上面日晒，下面沙烫，以加速干燥。晚上收集后应遮盖防寒，以保证商品颜色好、质量高。

2. 咸苁蓉（盐大芸）　秋季采收者，因水分含量高，不易干燥，故将大块者投入盐湖中腌 1 ~ 3 年，或用 40% 的盐水盐制，然后捞出再晒，晒至全干。

【药材性状】

1. 肉苁蓉　呈扁圆柱形，稍弯曲，长 3 ~ 15cm，直径 2 ~ 8cm。表面棕褐色或灰棕色，密被覆瓦状排列的肉质鳞叶，通常鳞叶先端已断。体重，质硬，微有柔性，不易折断，断面棕褐色，有淡棕色点状维管束，排列成波状环纹。气微，味甜、微苦。

2. 管花肉苁蓉　呈类纺锤形、扁纺锤形或扁柱形，稍弯曲，长 5 ~ 25cm，直径 2.5 ~ 9cm。表面棕褐色至黑褐色。断面颗粒状，灰棕色至灰褐色，散生点状维管束。

性状一般以条粗壮、密被鳞片、色棕褐、质柔润者为佳（图 10 - 8）。

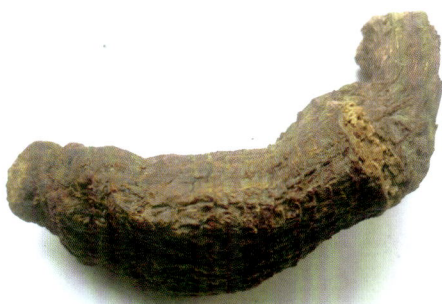

图 10 - 8　肉苁蓉药材图

【商品规格】

1. 甜苁蓉　统货，干货。呈圆柱形略扁，微弯曲。表面赤褐色或暗褐色，有多数鳞片覆瓦状排列。体重，质坚硬或柔韧，断面棕褐色，有淡棕色斑点组成的波状环纹。气微、味微甜。枯心不超过 10%。去净芦头。无干稍、杂质、虫蛀、霉变。

2. 咸苁蓉　统货，干货。呈圆柱形或扁长条形。表面黑褐色，有多数鳞片呈覆瓦状排列，附有盐霜。质柔较，断面黑色或黑绿色，有光泽。味咸。枯心不超过 10%。无干稍、杂质、霉变。

【质量要求】按《中国药典》规定，本品药材的水分不得过 10.0%，总灰分不得过 8.0%。醇溶性浸出物肉苁蓉不得少于 35.0%，管花肉苁蓉不得少于 25.0%。本品按干燥品计算，肉苁蓉含松果菊苷（$C_{35}H_{46}O_{20}$）和毛蕊花糖苷（$C_{29}H_{36}O_{15}$）的总量不得少于 0.30%；管花肉苁蓉含松果菊苷（$C_{35}H_{46}O_{20}$）和毛蕊花糖苷（$C_{29}H_{36}O_{15}$）的总量不得少于 1.5%。

【包装与贮藏】咸苁蓉用纸箱或木箱包装，甜苁蓉也可用麻袋装。肉苁蓉肉质柔软滋润，易霉变虫蛀，宜贮藏于干燥、通风处。夏季宜冷藏。

【功效】补肾阳，益精血，润肠通便。

红　花
CARTHAMI FLOS

【来源】为菊科植物红花 *Carthamus tinctorius* L. 的干燥花。

【原植物形态】一年生或两年生草本，高 30 ~ 90cm。叶互生；卵形或卵状披针形，长 4 ~ 12cm，宽 1 ~ 3cm；先端渐尖，边缘具不规则锯齿，齿端有锐刺；几无柄，微抱茎。头状花序顶生，直径 3 ~ 4cm；总苞片多层，最外 2 ~ 3 层叶状，边缘具不等长锐齿，内面数层卵形，上部边缘有短刺；全为管状花，两性；花冠初时黄色，渐变为橘红色。瘦果白色，倒卵形，长约5mm，具4棱，无冠毛。花期5~7月，果期7~9月（图10-9）。

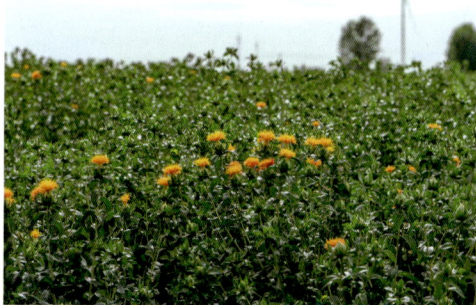

图10-9 红花植物图

【产地】 主产于河南、河北、浙江、四川、新疆等地，均为栽培。

【采收】 一般在开花后2~3天进入盛花期时，当花瓣由黄变红时采摘管状花。以花冠开放，雄蕊开始枯黄，花色鲜红，油润时为宜；以盛花期清晨露水未干前、苞片尖刺发软时采摘为好。采收后及时阴干或弱光下晒干。

【产地加工】

将采收的红花去除杂质、茎叶等非药用部位，晒干或60℃左右烘干。晒干时，应在散射光下晒干或阴干，以保持红花颜色鲜艳，否则，阳光太强红花易变黄褪色。在晾晒过程中要及时翻动，翻动时用木质工具，不能直接用手翻动，否则会使红花颜色变污暗。烘干时，注意控制温度，温度过高时红花会泛油颜色变黑。

【药材性状】 本品为不带子房的管状花，长1~2cm。表面红黄色或红色。花冠筒细长，先端5裂，裂片呈狭条形，长5~8mm；雄蕊5枚，花药聚合成筒状，黄白色；柱头长圆柱形，顶端微分叉。质柔软。气微香，味微苦。水试呈金黄色。

性状一般以质干、花冠长、色红艳、质柔软者为佳（图10-10）。

【商品规格】

（1）一等　干货。管状花皱缩弯曲，成团或散在。

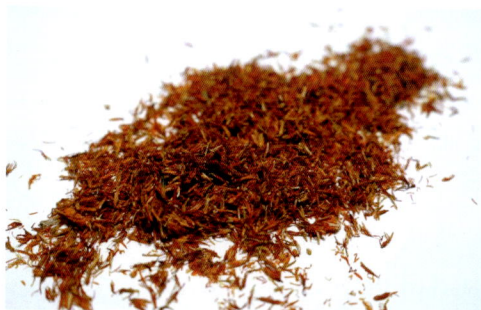

图10-10 红花药材图

表面深红、鲜红色，微带淡黄色。质较软，有香气，味微苦。无枝叶、杂质、虫蛀、霉变。

（2）二等　表面浅红、暗红或黄色。其他性状及标准同红花一等。

【质量要求】 按《中国药典》规定，本品药材的杂质不得过2%，水分不得过13.0%，总灰分不得过15.0%，酸不溶性灰分不得过5.0%。在518nm的波长处测定吸光度，不得低于0.20。水溶性浸出物不得少于30.0%。本品按干燥品计算，含羟基红花黄色素A（$C_{27}H_{32}O_{16}$）不得少于1.0%。本品按干燥品计算，含山柰酚（$C_{15}H_{10}O_6$）不得少于0.050%。

【包装与贮藏】 通常用细麻袋或布袋包装。在装红花的袋中根据数量的多少放入木炭包或石灰包，利于防潮、保持干燥。将包装好的红花贮藏于阴凉、干燥处，并注意防潮、防虫蛀。传统的贮藏方法为将净红花用纸分包（每包500~1000g），贮于石灰箱内，以保持红花的色泽。

【功效】 活血通经，散瘀止痛。

羌 活
NOTOPTERYGII RHIZOMA ET RADIX

【来源】 为伞形科植物羌活 *Notopterygium incisum* Ting ex H. T. Chang 或宽叶羌活 *Notopterygium franchetii* H. de Boiss. 的干燥根茎和根。

【原植物形态】

1. 羌活 多年生草本，根茎粗壮，节间缩短呈紧密隆起的环状，或伸长呈竹节状；地上茎紫色。叶基生具柄，叶鞘披针形抱茎，边缘膜质；三回三出羽状复叶，小裂片长圆状卵形或披针形，长2~

5cm，缺刻状浅裂或羽状深裂；茎上部叶无柄，叶鞘抱茎。复伞形花序，伞辐10～20个（少数可达40个），伞形花序小花15～20朵；花瓣白色，长卵形，先端内折。双悬果分果长圆形，背部稍扁，长5mm，棱脊5条，均呈翅状（图10-11）。

2. 宽叶羌活 多年生草本，根茎呈不规则块状，多分枝及须根；地上茎带紫色；基生叶及茎下部叶叶鞘抱茎；三回三出羽状复叶。复伞形花序顶生和腋生；花瓣淡黄色，倒卵形。双悬果分果近圆形。

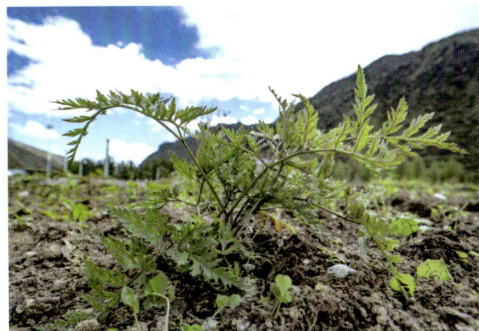

图10-11 羌活植物图

【产地】羌活主产于四川、甘肃、青海，云南等也有生产；宽叶羌活主产于四川，陕西、青海等地也有生产。

【采收】春、秋二季采挖，栽培品种植2～3年后采后，采挖根茎和根后，除去须根及泥沙，晒干。

【产地加工】将采收的药材净制后，晒至五六成干时，堆置"发汗"至内部颜色变为棕色，然后再晒干或烘干。

【药材性状】

1. 羌活 为圆柱状略弯曲的根茎，长4～13cm，直径0.6～2.5cm，顶端具茎痕。表面棕褐色至黑褐色，外皮脱落处呈黄色。节间缩短，呈紧密隆起的环状，形似蚕，习称"蚕羌"；节间延长，形如竹节状，习称"竹节羌"。节上有多数点状或瘤状突起的根痕及棕色破碎鳞片。体轻，质脆，易折断；断面不平整，有多数裂隙；皮部黄棕色至暗棕色，油润，有棕色油点；木部黄白色，射线明显；髓部黄色至黄棕色。气香，味微苦而辛。

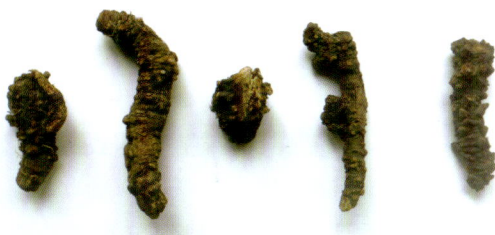

图10-12 羌活药材图

2. 宽叶羌活 为根茎和根。根茎类圆柱形，顶端具茎和叶鞘残基，根类圆锥形，有纵皱纹和皮孔；表面棕褐色，近根茎处有较密的环纹，长8～15cm，直径1～3cm，习称"条羌"。有的根茎粗大，不规则结节状，顶部具数个茎基，根较细，习称"大头羌"。质松脆，易折断；断面略平坦；皮部浅棕色；木部黄白色。气味较淡。

性状以条粗壮、表面棕褐色、断面油点多、香气浓郁者为佳（图10-12）。

【商品规格】

1. 川羌

（1）一等（蚕羌） 干货。呈圆柱形。全体环节紧密，似蚕状。表面棕黑色。体轻质松脆。断面有紧密的分层，呈棕、紫、黄白色相间的纹理。气清香纯正，味微苦、辛。长3.5cm以上，顶端直径1cm以上。无须根、杂质、虫蛀、霉变。

（2）二等（条羌） 干货。呈长方形。表面棕黑色，多纵纹。体轻质脆。断面有紧密的分层，呈棕紫、黄、白相间的纹理。气清香纯正，味微苦、辛。长短大小不分，间有破碎。无芦头、杂质、虫蛀、霉变。

2. 西羌

（1）一等（蚕羌） 干货。呈圆柱形，全体环节紧密，似蚕状。表面棕黑色。体轻质松脆。断面紧密，分层，呈棕紫白色相同的纹理。气微，味微苦、辛。无须根、杂质、虫蛀、霉变。

（2）二等（大头羌） 干货。呈瘤状突起，不规则的块状。表面棕黑色。体轻质脆。断面具棕黄色相间的纹理。气浊，味微苦、辛。无细须根、杂质、虫蛀、霉变。

（3）三等（条羌）　干货。呈长条形。表面暗棕色，多纵纹，香气较淡，味微辛、苦。间有破碎。无细须根、杂质、虫蛀、霉变。

【质量要求】按《中国药典》规定，总灰分不得过 8.0%，酸不溶性灰分不得过 3.0%。醇溶性浸出物不得少于 15.0%。本品含挥发油不得少于 1.4%（ml/g）。本品按干燥品计算，含羌活醇（$C_{21}H_{22}O_5$）和异欧前胡素（$C_{16}H_{14}O_4$）的总量不得少于 0.40%。

【包装与贮藏】一般用竹篓、竹筐包装，内衬席片等。每件 100 ~ 150kg。贮藏于阴凉干燥处，防潮、防虫蛀。

【功效】解表散寒，祛风除湿，止痛。

知识链接

羌活分类

羌活分川羌与西羌两种。

（1）川羌　系指四川的阿坝、甘孜等地所产的羌活。

（2）西羌　系指甘肃、青海所产的羌活。

其他各地所产的羌活，可根据以上两种羌活的品质、形态，近于哪种即按哪种分等。

胡黄连
PICRORHIZAE RHIZOMA

【来源】为玄参科植物胡黄连 *Picrorhiza scrophulariiflora* Pennell 的干燥根茎。

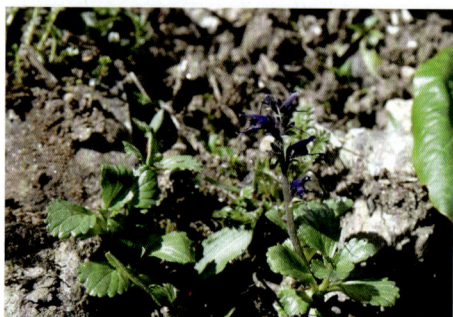

图 10 - 13　胡黄连植物图

【原植物形态】多年生草本，有毛。根茎圆柱形，稍带木质，上端密被老叶残基，节上有须根。叶基生，匙形或卵形，长 3 ~ 6cm；先端尖，基部狭窄成有翅的具鞘叶柄，边缘有锯齿。花葶生棕色腺毛。穗状花序长 1 ~ 2cm；花萼披针形至狭倒卵状披针形或倒卵状短圆形，后方一枚几为条形，有棕色腺毛；花冠深紫色，外面被短毛，上唇略向前弯作盔状，顶端微凹，下唇 3 裂片，两侧裂片顶端微有缺刻或有 2 ~ 3 小齿；蒴果长卵形，长 8 ~ 10mm（图 10 - 13）。

【产地】主产西藏南部（聂拉木以东地区）、云南西北部、四川西部。生高山草地及石堆中，海拔 3600 ~ 4400m。

【采收】秋季采挖，除去须根和泥沙，晒干。

【产地加工】净制后，晒干或烘干即可。

【药材性状】本品呈圆柱形，略弯曲，偶有分枝，长 3 ~ 12cm，直径 0.3 ~ 1cm。表面灰棕色至暗棕色，粗糙，有较密的环状节，具稍隆起的芽痕或根痕，上端密被暗棕色鳞片状的叶柄残基。体轻，质硬而脆，易折断，断面略平坦，淡棕色至暗棕色，木部有 4 ~ 10 个类白色点状维管束排列成环。气微，味极苦。

性状以条粗、折断时有粉尘、断面灰黑色、苦味浓者为佳（图 10 - 14）。

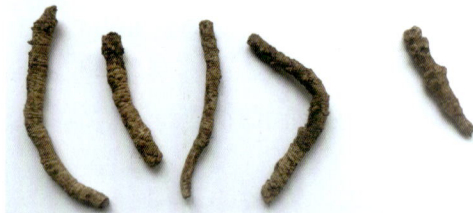

图 10 - 14　胡黄连药材图

【商品规格】统货。

【质量要求】按《中国药典》规定，本品药材的水分不得过 13.0%，总灰分不得过 7.0%。酸不溶性灰分不得过 3.0%，醇溶性浸出物不得少于 30.0%。以高效液相色谱法测定，本品按干燥品计算，含胡黄连苷Ⅰ（$C_{24}H_{28}O_{11}$）与胡黄连苷Ⅱ（$C_{23}H_{28}O_{13}$）的总量不得少于 9.0%。

【包装与贮藏】麻袋或者是聚乙烯包装袋。贮藏于阴凉、通风、干燥处。

【功效】退虚热，除疳热，清湿热。

枸杞子
LYCII FRUCTUS

【来源】为茄科植物宁夏枸杞 *Lycium barbarum* L. 的干燥成熟果实。

【原植物形态】灌木或小乔木状。主支数条，粗壮。果枝细长，先端通常弯曲下垂，外皮淡灰黄色，刺状枝短而细，生于叶腋，长 1～4cm。叶互生或丛生于短枝上；叶片披针形或卵状长圆形，长 2～8cm，宽 0.5～3cm。花腋生，2～6 朵簇生于短枝上；花冠漏斗状，5 裂，花冠管部较裂片稍长；粉红色或深紫红色，具暗紫色脉纹；雄蕊 5 枚，着生于花冠管中部；雌蕊 1 枚，子房长圆形。浆果倒卵形，熟时鲜红色，种子多数。花期 5～10 月，果期 6～10 月（图 10-15）。

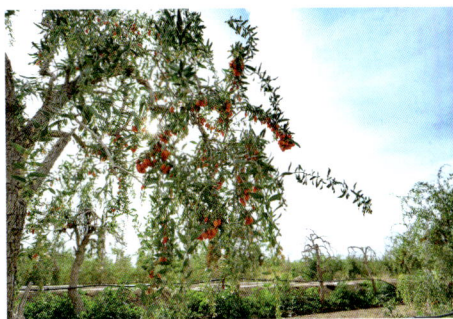

图 10-15 宁夏枸杞植物图

【产地】主产于宁夏、新疆、内蒙古、青海等地，以宁夏的中宁和中卫市枸杞子量大质优。

【采收】枸杞果实一般从 6 月开始成熟持续到 9 月。6 月下旬至 7 月上旬，部分果实进入果熟初期，此时，一般 9～10 天采收一批；7 月中旬至 8 月下旬，大部分果实进入果熟初期，而且较为集中，一般 5～6 天采收一批；9 月中旬以后，果实进入果熟初期较为缓慢，一般 10～12 天采收一批。当果实呈红色或橙红色时，果肉稍软、果蒂疏松时，及时采摘。采摘时宜在晴天早晨露水干后进行，采摘过程中应注意轻摘、轻拿、轻放，防止压烂或压伤，否则果汁流出，晒干后果实易变黑（油籽）。

【产地加工】

1. 脱蜡 将采收的鲜果，置于 3%～5% 的 Na_2CO_3 液中浸泡 1～2 分钟，捞出淋去多余的溶液，再用生活用水淋洗，待控干后进行干燥。

2. 干燥

（1）日晒 将脱蜡后的鲜果及时摊晾于竹席上，以厚 1.5cm 左右为宜，先置于阳光不直射、通风的地方，直至果皮起皱后，再置于日光下暴晒至果皮干韧、果肉柔软，在此过程切忌用手直接翻动，否则果实表面易变成黑色。

（2）烘干 将脱蜡后的鲜果轻轻地摊在果栈上，送至热风干燥室内，保持 38℃恒温，到含水量降至 12%～13%。

【药材性状】本品呈类纺锤形或椭圆形，长 6～20mm，直径 3～10mm。表面红色或暗红色，顶端有小突起状的花柱痕，基部有白色的果梗痕。果皮柔韧，皱缩，果肉肉质，柔润。种子 20～50 粒，类肾形，扁而翘，1.5～1.9mm，宽 1～1.7mm，表面浅黄色或棕黄色。气微，味甜。

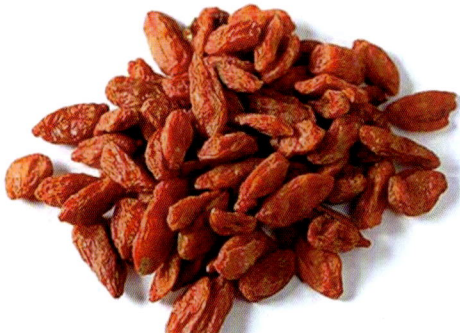

图 10-16 枸杞子药材图

性状一般以粒大、色红、肉厚、质柔润、籽少、味甜者为佳（图 10-16）。

【商品规格】

（1）一等　干货。呈椭圆形或长卵形。果皮鲜红，紫红或红色，糖质多。质柔软滋润。味甜。每50g 370粒以内。无油果。无杂质、虫蛀、霉变。

（2）二等　干货。呈椭圆形或长卵形。果皮鲜红或紫红色，糖质多。质柔软滋润。味甜。每50g 580粒以内。无油果。无杂质、虫蛀、霉变。

（3）三等　干货。呈椭圆形或长卵形。果皮红褐或淡红色，糖质较少。质柔软滋润。味甜。每50g 900粒以内。无油果。无杂质、虫蛀、霉变。

（4）四等　干货。呈椭圆形或长卵形。果皮红褐或淡红色，糖质少。味甜。每50g 1100粒以内。油果不超过15%。无杂质、虫蛀、霉变。

（5）五等　干货。呈椭圆形或长卵形。色泽深浅不一，糖质少，味甜。每50g 1100粒以外。破子、油果不超过30%。无杂质、虫蛀、霉变。

【质量要求】 按《中国药典》规定，本品药材的水分不得过13.0%，总灰分不得过5.0%，水溶性浸出物不得少于55.0%。本品按干燥品计算，含枸杞多糖以葡萄糖（$C_6H_{12}O_6$）计，不得少于1.8%。以高效液相色谱法测定，本品按干燥品计算，含甜菜碱（$C_5H_{11}NO_2$）不得少于0.50%。

【包装与贮藏】 枸杞子一般用木箱或硬纸箱内衬防潮油纸包装。由于枸杞子极易虫蛀、发霉、泛油、变色，故贮藏于密闭、阴凉、干燥处。

【功效】 滋补肝肾，益精明目。

秦　艽
GENTIANAE MACROPHYLLAE RADIX

【来源】 为龙胆科植物秦艽 *Gentiana macrophylla* Pall.、麻花秦艽 *Gentiana straminea* Maxim.、粗茎秦艽 *Gentiana crassicaulis* Duthie ex Burk. 或小秦艽 *Gentiana dahurica* Fisch. 的干燥根。

【原植物形态】

1. 秦艽　多年生草本，主根粗长，近圆锥形，扭曲不直。茎直立或斜生，基部包围有纤维状的叶柄残基。基生叶多数丛生；茎生叶较小，对生，基部联合；叶片披针形或矩圆状披针形，全缘。轮生花序簇生于茎端或茎上部的叶腋部位；花萼膜质，一侧裂开，呈佛焰苞状；花冠筒状，深蓝色，先端5齿裂。蒴果矩圆形，种子多数，椭圆形，无翅（图10-17）。

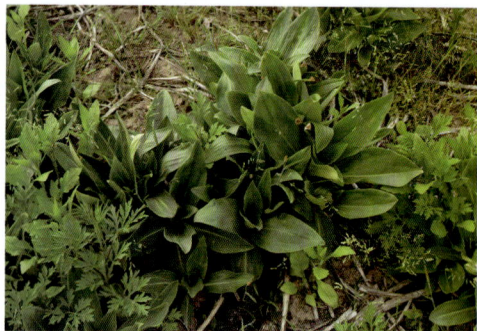

图10-17　秦艽植物图

2. 麻花秦艽　根略呈圆锥形，主根下部多数分枝相互缠绕交错，形如麻花。叶下面主脉隆起。花较少，为聚伞花序，花冠淡黄色，有时白色或淡绿色。

3. 粗茎秦艽　根略呈圆柱形，较粗大，很少分枝与扭绕。花冠蓝色或蓝紫色，子房及蒴果都有柄。

4. 小秦艽　植株矮小，叶片窄长披针形，主脉3条。花萼筒通常不开裂，雄蕊5，花丝几成翼状，子房具短柄或不明显。

【产地】 秦艽主产于甘肃、山西、陕西。以甘肃产量最大，质量最好。粗茎秦艽主产于西南地区。麻花秦艽主产于四川、甘肃、青海、西藏等地。小秦艽主产于河北、内蒙古及陕西等地。

【采收】 春、秋二季采挖，挖取根，除去茎叶及泥沙。

【产地加工】 将净制后的秦艽和麻花秦艽晒软，堆置"发汗"至表面呈红黄色或灰黄色时，摊开晒干，或不经"发汗"直接晒干。小秦艽趁鲜时搓去黑皮，晒干。

【药材性状】

1. 秦艽　呈类圆柱形，上粗下细，扭曲不直，长 10～30cm，直径 1～3cm。表面黄棕色或灰黄色，有纵向或扭曲的纵皱纹，顶端有残存茎基及纤维状叶鞘。质硬而脆，易折断，断面略显油性，皮部黄色或棕黄色，木部黄色。气特异，味苦、微涩。

2. 麻花秦艽　呈类圆锥形，多由数个小根纠聚而膨大，直径可达 7cm。表面棕褐色，粗糙，有裂隙呈网状孔纹。质松脆，易折断，断面多呈枯朽状。

3. 小秦艽　呈类圆锥形或类圆柱形，长 8～15cm，直径 0.2～1cm。表面棕黄色。主根通常 1 个，残存的茎基有纤维状叶鞘，下部多分枝。断面黄白色。

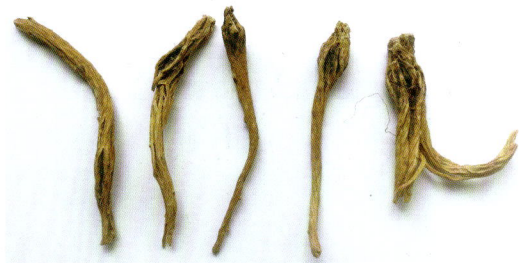

性状一般以条粗长质实、色黄或黄棕色、气味浓厚者为佳（图 10－18）。

图 10－18　秦艽药材图

【商品规格】

1. 大秦艽

（1）一等　干货。呈圆锥形或圆柱形，有纵向皱纹，主根粗大似鸡腿、萝卜、牛尾状。表面灰黄色或棕色。质坚而脆。断面棕红色或棕黄色，中心土黄色，气特殊，味苦、涩。芦下直径 1.2cm 以上。无芦头、须根、杂质、虫蛀、霉变。

（2）二等　芦下直径 1.2cm 以下，最小不低于 0.6cm。其他性状及标准同大秦艽一等。

2. 麻花秦艽　统货：干货。常由数个小根聚集交错缠绕呈辫状或麻花状。全体有显著的向左扭曲的纵皱纹。表面棕褐色或黄褐色、粗糙，有裂隙显网状纹，体轻而疏松。断面常有腐朽的空心。气特殊，味苦、涩。大小有分，但芦下直径不小于 0.3cm。无芦头、须根、杂质、虫蛀、霉变。

3. 小秦艽

（1）一等　呈圆锥形或圆柱形。常有数个支根纠合在一起，扭曲，有纵向皱纹。表面黄色或黄白色。体轻疏松。断面黄白色或黄棕色。气特殊、味苦。条长 20cm 以上。芦下直径 1cm 以上。无残茎、杂质、虫蛀、霉变。

（2）二等　长短大小不分，但芦下最小直径不低于 0.3cm。其他性状及标准同小秦艽一等。

【质量要求】　按《中国药典》规定，本品药材的水分不得过 9.0%，总灰分不得过 8.0%，酸不溶性灰分不得过 3.0%。醇溶性浸出物不得少于 24.0%。以高效液相色谱法测定，本品按干燥品计算，含龙胆苦苷（$C_{16}H_{20}O_9$）和马钱苷酸（$C_{16}H_{24}O_{10}$）的总量不得少于 2.5%。

【包装与贮藏】　一般采用包装箱包装，包装箱的四周铺好包装纸，顺序是根头向外，根末端向内，摆放整齐紧凑。贮藏之前在烈日下暴晒 1～2 天，再用麻袋封包堆放，四周最好再用麻袋围封，以防止害虫侵入和湿气影响，达到防虫蛀、防霉变的目的。

【功效】　祛风湿，清湿热，止痹痛，退虚热。

党　参　 微课

CODONOPSIS RADIX

【来源】　为桔梗科植物党参 *Codonopsis pilosula*（Franch.）Nannf.、素花党参 *Codonopsis pilosula* Nannf. var. *modesta*（Nannf.）L. T. Shen 或川党参 *Codonopsis tangshen* Oliv. 的干燥根。

【原植物形态】

1. 党参　多年生草本，有白色乳汁。根肥大肉质，呈长圆柱形，顶端有膨大的根头，具多数瘤状茎痕。茎缠绕，长而多分支。叶在主茎上及侧枝上互生，在小枝上近于对生；叶片卵形至倒卵形，长 1～7cm，宽 1～5cm，全缘或微波状；上面绿色，被糙伏毛，下面粉绿色，密被柔毛。花单生于分枝顶端；花萼 5 裂；花冠钟状，淡黄绿色，内面有紫斑，先端 5 裂；雄蕊 5 枚，子房半下位，3 室，花柱短，柱头 3 个。蒴果圆锥形，种子细小，多数。花期 8～9 月，果期 9～10 月（图 10－19）。

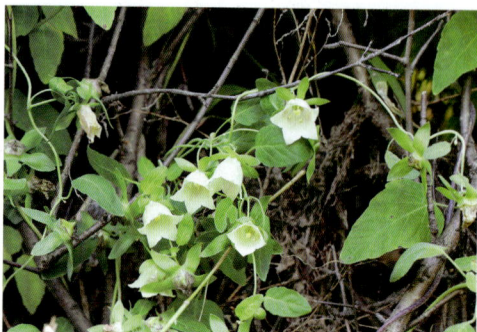

图 10－19　党参植物图

2. 素花党参　素花党参与党参的区别为叶片长成时近于光滑无毛，花萼裂片较小。

3. 川党参　川党参的茎叶近无毛，或仅叶片上部边缘疏生长柔毛，茎下部叶基部楔形或圆钝，稀心形。花萼仅贴生于子房最下部，子房下位。

【产地】党参主产于山西、陕西、甘肃、四川等地，及东北各地。潞党（栽培品）产于山西平顺、长治、壶关等地。素花党参又称西党参，主产于甘肃文县，四川南坪、松潘等地。川党参主产于四川、重庆、湖北及与陕西接壤地区。

【采收】党参一般在 3～5 年采收，育苗移栽的为 3～4 年，直播实生苗栽培的 4～5 年。采收时间一般为秋季，白露前后，可一直持续到次年春季植株萌发为止，但是一般以秋季采挖为佳。鲜党参根脆嫩、易破、易断裂，会造成根中乳汁外溢，从而影响药材品质，因此在采收过程中要特别注意避免伤根。

【产地加工】将采挖后净制的党参根按大小、长短、粗细分档，分别晒至三四成干。晒至表皮略起润发软时，用手搓揉，搓揉之后再次晾晒，如此反复 3～4 次，使党参皮肉紧贴，充实饱满并富有弹性。搓揉的次数不宜过多，用力不宜过大，否则会变成油条，影响质量。干燥时，头部较粗，其内部较难干燥，而尾部易干，故晒至七八成干的时候，应注意互相重叠压制，将根部压在下面不再受日晒，在日光下晒至全干，以免根尾过干而折断。

【药材性状】

1. 党参　呈长圆柱形，稍弯曲，长 10～35cm，直径 0.4～2cm。表面灰黄色、黄棕色至灰棕色，根头部有多数疣状突起的茎痕及芽，每个茎痕的顶端呈凹下的圆点状；根头下有致密的环状横纹，向下渐稀疏，有的达全长的一半，栽培品环状横纹少或无；全体有纵皱纹和散在的横长皮孔样突起，支根断落处常有黑褐色胶状物。质稍柔软或稍硬而略带韧性，断面稍平坦，有裂隙或放射状纹理，皮部淡棕黄色至黄棕色，木部淡黄色至黄色。有特殊香气，味微甜。

2. 素花党参（西党参）　长 10～35cm，直径 0.5～2.5cm。表面黄白色至灰黄色，根头下致密的环状横纹常达全长的一半以上。断面裂隙较多，皮部灰白色至淡棕色。

3. 川党参　长 10～45cm，直径 0.5～2cm。表面灰黄色至黄棕色，有明显不规则的纵沟。质较软而结实，断面裂隙较少，皮部黄白色。

性状一般以条粗长、皮松肉紧、狮子盘头较大、横纹多、味香甜、嚼之无渣者为佳（图 10－20）。

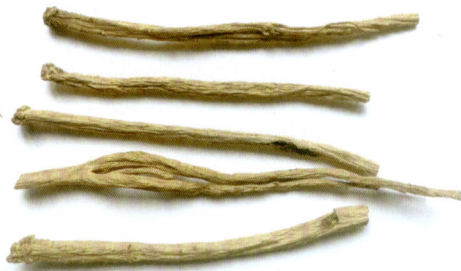

图 10－20　党参药材图

【商品规格】

1. 西党

（1）一等　干货。呈圆锥形，头大尾小，上端多横纹，外皮粗松。表面黄色或灰褐色。断面黄白色，有放射状纹理。糖质多、味甜。芦下直径 1.5cm 以上。无油条。无杂质、虫蛀、霉变。

（2）二等　芦下直径 1cm 以上。其他性状及标准同西党一等。

（3）三等　芦下直径 0.6cm 以上。油条不超过 15%。其他性状及标准同西党一等。

2. 条党

（1）一等　干货。呈圆锥形，头上茎痕较少而小，条较长。上端有横纹或无，下端有纵皱纹。断面白色或黄白色，有放射状纹理。有糖质、甜味。芦下直径 1.2cm 以上。无油条。无杂质、虫蛀、霉变。

（2）二等　芦下直径 0.8cm 以上。其他性状及标准同条党一等。

（3）三等　芦下直径 0.5cm 以上。油条不超过 10%。其他性状及标准同条党一等。

3. 潞党

（1）一等　干货。呈圆柱形，芦头较小，表面黄褐色或灰黄色，体结实而柔。断面棕黄色或黄白色，糖质多，味甜。芦下直径 1cm 以上。无油条。无杂质、虫蛀、霉变。

（2）二等　芦下直径 0.8cm 以上。其他性状及标准同潞党一等。

（3）三等　芦下直径 0.4cm 以上。油条不得超过 10%。其他性状及标准同潞党一等。

4. 东党

（1）一等　干货。呈圆锥形，芦头较大，芦下有横纹。体较松质硬。表面土黄色或灰黄色，粗糙。断面黄白色，中心淡黄色、显裂隙、味甜。长 20cm 以上，芦头下直径 1cm 以上。无毛须、杂质、虫蛀、霉变。

（2）二等　长 20cm 以下，芦下直径 0.5cm 以上。其他性状及标准同东党一等。

【质量要求】按《中国药典》规定，本品药材的水分不得过 16.0%，总灰分不得过 5.0%，二氧化硫残留量照二氧化硫残留量测定法测定，不得过 400mg/kg。醇溶性浸出物不得少于 55.0%。

【包装与贮藏】散顺装或按不同等级打捆，木箱包装。打捆时将党参药材理顺，扎成小把，用绳子捆紧，在木箱内衬防潮纸包装。党参含糖类成分，味甜质柔润，尤其是在夏季易吸潮、生霉、走油、虫蛀，故贮藏于干燥、凉爽、通风处，温度不宜超过 28℃，相对湿度以 65%～75% 为宜，安全水分控制在 11%～14%。

【功效】健脾益肺，养血生津。

知识链接

党参产区多，质量差别较大，现仍按1964年规格标准分为五个品种，未大动。各地产品，符合某种质量，即按该品种标准分等。

（1）西党：即甘肃、陕西及四川西北部所产。过去称纹党、晶党。原植物为素花党参。

（2）东党：即东北三省所产者。

（3）潞党：即山西产及各地所引种者。

（4）条党：即四川、湖北、陕西三省接壤地带所产，原名单枝党、八仙党。形多条状，故名条党，其原植物为川党参。

（5）白党：即贵州、云南及四川南部所产，原称叙党，因质硬糖少，由色白故名白党。其原植物为管花党参。

目标检测

答案解析

一、单项选择题

1. 红花的入药部位是（　　）
   A. 花蕾　　　　　　　B. 花序　　　　　　　C. 柱头
   D. 管状花　　　　　　E. 花冠

2. 下列中药材在加工过程中需要"揉搓"的是（　　）
   A. 胡黄连　　　　　　B. 枸杞子　　　　　　C. 秦艽
   D. 党参　　　　　　　E. 当归

3. 党参药材的含水量限度为不超过（　　）
   A. 12%　　　　　　　B. 13%　　　　　　　C. 14%
   D. 15%　　　　　　　E. 16%

4. "怀中抱月"是以下哪个的特征（　　）
   A. 松贝　　　　　　　B. 炉贝　　　　　　　C. 青贝
   D. 栽培品　　　　　　E. 以上都不是

二、多项选择题

1. 下列植物中属于中药党参的基源植物的有（　　）
   A. 党参　　　　　　　B. 素花党参　　　　　C. 川党参
   D. 紫花党参　　　　　E. 管花党参

2. 下列中药材在加工过程中需要进行"发汗"的有（　　）
   A. 党参　　　　　　　B. 当归　　　　　　　C. 秦艽
   D. 羌活　　　　　　　E. 胡黄连

三、简答题

1. 简述枸杞子的采收过程及注意事项。
2. 简述党参的产地加工过程及注意事项。
3. 简述冬虫夏草药材性状。

（史俊卿）

书网融合……

重点小结　　　　　　　微课　　　　　　　习题

除植物类中药材之外，中药材还包括动物类、矿物类中药材，菌类中药因其分类和生长的特殊性，平时也单列在动物药和植物药之外，同时海洋产药材产地也具有十分明显的特殊性，故本模块将海洋药材、菌类、动物类、矿物类药材采收加工4个项目纳入一体。2021年以来，国家对中药材产地鲜加工提出了新的政策要求和指导，也在本模块一并介绍。

项目十一　海洋药材采收加工

PPT

学习目标

知识目标： 通过本项目学习，应能掌握海洋药材品种、采收加工方法与技术；熟悉海洋药材的植物来源、药材性状与商品规格；了解海洋药材的药用功效等。

能力目标： 能运用学习的海洋药材品种、采收加工方法与技术等理论知识进行海洋药材鉴别、采收、加工。

素质目标： 通过本项目学习，树立良好的工作作风，提高中药材产地加工技术的能力，培养良好的职业道德，及严格认真、实事求是的严谨科学态度。

情境导入

情境： 石决明是鲍鱼的外壳，其产地加工是将捕捉的鲍鱼剥去肉，取其贝壳，洗净黏附的杂质，晒干。这个看似简单的加工过程其实有很多细节需要注意，如简单的一句洗净黏附的杂质，实则很难清理，需要用钢丝球或者钢性材质的东西将壳的里里外外来回不停地刷，除掉剩余的肉以及附着在外壳表面的壳类杂质、砂石等东西。这个过程非常考验中药加工人员的耐心及专注、坚持的精神，不能有一丝马虎和懈怠，这样才能保证产地加工后的石决明杂质少、质量佳。

思考： 1. 石决明的产地加工包括哪些重要的步骤？
　　　　2. 中药材产地加工的目的和意义是什么？

我国海洋药材分布区域主要指渤海、黄海、东海和南海的沿海地区，包括我国东部和东南部广阔的海岸线，以及我国领海海域各岛屿的海岸线，其海底的地貌由西北向东北倾斜，气候有由北至南逐渐由暖温带向亚热带再向热带过渡的特征。本区域优势的药材品种主要有石决明、珍珠、海马等。

石决明　　微课
HALIOTIDIS CONCHA

【来源】为鲍科动物杂色鲍 *Haliotis diversicolor* Reeve、皱纹盘鲍 *Haliotis discus hannai* Ino、羊鲍 *Haliotis ovina* Gmelin、澳洲鲍 *Haliotis rubra* Leach、耳鲍 *Haliotis asinina* Linnaeus 或白鲍 *Haliotis laevigata* Donovan 的贝壳。

【原动物形态】

1. 杂色鲍　贝壳呈卵圆形，壳质坚实，壳长80～93mm，宽58～68mm，壳顶钝，位于壳后端，螺旋部矮小，略高于体螺层的壳面，螺层约3层。壳表有30多个排成一列整齐而逐渐增大的突起和小孔，有6~9个突起特大，开孔与内部相通，形成呼水孔。体螺层被突起和小孔隔成的螺肋区，成一宽大的倾斜面，占壳的绝大部分；壳表面为绿褐色，或掺有黄、红色形成的杂色斑。于右侧壳肌下缘，可见一般消化腺为深褐绿色。无厣。

2. 皱纹盘鲍 贝壳呈椭圆形，壳长120~125mm，宽82~85mm，扁平的壳顶位于壳的偏后方，稍高于壳面，螺层约3层，各层间缝合线浅，自第2螺层中部始，具1列由小渐大，沿右至左的螺旋排列的突起，20~30个，至体螺层的边缘，近壳口3~5个突起。壳面深绿褐色，有许多粗糙而不规则的皱纹，壳内面银白色，带珍珠样光泽。

3. 耳鲍 贝壳较小而扁，呈耳状，壳长65~70mm，壳宽小于壳长的1/2，壳高约相当于壳宽的1/3。壳薄，略扭曲，有30个左右的突起，末端最大的4~7个开孔，以6个开孔较多见，从第2螺层至贝壳边缘有4~5条明显的螺肋。壳面生长线明显，壳表颇为光滑美丽，常呈翠绿色或黄褐色，并布有紫褐色和土黄色三角形斑纹，壳内面银白色，有淡绿色闪光及珍珠光泽。

4. 羊鲍 贝壳短宽，较薄，呈扁平卵圆形，壳长80~88mm，最大也可达100mm以上，壳宽约为长的5/7，高约为长的1/4~1/5，壳顶位于近中部，螺旋部与体螺部约各占一半，螺层约4层，有20余个突起，近壳口的4~5个开口。壳面螺肋宽大使壳面粗糙不平，壳表灰绿色或褐色。壳内面银白色，带有青绿的珍珠光泽。

【产地】主产于广东湛江、陵水、徐闻，山东青岛、长山岛，福建漳浦、平潭，辽宁、海南，及台湾等沿海地区的海域。

【采收】每年夏秋二季下海捕捉，运回加工。

【产地加工】将捕捉的鲍鱼剥去肉，取其贝壳，洗净黏附的杂质，晒干。

【药材性状】

1. 杂色鲍 呈长卵圆形，内面观略呈耳形，长7~9cm，宽5~6cm，高约2cm。表面暗红色，有多数不规则的螺肋和细密生长线，螺旋部小，体螺部大，从螺旋部顶处开始向右排列有20余个疣状突起，末端6~9个开孔，孔口与壳面平。内面光滑，具珍珠样彩色光泽。壳较厚，质坚硬，不易破碎。气微，味微咸。

2. 皱纹盘鲍 呈长椭圆形，长8~12cm，宽6~8cm，高2~3cm。表面灰棕色，有多数粗糙而不规则的皱纹，生长线明显，常有苔藓类或石灰虫等附着物，末端4~5个开孔，孔口突出壳面，壳较薄。

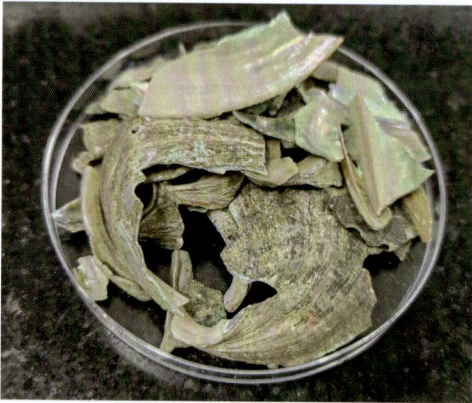

图11-1 石决明药材图

3. 羊鲍 近圆形，长4~8cm，宽2.5~6cm，高0.8~2cm。壳顶位于近中部而高于壳面，螺旋部与体螺部各占1/2，从螺旋部边缘有2行整齐的突起，尤以上部较为明显，末端4~5个开孔，呈管状。

4. 耳鲍 狭长，略扭曲，呈耳状，长5~8cm，宽2.5~3.5cm，高约1cm。表面光滑，具翠绿色、紫色及褐色等多种颜色形成的斑纹，螺旋部小，体螺部大，末端5~7个开孔，孔口与壳平，多为椭圆形，壳薄，质较脆（图11-1）。

【商品规格】商品按来源可分为光底石决明（杂色鲍的贝壳）、毛底石决明（皱纹盘鲍的贝壳）2种；按产地分有真海决（主产于广东、海南等地）、关海决（生产于东北及山东、渤海等地）、大洋石决明

（主产于山东）3 种。

商品一般为统货，不分等级。

【质量要求】按《中国药典》规定，本品含碳酸钙（$CaCO_3$）不得少于 93.0%。

【包装与贮藏】本品以麻袋或竹篓包装。本品置干燥处，防潮、防尘。

【功效】平肝清热，明目去翳。

珍　珠
MARGARITA

【来源】为珍珠贝科动物合浦珠母贝 *Pinctada fucata*（Dunker）、蚌科动物三角帆蚌 *Hyriopsis cumingii*（Lea）或褶纹冠蚌 *Cristaria plicata*（Leach）等双壳类动物受刺激形成的珍珠。

【原动物形态】

贝壳呈斜四方形，壳长 5～9cm。壳顶位于前方，后耳大，前耳较小。背缘平直，腹缘圆。边缘鳞片层紧密，末端稍翘起，右壳前耳下方有一明显的足丝凹陷。壳面淡黄色，同心生长轮纹极细密，成片状，薄而脆，极易脱落，贝壳内面珍珠层厚，光泽强，边缘淡黄色。闭壳肌痕长圆形。

【产地】海水珍珠主产于广东合浦、廉州，及浙江、广西、海南、上海、台湾等沿海地区；淡水珍珠主产于安徽宣城、芜湖，浙江诸暨、金华，湖南益阳、常德，江苏武进等地的江河湖泊。

【采收】

1. 天然珍珠　全年可采，以 12 月为多。野生的天然珍珠多生活于波浪较为平静的海湾，沙泥、岩礁或石砾较多的海底，从海中捞起珠蚌，剖取珍珠，洗净即可。

2. 人工养殖珍珠　接种后养殖 1 年以上，即可捞取珠蚌，但 2～3 年采收的珍珠质量较佳。因河蚌分泌珍珠质主要在 4～11 月，采收的适宜时间为秋末，采收后及时将珍珠置于饱和盐水中浸 5～10 分钟，洗去黏液，最后用清水洗净即可。

【产地加工】将捞起的珠蚌剖开或剥开，从体内取出珍珠，洗净，晾干。

【药材性状】本品呈类球形、长圆形、卵圆形或棒形，直径 1.5～8mm。表面类白色、浅粉红色、浅黄绿色或浅蓝色，半透明，光滑或微有凹凸，具特有的彩色光泽。质坚硬，破碎面显层纹。气微，味淡（图 11-2）。

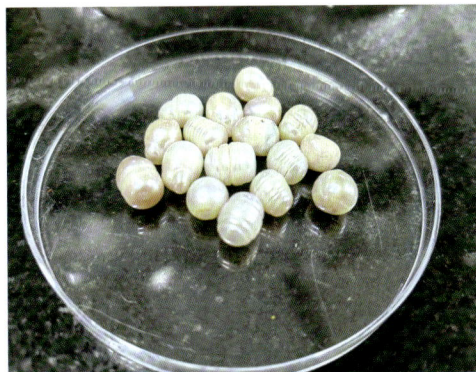

图 11-2　珍珠药材图

【商品规格】

1. 天然珍珠　天然珍珠以毛作为分等级的计量单位。

（1）濂珠　主产于广西合浦县，是我国名贵特产，驰名中外。多为圆珠形、洁白如玉、晶莹透彻、内外一色、颜色较新。药用多为细粒。

（2）新港珠　为进口品。主产于泰国、印度尼西亚等地。体形圆润，色白而莹光夺目。

（3）新光珠　为进口品。呈银白色，颗粒大小不一，多为长圆形、馒头形、表面呈凹凸麻点。内色略显青暗或略显七彩闪光。

（4）老光珠　为进口品。体形和新光珠相同，唯颜色阴黄，莹光略暗。

（5）玉身珠　为进口品。体形为细长圆状，大小不一。长 1～10mm，直径 0.5～5mm，银白色，莹光夺目，有七彩亮光。

（6）马牙珠　为进口品。多生于壳壁，体形为辦块状，形如牙齿，大如黄豆，表面有棱角，凹凸不平，色白亮，不透彻如白石英，质量较差。

2. 淡水养殖珍珠　根据形状、色泽、珠光分1~5个等级。一等、二等多作为装饰工艺品，药用多为三、四、五等。

（1）一等　圆球形或近圆球形，重量在0.05g以上。表面玉白色，全身细腻光滑，显闪耀珠光，质坚硬，破碎后断面呈同心层纹。

（2）二等　圆球形或近半圆球形，大小不分。表面玉白色、浅粉红色，全身细腻光滑，显闪耀珠光，光色仅次于一等。

（3）三等　长圆形、腰鼓形、蚕茧形，大小不分。表面玉白色、浅粉红色、浅黄色、浅紫色，全身光透，有细皱纹，显珠光。

（4）四等　半圆形、长形、馒头形，大小不分。显有珠光，有细纹或微沟纹，无珠无贴壳珠。

（5）五等　不规则形。珠身有明显皱纹和沟纹，有珠光，无僵珠。

【质量要求】按《中国药典》规定，本品酸不溶性灰分不得过4.0%，铅不得过5mg/kg；镉不得过0.3mg/kg；砷不得过2mg/kg；汞不得过0.2mg/kg；铜不得过20mg/kg。

【包装与贮藏】软纸、软布包好，置玻璃瓶、瓷瓶内，或以绸布、天鹅绒包好，置木盒或铁盒内。忌用内壁粗糙的容器盛放。大颗者宜单独存放，以防互相摩擦受损。贮藏置干燥处保存。

【功效】安神定惊，明目消翳，解毒生肌，润肤祛斑。

知识链接

珍珠产生原理

当天然珍珠贝和蚌在水中生长时，在一定的刺激下，刺激点附近的外套膜上分泌珍珠质的外套膜上皮组织急剧裂殖逐渐包围刺激源，然后形成完整的珍珠囊，以刺激点为中心，外套膜不断分泌珍珠质，一层层地包围，逐渐形成珍珠，在自然条件下的刺激是外界砂料、寄生虫等，形成有核珍珠。如动物本身外套膜上皮细胞因病态或其他外因刺激而离开原来的位置，进入组织中也可以形成珍珠囊而形成无核珍珠。

根据天然珍珠形成的原理，我国先后在海水、淡水中试验人工养殖珍珠，并获得成功。其养殖方法分植核法和植皮法两种。植核法：将蚌壳的珍珠层磨成小核，用专门的器械插入蚌的外套膜内，可形成无核珍珠。植皮法：将外套膜小片植入另一蚌的外套膜内，可形成无核珍珠。

海　马
HIPPOCAMPUS

【来源】为海龙科动物克氏海马 *Hippocampus kelloggi* Jordan et Snyder、刺海马 *Hippocampus histrix* Kaup、库达海马 *Hippocampus kuda* Bleeker、三斑海马 *Hippocampus trimaculatus* Leach 或小海马（海蛆）*Hippocampus japonicus* Kaup 的干燥体。

【原动物形态】海马体型侧扁，头每侧有2个鼻孔，头部弯曲与体近直角，鱼体粗侧扁，完全包于骨环中；嘴是尖尖的管形，口不能张合，因此只能以吸食水中的小动物为食物，眼睛可以分别地各自向上下、左右或前后转动；胸腹部凸出，躯干部由10~12节骨环组成，一般体长15~30cm；尾部细长呈四棱形，尾端细尖，常呈卷曲状；头部弯曲，顶部具突出冠，冠端具小棘；吻呈管状；口小，端位；鳃孔小；臀鳍短小；胸鳍发达；无尾鳍。

【产地】克氏海马主产广东、福建、台湾等沿海地区；刺海马主产广东、福建、浙江等沿海地区；库达海马主产广东、海南等沿海地区；三斑海马主产福建、广东等沿海地区；小海马主产辽宁、河北、山东、浙江等沿海地区。

【采收】海马栖息于近海内湾水质澄清、海藻繁茂的低潮区，常以尾端缠附于海藻茎枝上，以小型浮游甲壳动物为食。夏、秋二季皆可捕捞。

【产地加工】捕捞后除去内脏，洗净，晒干；或除去外部灰、黑色膜和内脏后，将尾盘起，晒干，选择大小相似者，用红线缠扎成对。

【药材性状】

1. 克氏海马　呈扁长形而弯曲，体长约30cm。表面黄白色。头略似马头，有冠状突起，具管状长吻，口小，无牙，两眼深陷。躯干部七棱形，尾部四棱形，渐细卷曲，体上有瓦楞形的节纹并具短棘。体轻，骨质，坚硬。气微腥，味微咸。

2. 刺海马　体长15~20cm。头部及体上环节间的棘细而尖（图11-3）。

3. 库达海马　体长20~30cm。黑褐色。

4. 三斑海马　体侧背部第1、4、7节的短棘基部各有1黑斑。

5. 小海马（海蛆）　体形小，长7~10cm。黑褐色。节纹和短棘均较细小。

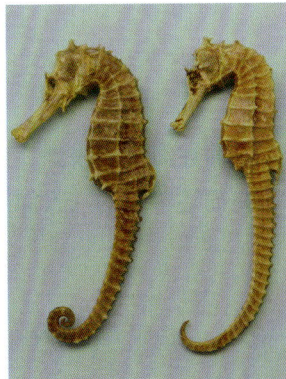

图11-3　海马药材图

【商品规格】

按色泽分为申海马（白色）、潮海马（黑色）、汉海马（褐色）。按大小分为大条（一等，体长16~30cm）、中条（二等，体长8~15cm）、小条（三等8cm以下）。进口商品分光海马、刺海马，也有根据大小分为大海马（长11cm以上）、中海马（长7cm以上）和小海马（长5cm以上），大海马不多见，以中、小海马为多。目前规格仅"杂海马"1种，为光海马及刺海马的统货。

【质量要求】按《中国药典》规定。

【包装与贮藏】置阴凉干燥处，防蛀。

【功效】温肾壮阳，散结消肿。

目标检测

答案解析

一、单项选择题

1. 以下不是形容珍珠质量佳的特点是（　　）

A. 形圆　　　　　　B. 形扁　　　　　　C. 珠光闪耀

D. 平滑细腻　　　　E. 断面有层纹

2. 石决明上具有（　　）个吸收孔者质量上乘

A. 3个　　　　　　B. 4个　　　　　　C. 5个

D. 6个　　　　　　E. 9个

3. 以下不是海马的来源的是（　　）

A. 克氏海马　　　　B. 刺海马　　　　　C. 库达海马

D. 三斑海马　　　　E. 黑海马

二、多项选择题

1. 按产地来命名石决明的有几种（　　）

A. 底石决明　　　　B. 毛底石决明　　　C. 真海决

  D. 关海决   E. 大洋石决明

2. 石决明品种主要来源（ ）

  A. 杂色鲍   B. 皱纹盘鲍   C. 羊鲍

  D. 澳洲鲍   E. 耳鲍

3. 海马的采收季节为（ ）

  A. 春季   B. 夏季   C. 秋季

  D. 冬季   E. 初春

三、简答题

1. 简述海马的来源、商品规格及鉴别特征。

2. 简述珍珠的采收加工。

（黄燕秋）

书网融合……

重点小结   微课   习题

项目十二　菌类药材采收加工

PPT

学习目标

知识目标：通过本项目学习，应能掌握菌类药材的品种、采收加工方法与技术；熟悉菌类药材的植物来源、药材性状与商品规格；了解菌类药材的药用功效等。

能力目标：能运用菌类药材的植物来源、药材性状与商品规格等理论知识，进行菌类药材的采收、加工操作。

素质目标：通过本项目学习，树立中医药文化自信，提高动手实践能力，培养团队协作精神。

情境导入

情境：我国真菌资源十分丰富，其中可药用的真菌达千种以上。同时药用真菌在我国具有悠久的应用历史，两千多年前的《神农本草经》中就记载了灵芝、茯苓、猪苓、雷丸等真菌的药效，《本草纲目》收载药用真菌已达20多种，《本草备要》首次报道了冬虫夏草作为药用真菌的效果。1974年《中国药用真菌》搜集了78种药用真菌，再版介绍了117种真菌。当今，药用真菌不但是我国天然药物资源和中草药的一个极为重要的组成部分，而且已成为探索和发掘增强免疫、抗肿瘤、抗病毒、降血压、降血糖等药物的重要领域，目前已有许多真菌被用于制成中成药。

思考：你认识的药用真菌有哪些？

菌类属于低等植物，采收部位多为整个菌核或子实体，如猪苓、茯苓要采收整个菌核，灵芝和银耳以子实体入药，而冬虫夏草要以子座和幼虫尸体的复合体作为药用部位。

菌类采收时间多集中夏、秋季，如茯苓、银耳，也有全年可采收的如灵芝、猪苓，但总体以夏、秋季采收质量最佳，如冬虫夏草多在夏至前后采收，此时药材质量最好，也利于发现和采挖。

菌类加工环节主要考虑干燥环节。大部分药材可直接晒干、烘干或焙干。如冬虫夏草晒至六七成干即可，灵芝排列烘干或晒干，猪苓阳光下暴晒，银耳晒干或烘干。少部分药材干燥方法较特殊，如茯苓在干燥切制前，先进行"发汗"，且多采用阴干方式。

天　麻
GASTRODIAE RHIZOMA　微课1

【**来源**】为兰科植物天麻 *Gastrodia elata* Bl. 的干燥块茎。

【**原植物形态**】腐生草本。块茎椭圆形或卵圆形，具有均匀环节，节上有膜质鳞叶。茎黄褐色或浅红色，叶退化成膜质，颜色与茎相似，下部鞘状抱茎。花橙红色或淡绿黄色，花被合生，下部壶状，上部歪斜，唇瓣白色且先端3裂（图12-1）。

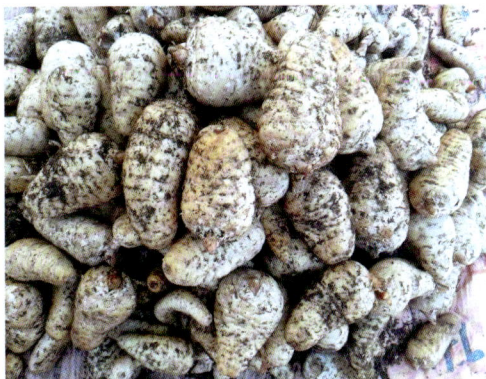

图12-1　天麻新鲜块茎图

【**产地**】现多栽培，主产于西南，全国大部分地区也可生产。

【**采收**】春、冬两季均可采挖，冬至以前采挖者称"冬麻"，质佳。立夏之前采挖者称"春麻"，质次。收麻时要小心，避免麻体受到损伤。先将覆盖在上部的松针等覆盖物移除，为了避免将天麻的芽（鹦哥嘴）弄坏，可用手小心地将松针下的松土拨开，即能挖到天麻。箭麻、大白麻可加工成药用，小白麻、米麻做麻种。采收与栽培可同时进行，事先准备好新菌棒或木段，根据情况适当补充新菌棒或木段，栽植天麻，原封填实即可。

【产地加工】采回的天麻要立即加工，先用水洗净泥沙，再用谷壳加少许水搓去鳞片黑迹，清水洗净，或竹刀刮去外皮，或用粗砂石子细磨，擦去外皮。按大小分成 3 ~ 4 个等级，投入沸水中煮至透心，大个须煮 10 ~ 15 分钟，小个煮 3 ~ 5 分钟。煮后烘干或晒干。烘炕温度保持在 80℃。开始火力宜小，逐渐升高，最高不超过 90℃。待烘至 5 ~ 8 成干时，取出用木板压扁，有气胀的可用竹签穿刺尾部放气后再压。压后继续烘炕，天麻快干时火力降至 60℃，继续烘干即可。

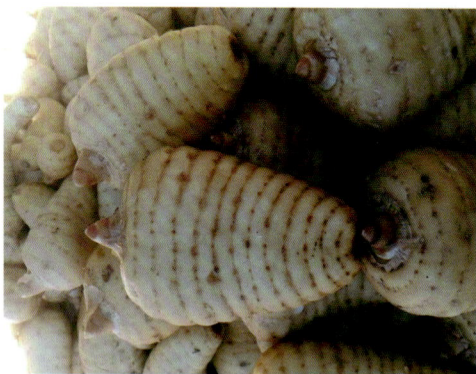

图 12 - 2　天麻新鲜药材图

【药材性状】呈椭圆形或长条形，略扁，皱缩而稍弯曲，长 3 ~ 15cm，宽 1.5 ~ 6cm，厚 0.5 ~ 2cm。表面黄白色至黄棕色，有纵皱纹及由潜伏芽排列而成的横环纹多轮，有时可见棕褐色菌索。顶端有红棕色至深棕色鹦嘴状的芽或残留茎基；另端有圆脐形疤痕。质坚硬，不易折断，断面较平坦，黄白色至淡棕色，角质样。气微，味甘。天麻新鲜药材如图（图 12 - 2）。

【商品规格】

（1）一等　干货。呈长椭圆形。扁缩弯曲，去净粗栓皮，表面黄白色，有横环纹，顶端有残留茎基或红黄色的枯芽。末端有圆盘状的凹脐形疤痕。质坚实、半透亮。断面角质，牙白色。味甘微辛。每千克 26 支以内，无空心、枯炕、杂质、虫蛀、霉变。

（2）二等　干货。呈长椭圆形。扁缩弯曲，去净栓皮，表面黄白色，有横环纹，顶端有残留茎基或红黄色的枯芽。末端有圆盘状的凹脐形疤痕。质坚实、半透亮。断面角质，牙白色。味甘微辛。每千克 46 支以内，无空心、枯炕、杂质、虫蛀、霉变。

（3）三等　干货。呈长椭圆形。扁缩弯曲，去净栓皮，表面黄白色，有横环纹，顶端有残留茎基或红黄色的枯芽。末端有圆盘状的凹脐形疤痕。质坚实、半透亮。断面角质，牙白色或棕黄色稍有空心。味甘微辛。每千克 90 支以内，大小平均。无枯炕、杂质、虫蛀、霉变。

（4）四等　干货。每千克 90 支以外。凡不合一、二、三等的碎块、空心及未去皮者均属此等。无芦茎、杂质、虫蛀、霉变。

备注：家种或野生天麻，均按此分等。

【质量要求】按《中国药典》规定，本品药材水分不得过 15.0%，总灰分不得过 4.5%。二氧化硫残留量不得过 400mg/kg。醇溶性浸出物不得少于 15.0%。以高效液相色谱法测定，本品含天麻素（$C_{13}H_{18}O_7$）和对羟基苯甲醇（$C_7H_8O_2$）的总量不得少于 0.25%。

【包装与贮藏】天麻包装通常使用一般编织袋或麻袋，内衬塑料袋，包装前应对天麻的干燥程度进行检查，并清除杂质与异物。因天麻富含蛋白质，易虫蛀，贮藏时放在通风干燥处，避免虫蛀。

【功效】息风止痉，平抑肝阳，祛风通络。

灵 芝
GANODERMA

【来源】 为多孔菌科真菌赤芝 *Ganoderma lucidum*（Leyss. ex Fr.）Karst. 或紫芝 *Ganoderma sinense* Zhao, Xu et Zhang 的干燥子实体。

【原植物形态】 腐生真菌。子实体木栓质，由菌盖和菌柄组成（图12 – 3）。

1. 赤芝 菌盖半圆形或肾形，初生时黄色，渐变成红褐色，具有同心圆环和辐射状皱纹，外部有漆样光泽，菌盖下有众多小孔，呈白色或淡褐色，即孔管口。菌柄生于菌盖的侧方。孢子卵形、呈褐色，内壁有无数小疣。

2. 紫芝 菌盖半圆形、近圆形，表面紫褐色、紫黑色到近黑色；边缘薄或钝，与菌盖同色或较淡；菌肉呈均匀的褐色到深褐色；菌管褐色、深褐色或灰褐色。菌柄侧生、背侧生或偏生，圆柱形或略扁平。

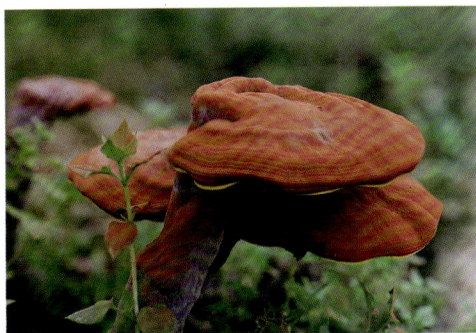

图12 – 3　灵芝子实体图

【产地】 现多人工种植，全国大部分地区均可生产。紫芝主产于浙江、福建、江西、湖南、广西、广东；赤芝主产于河北、安徽、山东、山西、四川、江苏，浙江、江西、贵州、云南、广西、福建、广东等地也有生产。以浙江龙泉、福建尤溪、河北太行山、安徽金寨等地区为道地产区。

【采收】 当灵芝不再增厚，菌盖白色边缘转变为赤褐色，菌盖由软变硬，下面的管孔开始向外喷射孢子时，表明已成熟，即可采收。全年可采收，多在秋季进行。采收时由菌柄下端掰下或剪下整个子实体即可。

【产地加工】 将采收回的灵芝剪除附有朽木、泥沙或培养基质的下端菌柄，清除杂质，排列于竹筛晒干，或低温烘干。现多在产地直接鲜加工切片，干燥。 📱 微课2

知识链接

灵芝孢子粉

采集：灵芝菌盖边缘黄白色生长圈消失后15天左右，有孢子粉弹射时，开始采收，灵芝孢子粉有120~140天弹射期，采集方法主要有套袋采粉、风机吸附采粉、地膜覆盖采粉等。套袋采粉所得的孢子质量最好，应用也最广，须分期采收，套袋15天左右采收一次，保证孢子粉的新鲜度；或建立大棚，当灵芝孢子开始释放时，将孢子收集器放置在出芝棚中间，距地面1~1.5m高，开动风机，形成负压流，采集灵芝孢子粉；或建立大棚，在地面铺盖薄膜，接收降落的孢子粉，用专用的软毛刷把菌盖表面孢子粉刷入专用的容器内，再采收地膜上的孢子粉。采收时只采收上层膜粉，下层孢子粉弃之不用。

加工：将采集回的孢子粉用80目筛除去较大杂质，再用200目筛除去细小杂质或用水漂洗除去泥沙等杂质，然后采用高压蒸气、微波或辐照等灭菌方式进行灭菌，将灭菌后的孢子粉进行烘干，烘干至水分低于9%，采用机械碾磨、气流粉碎等方式对灭菌烘干后的灵芝孢子粉进行破壁，过筛，真空包装贮存。 📱 微课3

【药材性状】

1. 赤芝 外形呈伞状，菌盖肾形、半圆形或近圆形，直径10~18cm，厚1~2cm。皮壳坚硬，黄褐色至红褐色，有光泽，具环状棱纹和辐射状皱纹，边缘薄而平截，常稍内卷。菌肉白色至淡棕色。

菌柄圆柱形，侧生，少偏生，长 7 ~ 15cm，直径 1 ~ 3.5cm，红褐色至紫褐色，光亮。孢子细小，黄褐色。气微香，味苦涩。

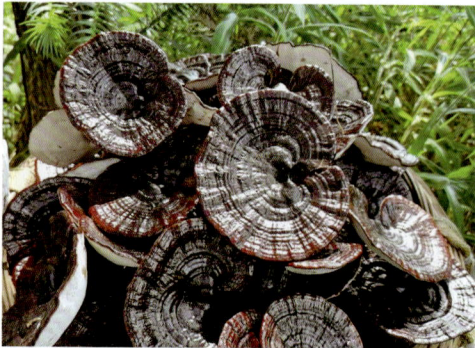

图 12 - 4　灵芝（紫芝）药材图

2. 紫芝　皮壳紫黑色，有漆样光泽。菌肉锈褐色。菌柄长 17 ~ 23cm，味淡（图 12 - 4）。

3. 栽培品　子实体较粗壮、肥厚，直径 12 ~ 22cm，厚 1.5 ~ 4cm。皮壳外常被有大量粉尘样的黄褐色孢子。

【商品规格】统货。灵芝子实体干燥完全，呈伞状，菌盖肾形或半圆形，质地坚硬，木质，表面黄色或红褐色（紫芝呈黑色），下面白色。菌梗圆形，紫褐色。子实体完整，具有光泽，无虫蛀。

【质量要求】按《中国药典》规定，本品药材水分不得过 17.0%，总灰分不得过 3.2%，水溶性浸出物不得少于 3.0%。本品含灵芝多糖以无水葡萄糖（$C_6H_{12}O_6$）计，不得少于 0.90%；含三萜及甾醇以齐墩果酸（$C_{30}H_{48}O_3$）计，不得少于 0.50%。

【包装与贮藏】多用玻璃瓶或双层袋（内层塑料袋，外层编织袋）包装。贮藏要注意通风干燥，并随时检查，防止受潮、生霉、虫蛀。

【功效】补气安神，止咳平喘。

茯　苓
PORIA

【来源】为多孔菌科真菌茯苓 *Poria cocos* （Schw.）Wolf 的干燥菌核。

【原植物形态】菌核近球形、椭圆形或不规则块状，大小不一，小者如拳，大者可达数千克。表面粗糙，呈瘤状皱缩，灰棕色或黑褐色；内部白色或略带粉红色，由无数菌丝及贮藏物质聚集而成。子实体无柄，平伏于菌核表面，呈蜂窝状，幼时白色，成熟后变为浅褐色，孔管单层，管口多角形至不规则形，孔管内壁着生棍棒状的担子，担孢子长椭圆形到近圆柱形，壁表平滑，透明无色（图 12 - 5）。

【产地】现多栽培，全国大部分地区均有分布。寄生于赤松、马尾松、黄山松、云南松等的根上。主产于云南、安徽、湖北、河南，其他地区如贵州、广西、四川、福建、浙江等地也有生产。以云南楚雄、曲靖，安徽金寨，湖北罗田等地为道地产区。安徽生产等称为"安苓"，产量最大；云南野生品种质量最佳，称为"云苓"。

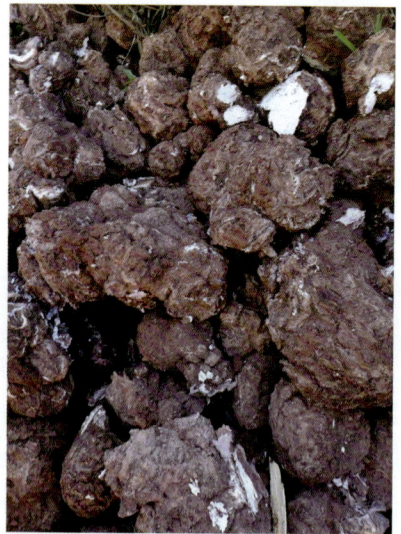

图 12 - 5　茯苓菌核图

【采收】

1. 野生茯苓　多在 7 月至次年 3 月间于马尾松林中采收。生有茯苓的地面多有以下特征：①松林中树桩附近有裂隙，敲击则有空响声；②松树周围有呈粉白膜状或粉白灰状菌丝；③树桩头腐烂后有黑红色的横线裂口；④树桩周围有不长草的地方；⑤小雨过后树桩周围干燥较快。具备以上特征，表明地下生长有茯苓，到了采收期即可采挖。采挖时茯苓应呈黄褐色，如色黄白则未成熟，如发黑则已过熟。将整个菌核挖出后运回加工。

野生茯苓的采收，在发现地面出现龟裂现象时，说明地下茯苓正在生长，用土将裂缝填好。过段时间不再有裂缝，表面地下茯苓已成熟，可采收。不同方法栽培的茯苓采收期不同，随熟随采。

2. 栽培茯苓　种后 2~3 年的七八月采收，多在立秋后，太早影响产量和质量。

【产地加工】

1. "发汗"　茯苓采收后，洗净泥土，直接堆置于屋角不通风处，用稻草围盖进行"发汗"，或放于瓦缸内，下面铺衬一层稻草，大个药材铺放 2 层，小个药材铺放 3 层，茯苓与稻草逐层铺叠，最上层铺盖稻草，再盖上厚麻袋，四周用稻草封严，使其"发汗"。溢出水分后，擦去表面水珠，取出，放阴凉处，待其表面干燥后，再行"发汗"，如此反复数次，至茯苓表皮长出白色绒毛状菌丝时，取出擦净，此时表面出现皱纹，皮色呈黑褐色，内部水分大多散失，再置阴凉干燥处晾至全干，即为"茯苓个"。

采挖后的茯苓都要经过"发汗"，"发汗"可使茯苓中大部分水分散失，利于进一步的切制和贮藏保管。

2. 切制　鲜茯苓去皮后切片，为"茯苓片"，切成的方形或长方形块状者，为"茯苓块"。将"发汗"后的茯苓趁湿切制，或取干燥茯苓以水浸润后进行切制，先削下或剥取的外皮部分，为"茯苓皮"；去皮后，近皮处显淡红色的部分切制成的小方块或厚片，为"赤茯苓"；将茯苓菌核内部白色的部分切制成薄片或小方块，为"白茯苓"；带有松根的白色部分切成的正方形薄片，为"茯神"（图 12-6）；"茯神"中间的松根，为"茯神木"切制后的各种成品，均需阴干。

【药材性状】

1. 茯苓个　呈类球形、椭圆形、扁圆形或不规则团块，大小不一。外皮薄而粗糙，棕褐色至黑褐色，有明显的皱缩纹理。体

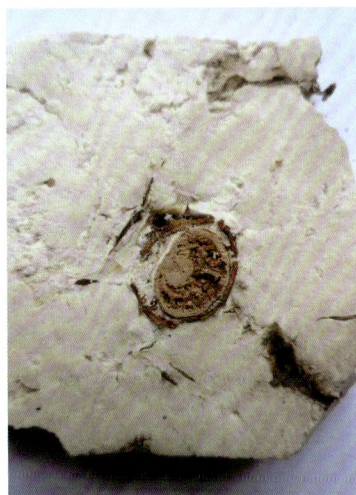

图 12-6　茯神片药材图

重，质坚实，断面颗粒性，有的具裂隙，外层淡棕色，内部白色，少数淡红色，有的中间抱有松根。气微，味淡，嚼之黏牙。

2. 茯苓块　为去皮后切制的茯苓，呈立方块状或方块状厚片，大小不一。白色、淡红色或淡棕色。其中 1cm 左右见方为茯苓丁（图 12-7）。

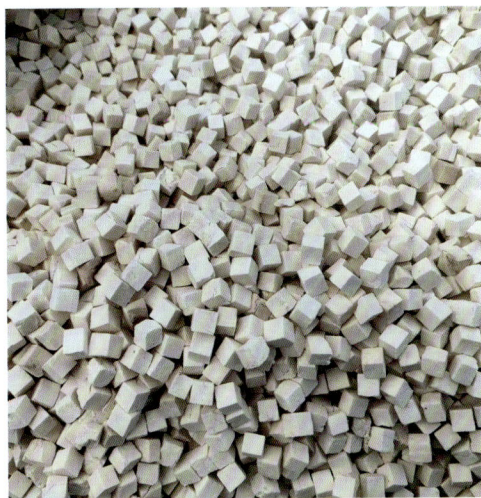

图 12-7　茯苓丁药材图

3. 茯苓片　为去皮后切制的茯苓，呈不规则厚片，厚薄不一。白色、淡红色或淡棕色。

【商品规格】

1. 茯苓个

（1）一等　干货。呈不规则圆球形或块状。表面黑褐色或棕褐色。体坚实、皮细。断面白色。味淡。大小圆扁不分。无杂质、霉变。

（2）二等　干货。呈不规则圆球形或块状。表面黑褐色或棕色。体轻泡、皮粗、质松。断面白色至黄赤色。味淡。间有皮沙、水锈、破伤。无杂质、霉变。

2. 茯苓片

（1）一等　干货。为茯苓去净外皮，切成薄片。白色或灰白色。质细。毛边（不修边）。厚度每厘米 7 片，

片面长宽不得小于3cm。无杂质、霉变。

（2）二等 干货。为茯苓去净外皮，切成薄片。白色或灰白色。质细。毛边（不修边）。厚度每厘米5片，片面长宽不得小于3cm。无杂质、霉变。

3. 茯苓块 统货。干货。为茯苓去净外皮切成扁平方块。白色或灰白色。厚度0.4~0.6cm，长度4~5cm，边缘苓块，可不成方形。间有1.5cm以上的碎块。无杂质、霉变。

4. 赤茯苓 统货。干货。为茯苓去净外皮切成扁平方块。赤黄色。厚度0.4~0.6cm，长度4~5cm，边缘苓块，可不成方形。间有1.5cm以上的碎块。无杂质、霉变。

5. 茯神 统货。干货。为茯苓去净外皮切成扁平方形块。色泽不分，每块含有松木心。厚度0.4~0.6cm，长度4~5cm。木心直径不超过1.5cm。边缘苓块，可不成方形。间有1.5cm以上的碎块，无杂质、霉变。

6. 白苓丁 统货。干货。为茯苓去净外皮切成立方形块。白色。质坚实。长、宽、厚在1cm以内，平均整齐。间有不规则的碎块，但不超过10%。无粉末、杂质、霉变。

7. 白碎苓 统货。干货。为加工茯苓时的白色或灰白色的大小碎块或碎屑，均属此等。无粉末、杂质、虫蛀、霉变。

8. 赤碎苓 统货。干货。为加工茯苓时的赤黄色大小碎块或碎屑，均属此等。无粉末、杂质、虫蛀、霉变。

9. 毛茯神 统货。干货。为茯苓中间生长的松木，多为弯曲不直的松根，似朽木状。色泽不分，毛松体轻。每根周围必须带有三分之二的茯苓肉。木秆直径最大不超过2.5cm。无杂质、霉变。

备注：①为了适应机器的需要，增加了"散方"规格，期望产地试行加工试销。②赤苓产销量均小，只加工一种赤苓块，在加工白茯苓片（块）时有赤色或黄色的，可改切成为赤苓块，不必再加工赤苓片。

【质量要求】按《中国药典》规定，本品药材水分不得过15.0%，总灰分不得过2.0%。照醇溶性浸出物测定法项下的热浸法测定，用稀乙醇作溶剂，浸出物不得少于2.5%。照高效液相色谱法测定，本品按干燥品计算，含茯苓 β-（1→3）-葡聚糖以无水葡萄糖（$C_6H_{12}O_6$）计，不得少于50.0%。

【包装与贮藏】采用塑料袋包装，扎紧袋口，可装1kg、5kg、10kg的装量，然后放入木箱或纸箱中。贮藏时要注意不能过于干燥或通风，避免茯苓失去黏性或产生裂隙，影响药材质量。注意防潮、防霉。

【功效】利水渗湿，健脾，宁心。

知识链接

猪苓

为本品为多孔菌科真菌猪苓 *Polyporus umbellatus*（Pers.）Fries 的干燥菌核。野生与栽培均有。主产陕西、山西、云南、河南、甘肃、吉林、四川、浙江等地也有生产。本品呈条形、类圆形或扁块状，有的有分枝，长5~25cm，直径2~6cm。表面黑色、灰黑色或棕黑色，皱缩或有瘤状突起。体轻，质硬，断面类白色或黄白色，略呈颗粒状。气微，味淡。全年可采收，主要春秋二季采挖。加工为除去泥沙，摊开，在阳光下自然晒干，晒时经常翻动，直至晒干为止。猪苓功效为利水渗湿。

目标检测

答案解析

一、单项选择题

1. 以下药材产地加工过程需要"发汗"的是（　　）

    A. 猪苓　　　　　　　　B. 茯苓　　　　　　　　C. 冬虫夏草

    D. 天麻　　　　　　　　E. 灵芝

2. 采用子实体入药的药材是（　　）

    A. 天麻　　　　　　　　B. 冬虫夏草　　　　　　C. 茯苓

    D. 延胡索　　　　　　　E. 灵芝

3. 块茎椭圆形或卵圆形，具有均匀环节，节上有膜质鳞叶的是（　　）

    A. 天麻　　　　　　　　B. 银耳　　　　　　　　C. 灵芝

    D. 猪苓　　　　　　　　E. 冬虫夏草

二、多项选择题

1. 茯苓的商品规格包括（　　）

    A. 茯苓个　　　　　　　B. 茯苓皮　　　　　　　C. 茯苓块

    D. 茯神　　　　　　　　E. 赤茯苓

2. 天麻的性状特征包括（　　）

    A. 红棕色至深棕色鹦嘴状芽　　　　　　B. 圆脐形疤痕

    C. 断面角质样　　　　　　　　　　　　D. 质坚硬

    E. 气微，味甘

（黄敏桃）

书网融合……

重点小结　　　　微课1　　　　微课2　　　　微课3　　　　习题

项目十三 动物类药材采收加工

PPT

学习目标

知识目标：通过本项目学习，应能掌握动物类药材的品种、采收加工方法与技术；熟悉动物类药材的来源、药材性状与商品规格；了解动物类药材的药用功效等。

能力目标：能运用所学知识对动物类药材各品种进行采收、加工操作；能正确判定动物类药材采收与加工后的成品质量。

素质目标：通过本项目学习，树立安全意识，提高中药材产地加工技术能力，培养岗位责任心。

情境导入

情境：动物类中药在我国的应用有着悠久的历史，4千年前甲骨文就记载麝、犀、牛、蛇等40余种药用动物，3千多年前我国就开始了对蜜蜂的利用，2千多年前就有对珍珠、牡蛎养殖的记载。从本草记载来看，《神农本草经》已收载动物药65种，其中鹿茸、麝香、牛黄等仍为现今医药学所应用；《新修本草》收载动物药128种；《本草纲目》收载动物药461种，并将其分为虫、鳞、介、禽、兽、人各部。我国古代医家认为动物药皆为血肉有情之品，具有独特的生物活性。研究也已证实，动物药中含有丰富的活性物质，如蟾蜍中含有蟾酥成分，斑蝥中含有斑蝥素成分等，这些成分对于疾病的治疗作用十分明显。

思考：列举你知道的动物类中药材。

药用动物是指以其身体的全体或局部等可以供药用的动物，它们所产生的药物即称之为动物药。我国土地辽阔，地形复杂，气候多样，所以我国的动物类药材种类繁多，资源丰富。据统计，我国已知动物类药材超过1500种，其中脊椎动物占60%以上。中医历来认为，动物药属"血肉有情之品"，应用于人体则更易产生"同气相求"之效。部分动物药所含化学成分与人体中的某些物质相似，可直接改善和调节人体的生理功能，具有独特疗效。动物药具有显效、特需、紧缺等特点。阿胶、鹿茸、麝香等是动物药中最有代表性的药物。

阿 胶
ASINI CORII COLLA

【来源】为马科动物驴 *Equus asinus* Linnaeus 的干燥皮或鲜皮经过煎煮、浓缩制成的固体胶。

【动物形态】驴为我国主要役用家畜之一。体型比马小，体重一般200kg左右。毛色主要有黑色、栗色、灰色3种，毛厚而短。全身背部四肢、面颊部如同身色，仅颈背部有一条短的深色横纹。头形较长，眼圆，其上生有1对显眼的长耳，耳廓背面毛如同身色，内面色较浅，尖端色较深。面部平直，嘴部有明显的白色嘴圈。头颈高扬，颈部较宽厚，肌肉结实。颈部鬃毛稀少。四肢粗短，蹄质坚硬。尾基部粗而末梢细，尾尖处生有长毛。腹部及四肢均为白色（图13-1）。

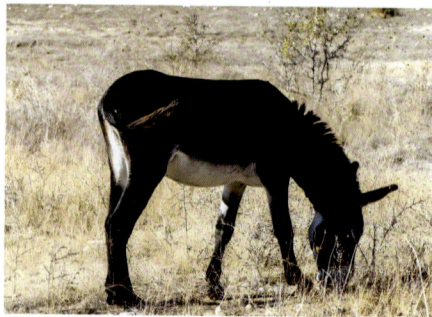

图 13-1 驴动物图

【**产地**】主产于山东、浙江，上海、北京、天津、辽宁、河北等地也有生产。以山东东阿为道地产区。

【**采收**】多在每年冬至后宰杀毛驴，剥取驴皮，采收后，运回加工。冬至后采收驴皮较厚，质量较好。

【**产地加工**】

1. 水洗　将采收来的驴皮放在清水中浸泡 2 ~ 3 天，每天换水 1 ~ 2 次，浸软后取出，去除附着的毛及污垢，切成小块，再洗净。

2. 水煮　将洗净的驴皮放入沸水中煮 15 分钟，煮至皮卷成筒状时取出，放入另一带盖的锅内，用 5 倍量的清水煎熬，煮至液汁稠厚时取出，加水再煮，反复 5 ~ 6 次后，直至驴皮溶化成胶状溶液为止。

3. 出胶　将所得到的胶状溶液用细铜筛过滤，滤液中加入少量白矾粉搅匀，静置数小时，待杂质沉淀后，取上清液，加热浓缩。在出胶前 2 小时加入黄酒、冰糖（驴皮：黄酒：冰糖 = 100：7.5：7.5），继续煮至锅面起大泡时，改用文火继续熬胶，熬至浓度达到用铲挑起少许，断续成片落下，此时再加入适量香油，立即停火出胶。

4. 切制　待胶凝固后，取出，切成大小适中的小块。

5. 晾晒　将阿胶块放在网架上晾晒，每隔 2 ~ 3 天翻动一次，以免两面凹凸不平，7 ~ 8 天后整齐放入木箱中，压平后密闭，待表面回软后取出摊晾，干后再闷，再晾。在包装前用湿布擦去表面膜状物，盖上朱砂印。

在加工阿胶时，出胶前加入黄酒和冰糖，可减轻驴皮本身的腥臭味。熬胶时，应不断搅动以防止结底烧焦。

阿胶习惯以山东东阿县东阿井中之水熬成的胶质量最佳，故称阿胶。

【**药材性状**】本品呈长方形块、方形块或丁状。棕色至黑褐色，有光泽。质硬而脆，断面光亮，碎片对光照视呈棕色半透明状。气微，味微甘（图 13 - 2）。

【**商品规格**】阿胶呈整齐的长方形块状，表面棕黑色或乌黑色，平滑，有光泽，对光照射显半透明琥珀色，质地坚脆，易碎，断面棕黑色或乌黑色，平滑而有光泽，

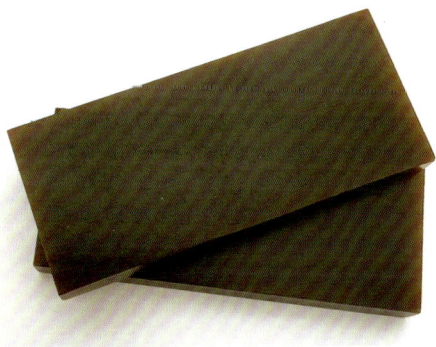

图 13 - 2　阿胶药材图

气微，味微甘甜。统货。

【**质量要求**】按《中国药典》规定，本品药材的水分不得过 15.0%，铅不得过 5mg/kg，镉不得过 0.3mg/kg，砷不得过 2mg/kg，汞不得过 0.2mg/kg，铜不得过 20mg/kg，水不溶物不得过 2.0%。以高效液相色谱法测定，本品含 L - 羟脯氨酸不得少于 8.0%，甘氨酸不得少于 18.0%，丙氨酸不得少于 7.0%，L - 脯氨酸不得少于 10.0%。含特征多肽以驴源多肽 A_1（$C_{41}H_{68}N_{12}O_{13}$）和驴源多肽 A_2（$C_{51}H_{82}N_{18}O_{18}$）的总量计，不得少于 0.15%。

【**包装与贮藏**】

1. 包装　本品受热会产生裂纹或崩口，如若受潮，会使阿胶发霉，所以宜采用密闭包装。先用纸将阿胶块包好，再放入密闭的木箱中。此外，还可以锡箔纸密闭包装，再放置包装纸盒中，每盒装量一般为 250kg。

2. 贮藏　置阴凉干燥处贮藏。防潮、防霉、防裂。

【**功效**】补血滋阴，润燥，止血。

鹿 茸 e 微课
CERVI CORNU PANTOTRICHUM

【来源】 为鹿科动物梅花鹿 *Cervus nippon* Temminck 或马鹿 *Cerous elaphus* Linnaeus 的雄鹿未骨化密生茸毛的幼角。前者习称"花鹿茸（黄毛茸）"，后者习称"马鹿茸（青毛茸）"。

【动物形态】

1. 梅花鹿 身长 1.5m 左右，肩高 0.9～1m，雄鹿有角，雌鹿无角。雄鹿出生后第三年所生的角具 1～2 个枝叉；其后每年早春脱换新角，增生一叉，最多至 4～5 枝叉。耳稍大，直立。四肢细长，前 2 趾有蹄。尾短。夏毛薄，为棕黄色或红棕色，冬毛厚密，为褐色或栗棕色；冬夏均有白斑，夏季明显，状若梅花；有棕色或黑褐色背中线，体两侧有白斑纵列，腹下、四脚及尾内侧为白色；臀斑白色并围绕黑色毛带（图 13-3）。

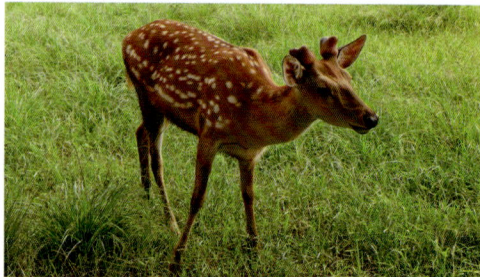
图 13-3 梅花鹿动物图

2. 马鹿 体形高大，体长 2m 左右，肩高约 1.3m。角通常分 6 叉，最多能分 8 叉。夏毛红褐色，臀部有一褐色大斑，只有幼鹿身上有斑点，成鹿无白斑。

【产地】 花鹿茸主产于吉林，辽宁、黑龙江、河北、四川等地亦产，品质优。马鹿茸主产于黑龙江、吉林、内蒙古、新疆、青海、四川等地，东北产者习称"东马鹿茸"，品质较优；西北产者习称"西马鹿茸"，品质较次。现均有人工饲养。

【采收】 分为锯茸和砍茸两种方法。

1. 锯茸

（1）时间 花鹿茸一般又分为二杠茸和三岔茸。二杠茸每年可采收两次，三岔茸只采收一次。一般从第三年的鹿开始锯茸。二杠茸的采收第一次是在清明后 45～50 天，又称头茬茸；采后 50～60 天采第二次，称二茬茸。三岔茸的采收则在每年 7 月下旬。在头天傍晚验完欲采收鹿的基础上，于次日清晨早饲前锯茸。此时鹿空腹，环境安静，便于锯茸鹿的恢复和锯后鹿茸的防腐干燥处理。

（2）部位 用特制的茸锯在珍珠盘上侧 1.5～2cm 处下锯。锯口平面与珍珠盘平行。

（3）止血 以七厘散、氧化锌混合均匀研成粉末作为止血药。锯茸后，将止血药放在厚纸片上，手托厚纸片将药扣于锯口，用手捻压药物，均匀涂在锯口上。个别出血严重时，可将止血药在锯口捻压均匀后，用小塑料布覆盖锯口，再用草绳绑在角基上止血。

2. 砍茸 此法已较少应用，仅适用于生长 6～10 年的老鹿或病鹿、死鹿。一般在每年 6～7 月间采收。先将鹿头砍下，再将鹿茸连脑盖骨锯下。

在采收鹿茸过程中，先对鹿进行保定，限制鹿的活动，然后锯茸时动作要迅速，锯口平面要与珍珠盘平行，否则会损伤角基，导致生茸的基础被破坏。锯完后应立即给伤口敷上止血药，出血严重时，应用小塑料布和草绳绑在角基上止血，但应在 24 小时内将塑料布和草绳取下，不然会因时间过长而造成角基坏死，同样失去生茸能力。

知识链接

药物保定

保定是外科学的专用名词，在鹿茸采收过程中是指对鹿的制动，限制鹿的活动。药物保定，即使用化学药品通过麻醉枪或注射器将药物注射到梅花鹿的体内，使梅花鹿在较短的时间里肌肉松弛并平安倒地，达到制动的目的。药物保定法是国内大部分梅花鹿场普遍采用的麻醉方法，其制动效果好，使用安全，成本低，需要的人员少，梅花鹿可以在比较安静的状态下进行锯鹿茸或接受治疗。用于保定的药物种类很多，主要有静松灵、保定宁、保定1号、846、眠乃宁等。

【产地加工】为保证鹿茸的质量，采收的鹿茸要立即进行加工。

1. 锯茸

（1）水煮　先将锯下鹿茸上的不洁物洗去，并挤去一部分血液。将鹿茸锯口朝上，放入煮锅中，煮2小时后提出水面晾干，通过自然的胀缩，使之排出茸血，保持茸色。

（2）烘制　将煮后晾干的鹿茸放在60~70℃烘箱中烘3~4小时。

（3）风干　将烘烤过的鹿茸挂在干燥、通风处进行风干，以防止腐败和虫蛀。

（4）回水　经过第一次水煮之后再次水煮叫回水。一般需要连续回水3~5次，回水的时间要比第一次煮的时间短，回水之后再烘烤及风干。

（5）煮头　经过几次水煮、烘烤和风干之后，鹿茸即将干透，此时，只煮鹿茸的顶头部，防止空头，以保持茸的外形美观。

2. 砍茸　将锯下的连同脑盖骨的鹿茸刮除残肉、筋膜。绷紧脑皮，然后与加工锯茸的方法相同，分别进行水煮、烘烤及风干，但水煮的时间较长，煮后需彻底挖尽筋肉，最后阴干及修正。

【药材性状】

1. 花鹿茸　呈圆柱状分枝，具一个分枝者习称"二杠"，主枝习称"大挺"，长17~20cm，锯口直径4~5cm，离锯口约1cm处分出侧枝，习称"门庄"，长9~15cm，直径较大挺略细。外皮红棕色或棕色，多光润，表面密生红黄色或棕黄色细茸毛，上端较密，下端较疏；分岔间具1条灰黑色筋脉，皮茸紧贴。锯口黄白色，外围无骨质，中部密布细孔。其二个分枝者，习称"三岔"，大挺长23~33cm，直径较二杠细，略呈弓形，微扁，枝端略尖，下部多有纵棱筋及突起疙瘩；皮红黄色，茸毛较稀而粗。体轻。气微腥，味微咸。

二茬茸（再生茸）：和头茬茸近似，但主枝长而不圆或下粗上细，下部有纵棱筋，皮灰黄色，茸毛较粗糙，锯口外围多已骨化。体较重，无腥气。

2. 马鹿茸　较花鹿茸粗大，分枝较多，侧枝1个者习称"单门"，2个者习称"莲花"，3个者习称"三岔"，4个者习称"四岔"或更多。其中以莲花、三岔为主。按产地不同分为东马鹿茸和西马鹿茸。东马鹿茸"单门"大挺长25~27cm，直径约3cm。外皮灰黑色，茸毛灰褐色或灰黄色，锯口面外皮较厚，灰黑色，中部密布细孔，质嫩；莲花大挺长达33cm，下部有纵筋，锯口面蜂窝状小孔稍大；三岔皮色深，质较老；四岔茸毛粗而稀，大挺下部具棱筋及疙瘩，分枝顶端多无毛，习称"捻头"。西马鹿茸大挺长30~100cm，多不圆，顶端圆扁不一，表面有棱，多抽缩干瘪，分枝较长而弯曲，茸毛粗长，灰色或黑灰色。锯口色较深，常见骨质。气腥臭，味咸。

以上均以茸形粗壮、饱满、皮毛完整、质嫩、油润、无骨棱、无钉者为佳。其中花鹿茸以粗壮、主枝圆、顶端丰满、质嫩、茸毛细密、皮红棕色、有油润光泽者为佳（图13-4）。马鹿茸以饱满、体轻、毛灰褐色、下部无棱线者为佳。

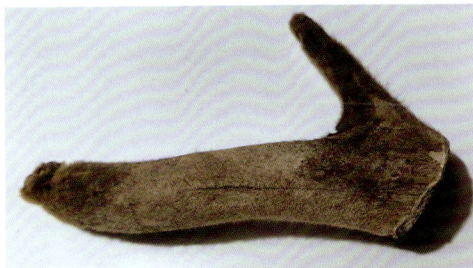
图13-4　鹿茸药材图

【商品规格】

1. 花鹿茸

（1）锯茸　可分为二杠茸（包括头茬茸和二茬茸）和三岔茸。根据质量不同又可分为特等、一等、二等、三等等规格。

1）头茬茸　呈圆柱形，多有 1~2 个侧枝，外皮红棕色或棕色，有红黄色或棕黄色致密茸毛，分叉间饱满，或有一条短的黑色筋脉，锯口面黄白色，有细蜂窝状小孔，外围无骨质，体轻，气微腥，味微咸。

2）二茬茸　与头茬茸近似，但主枝不圆或下粗上细，或粗细长短不等。虎口凹陷，下部有纵棱筋。虎口封口线多延伸到主枝上，线端及两旁色黑，光滑无毛，边缘茸毛紧锁，类似针缝状。毛较粗糙，体较重，锯口外围多已骨化。

3）三岔茸　具有两个侧枝，直径较二杠茸略细，略呈弓形而微扁，分枝长而先端尖，下部有纵棱线及小疙瘩，皮呈红黄色，茸毛较稀而粗，气微腥，味微咸。

（2）砍茸　为带头骨的茸，茸形与锯茸相同，亦分二杠或三岔等规格。两茸相距约 7cm，脑骨前端平齐，后端有 1 对弧形骨，习称"虎牙"。脑骨白色，外附头皮，皮上密生茸毛。气微腥，味微咸。统货。

2. 马鹿茸　马鹿茸的商品也分为锯茸和砍茸两种。锯茸可分为单门、莲花、三岔、四岔等，其中以单门、莲花为多。砍茸与花鹿茸砍茸相似。统货。

（1）单门　较花茸粗大，具一个侧枝，外表青灰色或灰白黄色，锯口色较深，常见骨质。稍有腥气，味微咸。

（2）莲花　具有两个侧枝的马鹿茸，下部有棱筋，质不老，茸口面蜂窝小、孔稍大。

（3）三岔　具有三个侧枝的马鹿茸，皮色深，质地较老。

（4）四岔　具有四个侧枝的马鹿茸，皮色深，质地更老。

【质量要求】梅花鹿茸各部位综合平均含水量为 10.43%~11.42%，马鹿茸为 11.25%，各个等级鹿茸含水量不应超过 18%。

【包装与贮藏】

1. 包装　本品易生虫和变色，受热还会使茸皮产生裂纹或崩口，如若受潮，会使茸皮变黑并生白斑。因此，鹿茸加工后，用温碱水、肥皂水、清水依次刷洗一遍，擦去水分，刷洗时一定不要沾水，然后风干一天，再用纸包好，包装宜采用密闭的木箱或铁皮箱。包装时先将茸箱内用软纸填塞，同时放入花椒或冰片，密闭保存，装量视具体情况而定。

2. 贮藏　将鹿茸置阴凉干燥处贮藏，密闭，防蛀。如果已经生虫，可用烘晒的方法处理。应作为贵重药材，专人保管。

【功效】壮肾阳，益精血，强筋骨，调冲任，托疮毒。

蟾 酥
BUFONIS VENENUM

【来源】为蟾蜍科动物中华大蟾蜍 *Bufo bufo gargarizans* Cantor 或黑眶蟾蜍 *Bufo melanostictus* Schneider 的干燥分泌物。

【动物形态】

1. 中华大蟾蜍　外形如蛙，体粗壮，头宽大于长，头顶部光滑，吻端圆厚，吻棱明显，口阔，上下颌均无齿，雄性无声囊，近吻端有小型鼻孔 1 对，眼大凸出，头两侧有耳，鼓膜明显，眼和鼓膜后方有大而长的耳后腺。躯干粗短，皮肤极粗糙，布满大小不等的圆形疣粒，腹部有小疣粒；生殖季节雄性背面呈黑绿色，体侧有浅色的斑纹；雌性背面颜色较浅，疣粒乳黄色，腹面乳黄色，有棕色或黑色的花斑。前肢有指趾 4 个，指侧微有缘膜而无蹼，雄性内侧三指基部有黑色婚垫；后肢长约为体长的 2 倍，足趾 5 个，胫跗关节前达耳腺的中位，趾侧有缘膜，蹼较发达。

2. 黑眶蟾蜍　头部沿吻棱、眼眶上缘、鼓膜前缘及上下颌缘有十分明显的黑色骨质棱或黑色线。

背部一般为黄棕色，略带棕红色斑纹，疣粒上有明显的黑点或角质刺，腹面乳黄色，有灰色斑纹。雄性前肢第1、2指基部内侧有黑色婚垫。有声囊（图13-5）。

【产地】 主产于辽宁、山东、江苏、河北、广东、安徽、浙江等地。

【采收】 每年5~10月捕捉蟾蜍。采后，运回加工。

【产地加工】 捕捉蟾蜍后洗净泥土，晾干，然后一手大拇指放在蟾蜍颈部，余指握住蟾体，一手执特制的挤浆夹夹挤耳后腺，不需过分用力，即可将白色浆液夹出，亦可用竹刀适当用力刮耳后腺，刮取白色浆液，置于瓷罐或瓷盘中（切不可接触铁器，否则色变黑）。先将浆液用铜筛滤净泥土及杂质，然后放入圆形的模型中晒干，取出，呈扁圆形团块称为"团蟾酥"；呈棋子状称为"棋子酥"。亦有将滤净的浆液涂在玻璃板或瓷盆上晒干的，取下呈薄片状，统称为"片蟾酥"。若过干不易取出时，可待其回潮后，从翘起处慢慢撕下

【药材性状】 本品呈扁圆形团块状或片状。棕褐色或红棕色。团块状者质坚，不易折断，断面棕褐色，角质状，微有光泽；片状者质脆，易碎，断面红棕色，半透明。气微腥，味初甜而后有持久的麻辣感，粉末嗅之作嚏（图13-6）。

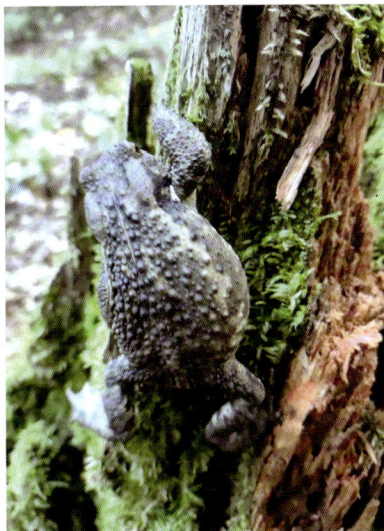

图13-5 蟾酥原动物图

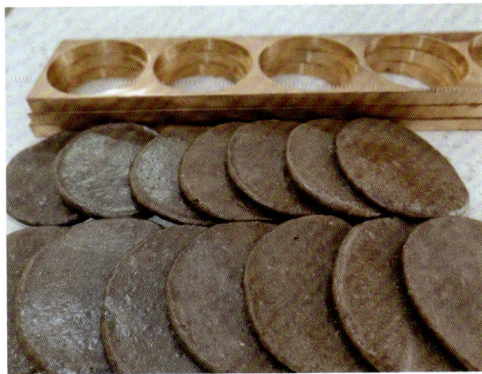

图13-6 蟾酥药材图

【商品规格】

1. 团酥（东酥、块酥） 呈圆形饼状，边缘较薄，中央较厚或上面凸出，下面凹入，直径6~10cm，中央厚2~3cm，每块重67~100g，大多为出口商品蟾酥。统货。

2. 片酥（片子酥、盆酥） 又分两种：一种是圆形浅盘状，边缘交起，中央平坦，分层、半透明、坚而脆；另一种是长方形片状，四边和中央厚度基本一致，厚2~3cm，不透明，每块重约15g。统货。

3. 棋子酥（杜酥） 呈扁圆形，似围棋棋子形状，每块重约15g。统货。

【质量要求】 按《中国药典》规定，本品药材的水分不得过13.0%，总灰分不得过5.0%，酸不溶性灰分不得过2.0%，以高效液相色谱法测定，本品含蟾毒灵（$C_{24}H_{34}O_4$）、华蟾酥毒基（$C_{26}H_{34}O_6$）和脂蟾毒配基（$C_{24}H_{32}O_4$）的总量不得少于7.0%。

【包装与贮藏】 蟾酥以纸包装，装硬纸盒或小木盒内。由于本品易发霉、黏结，因此应密封，置干燥处保存，防潮。

【功效】 解毒，止痛，开窍醒神。

鳖 甲
PELODISCI CARAPAX

【来源】 本品为鳖科动物中华鳖 *Pelodiscus* sinensis （Wiegmann）的背甲。

【动物形态】 鳖的外形呈椭圆，比龟更扁平；头前端瘦削；眼小，瞳孔圆形；鼻孔位于吻突前端；吻长，形成肉质吻突；四肢较扁，通体被柔软的革质皮肤，无角质盾片；颈基两侧和背甲前缘均

无明显的瘰粒或大疣；腹部有 7 块胼胝体；体色为橄榄绿色；雌鳖尾比雄性短（图 13 - 7）。

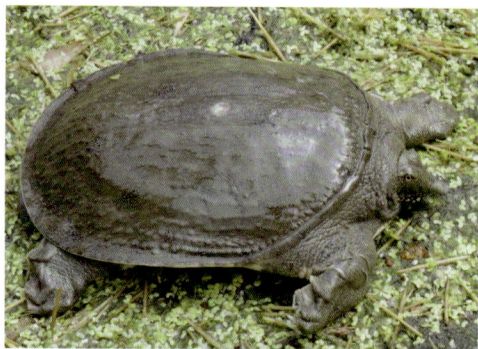

图 13 - 7　鳖动物图

【产地】鳖现多人工饲养。主产于湖北、安徽、江苏、河南等地。除宁夏、青海、西藏、新疆外，全国各地江河湖泊均有分布。

【采收】人工养殖的鳖，全年均可捕收。野生的一般多秋、冬二季捕捉。捕捉时，可以动物内脏作诱饵，内藏钓钩，置湖泊、小河或池塘中，利用动物内脏的腥臭味，引其咬食而捕获，运回加工。

【产地加工】将鳖用刀砍去鳖头，然后将鳖身置沸水中煮烫 1 ~ 2 小时，至甲上硬皮脱落时取出，剥取背甲，刮净残留皮肉，洗净，晒干。

【药材性状】呈椭圆形或卵圆形，背面隆起，长 10 ~ 15cm，宽 9 ~ 14cm。外表面黑褐色或墨绿色，略有光泽，具细网状皱纹及灰黄色或灰白色斑点，中间有一条纵棱，两侧各有左右对称的横凹纹 8 条，外皮脱落后，可见锯齿状嵌接缝。内表面类白色，中部有突起的脊椎骨，颈骨向内卷曲，两侧各有肋骨 8 条，伸出边缘。质坚硬。气微腥，味淡（图 13 - 8）。

【商品规格】完整的鳖甲呈卵圆形或椭圆形，长 10 ~ 20cm，宽 7 ~ 15cm，厚约 5mm。质坚硬，易自衔接缝处断裂。气微腥、味微咸。

统货。以块大，无残肉、无腥臭味者为佳。

【质量要求】按《中国药典》规定，本品药材的水分不得过 12.0%。用热浸法测定，用稀乙醇作溶剂，本品含醇溶性浸出物不得少于 5.0%。

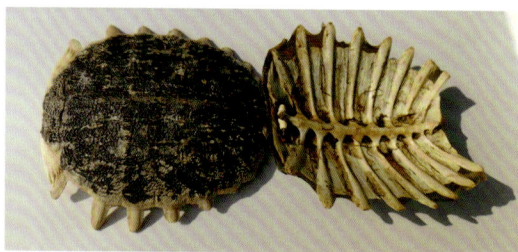

图 13 - 8　鳖甲药材图

【包装与贮藏】将干燥的鳖甲用塑料袋装好，扎紧袋口，装入麻袋、竹篓或硬纸箱内，置于阴凉干燥处，防虫蛀。

【功效】滋阴潜阳，退热除蒸，软坚散结。

麝　香
MOSCHUS

【来源】为鹿科动物林麝 *Moschus berezovskii* Flerov、马麝 *Moschus chrysogaster* Hodgson. 或原麝 *Moschus moschiferus* Linnaeus 成熟雄体香囊中的分泌物。

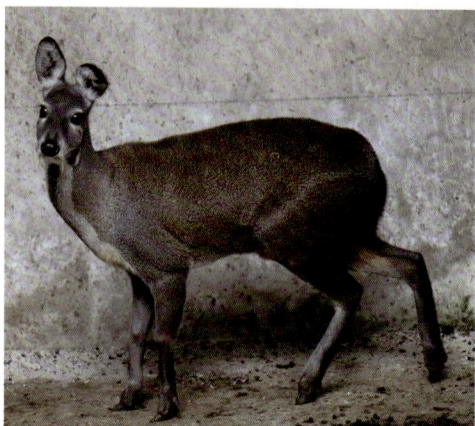

图 13 - 9　麝动物图

【原动物形态】

1. 林麝　身长 70 ~ 80cm，肩高小于 50cm。头部较小，雌雄均无角，耳直立，眼圆大，吻端裸露，雄性上犬齿特别发达，长而尖，露出唇外，向下微弯，雌性犬齿细小，不露出唇外。后肢比前肢长。尾短，隐于臀毛内。成熟雄麝腹部在脐和阴茎之间有麝香腺，呈囊状，外部略隆起，香囊外面被稀疏的细短毛，皮肤外露。全身橄榄褐色并有橘红色泽，体后部褐黑色。幼麝背面有斑点，成体背面无斑点（图 13 - 9）。

2. 马麝　身长 85 ~ 90cm，肩高 50 ~ 60cm，吻长，成体全身沙黄褐色，臀部色较深，无斑点，颈背有栗色斑块，上有少数模糊黄点，颌、颈下黄白色。

3. 原麝 身长85cm左右，吻显著短。全身暗褐色，成体背面有肉桂黄色斑点，多排成6行。下颌白色，在颈下向后呈两条白带纹至肩膀处。

【产地】 主产于四川、西藏及云南等地。其次陕西、宁夏、甘肃、青海、新疆、内蒙古及东北等地亦产。

【采收】 麝在3岁以后产香最多，每年8～9月为泌香盛期，10月至翌年2月泌香较少。取麝香分猎麝取香和活麝取香两种。

1. 猎麝取香 捕到野生成年雄麝后，将腺囊连皮割下，将毛剪短，阴干，习称"毛壳麝香""毛香"；剖开香囊，除去囊壳，习称"麝香仁"（注：野麝是国家一级保护动物，现禁止非法捕猎）。

2. 活麝取香 在人工饲养条件下进行。目前，普遍采用快速取香法，即将麝直接固定在抓麝者的腿上，略剪去覆盖香囊口的毛，乙醇消毒，用挖勺伸入囊内徐徐转动，再向外抽出，挖出麝香。取香后，除去杂质，放在干燥器内，干后置棕色密闭的玻璃器里保存。

【产地加工】 麝香加工分为毛壳麝香（或称整麝香）和麝香仁（或称散香）两类。

1. 毛壳麝香 是原香囊毛皮包裹着的干燥麝香。将麝香囊连皮割下，除去周围多余的肉和皮膜，用短竹片或树枝将内侧囊皮绷紧，用纸条插入囊孔，引流吸湿，或插入导管通气。然后，将香囊装入小竹笼内，外加纱罩悬空阴干。如果空气过于潮湿，可用热草木灰慢慢煨干，但不能烧着皮毛。干燥后，将毛剪短即可。

2. 麝香仁 为剖开香囊、除去囊壳和内层皮膜（即银皮）的内含物。加工时，只需去净毛和皮膜，用吸湿纸除去多余水分阴干或用干燥器干燥即可。

因本品含有挥发性成分，所以不宜在太阳下暴晒或在空气中放置时间过久后进行干燥。

【药材性状】

毛壳麝香 为扁圆形或类椭圆形的囊状体，直径3～7cm，厚2～4cm。开口面的革质皮棕褐色，略平，密生灰白色或灰棕色短毛，从两侧围绕中心排列，中央有1小囊孔。另一面为棕褐色略带紫色的皮膜，微皱缩，偶显肌肉纤维，略有弹性；剖开后，可见中层皮膜呈棕褐色或灰褐色，半透明状；内层皮膜呈棕色，内含颗粒状及粉末状的麝香仁和少量细毛及脱落的内层皮膜（习称"银皮"）。有特异香气。

麝香仁 野生品质柔，油润，疏松；其中呈不规则圆球形或颗粒状者习称"当门子"，表面多呈紫黑色，微有麻纹，油润光亮，断面黄棕色或深棕色；粉末状者多呈棕褐色或黄棕色，并有少量脱落的内层皮膜和细毛。饲养品呈颗粒状、短条形或不规则团块；紫黑色或深棕色，表面不平，显油性，微有光泽，并有少量脱落的内层皮膜和毛。气香浓烈而特异，味微辣、微苦带咸（图13－10）。

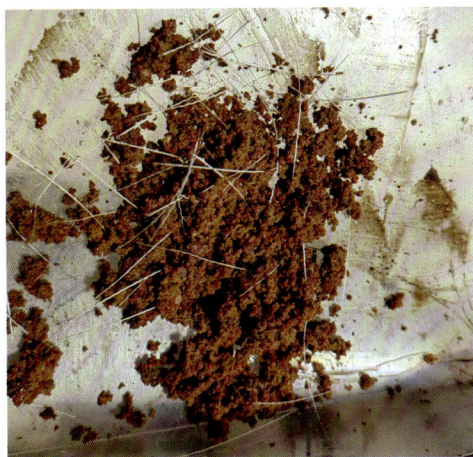

图13－10 麝香仁药材图

【商品规格】

1. 按产地分类 有西麝香（陕西、甘肃等地）、川麝香（四川、云南、青海等地）、口麝香（主产于内蒙古及东北）。

2. 按性状分类 为毛壳和净香两个规格。

（1）毛壳 呈球形或扁球形，囊壳完整，剪净革质盖皮周围的边皮、面皮，灰褐色，囊口周围有灰白色及棕褐色的短毛。内囊皮膜质，无毛，棕褐色。内有饱满柔软的香仁和粉末，质油润。囊内间有少许细柔毛及彩色膜皮、香气特异、浓厚，味微苦辛。统货。

（2）净香　为去净外壳的净麝香。有颗粒状香仁和粉末。香仁表面光滑、油润、黑褐色；断面黑红色。粉末呈黄棕色、紫红或棕褐色，间有薄膜，俗称银皮。香气浓厚，味微苦、辛。统货。

【质量要求】按《中国药典》规定，本品药材不得检出动植物组织、矿物和其他掺伪物，不得有霉变。总灰分不得过6.5%，干燥失重不得过35%。以气相色谱法测定，本品含麝香酮（$C_{16}H_{30}O$）不得少于2.0%。

【包装与贮藏】毛壳麝香以油纸包好，置于小铁盒内。净香仁置于小口瓷瓶内，以蜡密封。由于本品易发霉和散失香气，因此应密闭、防潮、避光，置阴凉干燥处保存。

【功效】开窍醒神，活血通经，消肿止痛。

目标检测

答案解析

一、单项选择题

1. 二杠茸采收的时间为（　）
   A. 清明前45~50天
   B. 清明后45~50天
   C. 每年7月下旬
   D. 清明前后
   E. 第一次采收后的50~60天

2. 蟾酥最佳采收期为（　）
   A. 每年5~10月
   B. 每年1~3月
   C. 每年3~8月
   D. 每年10~12月
   E. 每年2~5月

3. 不属于阿胶加工制作的流程是（　）
   A. 水洗
   B. 水煮
   C. 出胶
   D. 切制
   E. 烘制

二、多项选择题

1. 下列属于锯茸加工技术的是（　）
   A. 水煮
   B. 烘制
   C. 风干
   D. 回水
   E. 煮头

2. 麝香加工可分为（　）
   A. 川麝香
   B. 净香
   C. 麝香仁
   D. 毛壳麝香
   E. 口麝香

三．简答题

1. 简述阿胶产地加工的流程。
2. 简述鹿茸的商品规格。

（赵启苗）

书网融合……

重点小结　　　　微课　　　　习题

项目十四 矿物类药材采收加工

PPT

学习目标

知识目标： 通过本项目学习，应能掌握矿物类药材常见的品种、采收加工方法与技术；熟悉矿物类药材的来源、化学成分、性状；了解矿物类药材的药用功效等。

能力目标： 能运用所学知识识别常用矿物并能进行初步加工。

素质目标： 通过本项目学习，树立环境保护意识，规范矿物的采挖与加工，注意生态，防止污染。

情境导入

情境： 矿物药是中医药宝库的重要组成部分，其历史渊源可以追溯到数千年前，最早的记载出现在《山海经》中，该书记录了十余种药用矿物。根据学者统计，从先秦时代的《本草经》至清代赵学敏的《本草纲目拾遗》，记载矿物总共 417 种，可药用的 200 种左右。古人对矿物药的炼制促进了我国古代药物化学的发展，同时现代研究进一步证实了矿物药的化学成分和药理作用，如石膏（$CaSO_4 \cdot 2H_2O$）是中药里重要的"救火队员"，具有清热解毒的作用；朱砂（HgS）则用于安神镇静，砒霜更是在白血病的治疗中发挥了重要的作用。

思考： 列举你认识的矿物类中药材。

矿物类药包括可供药用的天然矿物（如石膏、自然铜等）、矿物加工品（如芒硝、轻粉等）、动物化石（如龙齿、龙骨等）。我国的矿物类中药资源丰富，本项目主要介绍石膏、芒硝、朱砂等常用矿物药。

石 膏
GYPSUM FIBROSUM

【来源】 为硫酸盐类矿物石膏族石膏，主含含水硫酸钙（$CaSO_4 \cdot 2H_2O$）。

【原矿形态】 单斜晶系。晶体常作板状，集合体常呈致密粒状、纤维状或叶片状。颜色通常为白色，结晶体无色透明，当成分不纯时可呈现灰色、肉红色、蜜黄色或黑色等。条痕白色。透明至半透明。解理面呈玻璃光泽或珍珠状光泽，纤维状者呈绢丝光泽，片状解理显著。断口贝状至多片状。硬度 1.5～2。比重 2.3。具柔性和挠性。常产于海湾盐湖和内陆湖泊形成的沉积岩中（图 14-1）。

【产地】 产湖北、安徽、河南、山东、四川、湖南、广西、广东、云南、新疆等地。以湖北应城产者最佳。

【采收】 一般于冬季采挖。

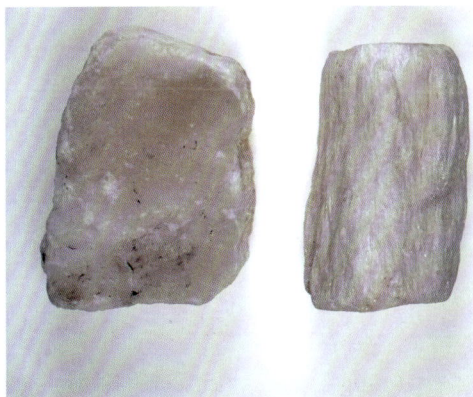

图 14-1 石膏原矿

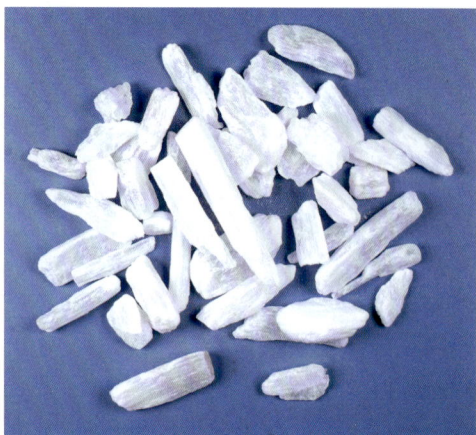

图 14 – 2　石膏药材

【**功效**】清热泻火，除烦止渴。

【**产地加工**】挖出后的石膏，去净泥土及杂石，打碎成小块。

【**药材性状**】本品为纤维状的集合体，呈长块状、板块状或不规则块状。白色、灰白色或淡黄色，有的半透明。体重，质软，纵断面具绢丝样光泽。气微，味淡。（图 14 – 2）。

【**商品规格**】市场将石膏分为"大块"和"块粒"两个规格。

【**质量要求**】按《中国药典》规定，本品含重金属不得过 10mg/kg，砷盐不得过 2mg/kg。用滴定法测定，本品含含水硫酸钙（$CaSO_4 \cdot 2H_2O$）不得少于 95.0%。

【**包装与贮藏**】用纤维袋包装，扎紧，置干燥处保存。

芒　硝
NATRII SULFAS

【**来源**】为硫酸盐类矿物芒硝族芒硝，经加工精制而成的结晶体。主含含水硫酸钠（$Na_2SO_4 \cdot 10H_2O$）。

【**原矿形态**】单斜晶系。晶体呈短柱状或针状；通常成致密块状、纤维状集合体。无色或白色，玻璃光泽，具完全的板面解理，莫氏硬度 1.5 ~ 2，比重 1.48。味清凉，略苦咸，极易潮解，在干燥的空气中逐渐失去水分而转变为白色粉末状的无水芒硝。

【**产地**】全国大部分地区均有分布。多产于海边碱土地区、矿泉、盐场附近及潮湿的山洞中。

【**采收**】全年均可采制，但以秋冬季为佳，因气温低易结晶。

【**产地加工**】取天然产的芒硝，加水溶解，放置，使杂质沉淀，过滤，滤液加热浓缩，放冷后即析出结晶，取出干燥即得。

【**药材性状**】本品为棱柱状、长方形或不规则块状及粒状。无色透明或类白色半透明。质脆，易碎，断面呈玻璃样光泽。气微，味咸（图 14 – 3）。

【**商品规格**】统货。

【**质量要求**】按《中国药典》规定，本品铁盐、锌盐、镁盐、氯化物、酸碱度检查符合规定要求，干燥失重其减失重量应为 51.0% ~ 57.0%，重金属、砷盐均不得过 10mg/kg；含硫酸钠（Na_2SO_4）不得少于 99.0%。

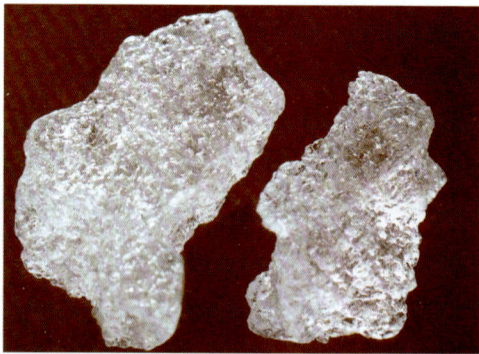

图 14 – 3　芒硝药材

【**包装与贮藏**】贮干燥的容器内，密闭，在 30℃ 以下保存，防风化，防潮。

【**功效**】泻下通便，润燥软坚，清火消肿。

朱　砂 e 微课
CINNABARIS

【**来源**】本品为硫化物类矿物辰砂族辰砂，主含硫化汞（HgS）。

【**原矿形态**】朱砂为三方晶系辰砂矿石，在自然界中常与石英、方解石、黄铁矿、毒砂等矿物共生，且共生关系复杂，常见镶嵌状、包裹状、侵染状等。朱砂主要矿物成分为天然辰砂，因研磨作用呈细小颗粒状，而自然界理想晶体多为菱面体晶形或柱状，集合体为不规则粒状、致密块状、粉末状或皮壳状；颜色大多为朱红色、暗红色或鲜红色；条痕为朱红色，具金刚光泽，半透明或微透明，莫氏硬度2~3（图14-4）。

【产地】主产于湖南、贵州、四川、云南、广西等地。传统以湖南辰州（今怀化市沅陵县、辰溪县、溆浦县、湘西州泸溪县、吉首市）为道地产区；目前核心产区主要分布于湖南省湘西州凤凰县和贵州省铜仁市万山区。

【采收】全年可采挖。

【产地加工】采挖的朱砂原矿石，经过切割机切割，打碎，挑选纯净者，用磁铁吸尽含铁的杂质，再用水淘去杂质和泥石。

【药材性状】本品为粒状或块状集合体，呈颗粒状或块片状。鲜红色或暗红色，条痕红色至褐红色，具光泽。体重，质脆，片状者易破碎，粉末状者有闪烁的光泽。气微，味淡（图14-5）。

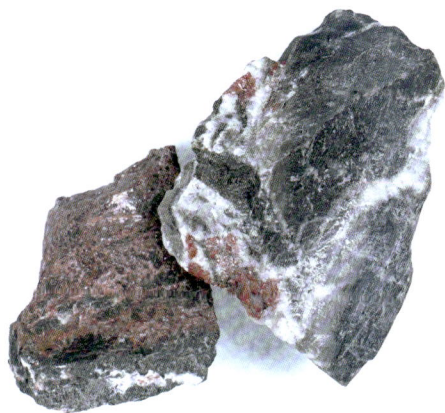

图14-4　朱砂原矿

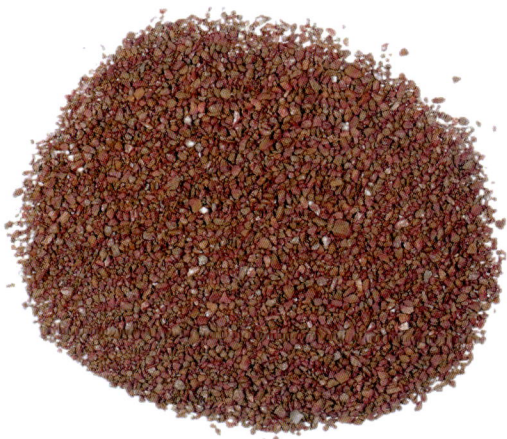

图14-5　朱砂药材

【商品规格】尽管朱砂矿藏分布广泛，但储量并不丰富，富矿较少，且需求量巨大，因此天然朱砂价格昂贵，而人工合成朱砂逐渐出现在市场交易中。天然朱砂和合成朱砂这两种商品其主要性状区别如下。

1. **天然朱砂**　除上述药材性状描述外，在显微镜下观察时，天然朱砂呈不规则细小颗粒，棕红色有光泽，边缘暗黑色，中央亮红色。当显微镜放大倍数超过200倍时，天然朱砂在透射光下呈明亮的樱红色。在含有伴生杂质的朱砂样品中，偶尔可以看到无色基质矿物的内含物和接缝。

2. **合成朱砂**　合成朱砂与天然朱砂的主要区别是成块状者两端较平整，可见明显的平直纵条纹，光滑，断裂边缘为紧密排列的细柱状暗红色晶体。

【质量要求】按《中国药典》规定，本品铁的检查应符合规定要求，含二价汞以汞（Hg）计，不得过0.10%，含硫化汞（HgS）不得少于96.0%。

【包装与贮藏】本品有毒，注意用塑料袋和纸箱双层包装，置干燥处贮藏。

【功效】清心镇惊，安神，明目，解毒。

知识链接

朱砂古镇

贵州省铜仁市万山区的汞矿开采历史长达数千年。数据显示，当地的朱砂储量名列世界第三、亚洲第一，被誉为"中国汞都""千年丹都"。万山汞矿被建设成集勘、采、选、冶、研为一体的中国最大朱砂工业生产基地。为保护资源，万山汞矿于2001年被实施政策性关闭。

作为中国汞矿开采发展历史的一个缩影，万山汞矿遗址具有很高的历史价值、科学价值和文化价值，2005年被列入国家首批矿山公园，2006年入选第六批全国重点文物保护单位，2012年进入中国世界文化遗产预备名单。

2015年，万山区引入文化旅游企业，按照国家5A级景区标准，突出工业文化和历史意义，整合打包原汞矿区遗址、遗产、遗居，进行市场化开发，打造了我国首个以山地工业文明为主题的矿山休闲怀旧小镇——朱砂古镇。

目标检测

答案解析

一、配伍选择题

A. 湖北应城　　　　B. 湖南辰州　　　　C. 石膏

D. 芒硝　　　　　　E. 朱砂

1. 朱砂的道地产区是（　　）
2. 石膏的道地产区是（　　）
3. 味咸的矿物药是（　　）
4. 含 $CaSO_4 \cdot 2H_2O$ 的矿物药是（　　）
5. 含 HgS 的矿物药是（　　）

二、简答题

简述朱砂的产地加工。

（陈玉秀）

书网融合……

重点小结　　　　　微课　　　　　习题

项目十五　中药材产地鲜加工

学习目标

知识目标：通过本项目学习，掌握中药材产地趁鲜切制相关政策、中药材产地趁鲜切制的品种；熟悉中药材产地趁鲜切制的优点与注意事项；了解中药材产地趁鲜加工的历史。

能力目标：能运用中药材产地趁鲜切制相关政策、品种与历史等理论知识，开展中药材产地趁鲜切制政策与品种的相关服务。

素质目标：通过本项目学习，树立中医药文化自信，拓宽对中药特色加工技术的认识。

情境导入

情境：某乡镇医院医生阎某在长期临床使用大黄的过程中发现一个有趣的现象，自己在乡场上直接从药农手中收购的大黄片与从城中购买的大黄片比较，有明显的优点，一是不容易掉渣，二是基本没有"糠心"，三是疗效相对更好。

思考：1. 传统大黄加工过程一般是怎么处理的？

2. 乡村医生阎某发现的这种情况是正确的吗，与产地鲜加工有关系吗，为什么？

任务一　认识中药材产地趁鲜切制

一、中药材产地趁鲜加工自古有之

我国中药资源丰富，药物采收后趁鲜加工的概念自古有之，许多本草著作对此均有详细记载。魏晋时期《吴普本草》记载大黄"八月采根。根有黄汁，切片阴干"。南北朝《雷公炮炙论》明确记载了菖蒲、地黄、茜草、知母、桑白皮、蛇含、香薷、白花藤等数十种药材的趁鲜切制方法。唐代《新修本草》记载多种药材采用趁鲜加工炮制的处理方式，如大黄"作时烧石使热，横寸截着石上煿之"。宋代苏颂编纂的《本草图经》记载萆薢"不拘时月采其根，用利刀切作片子，曝干用之"，另有姜黄、白药子、莎草根（香附）等趁鲜切制方法。元代陶宗仪《辍耕录》记载锁阳"土人掘取洗涤，去皮薄切晒干"。明代李时珍《本草纲目》记载木瓜"今人但切片晒干入药尔"等，还在前人基础上对药材加工炮制方法描述更加详尽，如沿用《雷公炮炙论》中虎杖"采得细锉，却用叶包一夜，晒干用"，沿用《证类本草》中何首乌"方用新采者，去皮，铜刀切薄片，入甑内，以瓷锅蒸之"，说明虎杖、何首乌等由鲜药材在产地加工成饮片有着较长的历史延续；缪希雍所著《炮炙大法》收录了采用趁鲜加工炮制的品种，如甘草"截作三寸长，劈破作六七片，以瓷器盛之，用酒浸蒸，从巳至午出，曝干"，泽泻"细锉，酒浸一宿，漉出，曝干用"等；《补遗雷公炮制便览》中收录多种药材由鲜药状态进行趁鲜加工炮制成饮片的炮制图像，包括多种入药部位，如黄精、香薷、黄檗等（图15-1）。清代凌奂编纂的《本草害利》记载山药"洗净，切片晒干"、天花粉"今惟去皮切片曝干用"等；张仲岩的《修事指南》系统总结了历代本草著作中的炮制方法，收载了大量趁鲜加工炮制的品种，如苍术"以糯米泔浸去其油，切片，焙干用"，黄精"凡使黄精，须溪水洗净蒸之"。由此可见，中药材产地趁鲜加工方法具有较长的历史延续，许多方法还沿用至今。

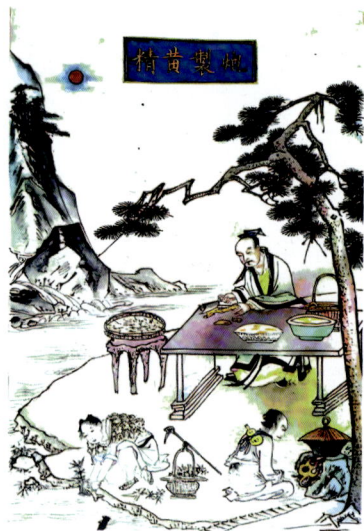

图 15 – 1 《补遗雷公炮制便览》黄精产地趁鲜切制图像

二、趁鲜切制的优点

1. 有利于保存中药的有效成分 植物类中药多含有生物碱、苷类、有机酸、挥发油、多糖类、树脂树胶以及无机盐类，这些成分，在水中都有一定的溶解度。按常规炮制方法，原药材干燥后需要长时间浸泡再进行切制，必然使大量有效成分溶解到水中而流失。如大黄所含的蒽醌类衍生物，具有泻下作用，浸泡后切片，泻下作用明显减弱。常山浸泡 7 小时后，其抗疟成分常山碱丢失原含量的 1/3。苦参干品水浸泡后切片，有效成分流失量可达到 30% 以上。趁鲜切制可有效解决或部分解决以上出现的问题。

2. 避免或减少有效成分的水解、酶解 中药的化学成分极为复杂，在浸泡过程中，有效成分会发生水解、酶解或其他化学反应。如含有皂苷的药物常伴有水解酶存在，浸泡时，可发生酶解反应，导致有效成分和生物活性的改变，甚至产生不良反应或毒副作用。某些双糖链皂苷并无溶血作用，若经水解转变为单糖皂苷，则具有了溶血作用。黄芩含有黄芩苷和苷酶，长时间浸泡黄芩，则增强酶对黄芩苷的水解作用，使黄芩苷含量下降而影响疗效，同时，也使黄芩颜色由黄变绿。山药含有淀粉和淀粉酶、微量碘，若用水闷浸，则淀粉酶使淀粉水解，其水解产物和微量碘作用产生粉红色，从而影响药材外观。趁鲜切制，可以减少药物化学成分的水解、酶解及其一系列化学变化。

3. 避免中药的发霉、变质 空气中存在大量的霉菌孢子，若散落在药材表面，遇到适宜的温度、湿度，就能生发菌丝和分泌酵素，而使药材中的蛋白质、糖、脂肪等分解成氨基酸、葡萄糖、有机酸等，霉菌即以此为养分，并腐蚀药材内部组织，使药材变质腐烂。如白芍若不趁鲜切制，按常规切制先要经长时间浸泡，再晾至半干，方可切片，极易发黏、发臭、变黑、变质。趁鲜切制，就防止了这类事情的发生。

4. 节省人力物力及能源 鲜药含水量很高，质地柔软，多数可直接或稍晾之后切片，不经浸泡，能保持原有中药的色香味。一次干燥、一次包装即可成为商品药，可以节省大量人力、物力、财力。若经过两次干燥，有些药物质量也受影响，高温可使药物变色、走油、脆裂，芳香药干燥时有效成分易挥发散失。

三、趁鲜切制的注意事项

1. 要加强趁鲜切制的调查研究 对于要推广的鲜切品种，首先应开展深入细致的调查研究工作，将趁鲜加工的药物与原药材二次加工的饮片进行药物有效成分、药理学、药效学的比较，如趁鲜加工药材的有效成分、抑菌效价与传统切片的有效成分、抑菌效价有无差别，不仅要对比新切的药物，还要对比鲜切后贮藏半年、一年、两年的药物与传统切制同时期贮藏的药物有无差别，经对比若鲜切质量较传统切制质量更优秀或无差别，就应采用鲜切。鲜切的品种，要成熟一个推广一个，不能急于求成，要坚持科学慎重的态度。

2. 要加强趁鲜切制的产地技术指导 鲜切加工不需要特殊技术，只要按照药材需求单位所需的饮片规格，进行净制、切制、干燥即可。但目前药材产地的药农对饮片加工的方法与规格均不够熟悉，且中药炮制饮片规格繁多，还需要中药炮制相关专业人员根据产品需求和中药饮片 GMP 要求进行技术指导或亲自生产。

3. 不是所有药材都可以推行趁鲜切制　推行中药材趁鲜切片，首先要从重点、大宗、产地比较集中的品种开始，这样更容易在产地推广。一般而言，植物药中富含水分的根茎类、块根类、根皮类、枝藤类以及少量的果实、菌类都可以研究试行鲜切。

但以下中药材一般认为不适宜推广鲜切：①部分需要特殊炮制的药材，如天南星、半夏等，要炮制后方可切片；②部分需要保持药材完整形状，利于提高商品价值的药材，如人参、天麻等需要以完整形态销售时；③部分鲜切后易松脆易碎的药材，如前胡、桔梗趁鲜切片，片子松脆易碎，大黄鲜切片子易卷易裂，可进一步积极研究。

任务二　认识中药材产地趁鲜切制相关政策

2021 年，《国家药监局综合司关于中药饮片生产企业采购产地加工（趁鲜切制）中药材有关问题的复函》（以下简称复函）明确表示，中药饮片生产企业可以采购具备健全质量管理体系的产地加工企业生产的产地趁鲜切制中药材用于中药饮片生产。

一、政策出台的背景

近年来，我国先后出台《中共中央 国务院关于促进中医药传承创新发展的意见》《国务院办公厅印发关于加快中医药特色发展若干政策措施的通知》等相关政策文件，从中央层面推动实施道地中药材提升工程，促进中药材规范化种植养殖，从源头上加强中药材质量控制，为中药产业高质量发展提供保障。

中药材质量是直接影响中药饮片及中药制剂质量的关键因素。部分中药材通过产地趁鲜切制加工，在一定程度上有利于保障中药材质量。2021 年 6 月，《国家药监局综合司关于中药饮片生产企业采购产地加工（趁鲜切制）中药材有关问题的复函》（药监综药管函〔2021〕367 号）发布，明确支持各省开展中药材产地趁鲜加工，并要求安徽、甘肃等省级药品监督管理部门结合本省实际研究制定鲜切药材品种目录及趁鲜切制加工指导原则。

二、政策主要内容

（一）趁鲜切制的属性

复函明确产地加工属于中药材来源范畴，趁鲜切制是产地加工的方式之一，是按照传统加工方法将采收的新鲜中药材切制成片、块、段、瓣等，虽改变了中药材形态，但未改变中药材性质，且减少了中药材经干燥、浸润、切制、再干燥的加工环节，一定程度上有利于保障中药材质量。中药饮片生产企业可以采购具备健全质量管理体系的产地加工企业生产的产地趁鲜切制中药材用于中药饮片生产。

（二）产地加工企业应建立严格的质量管理体系

采购鲜切药材的中药饮片生产企业，应当将质量管理体系延伸到该药材的种植、采收、加工等环节，应当与产地加工企业签订购买合同和质量协议并妥善保存，应当严格审核产地加工企业的质量管理体系，主要内容包括以下几点。

（1）产地加工企业应当具备与其加工规模相适应的专业技术人员及加工、干燥、包装、仓储等设施设备，并具备配合中药饮片生产企业落实药品质量管理要求的能力。

（2）鲜切药材应当是列入所在地省级药品监管部门公布的鲜切药材目录品种，其基原和质量（形态除外）应当符合《中国药典》等国家药品标准或者省（自治区、直辖市）中药饮片炮制规范中的相应规定，种植、采收、加工等应当符合《中药材生产质量管理规范》要求。

（3）产地加工企业应当根据所在地省级药品监管部门公布的趁鲜切制加工指导原则，结合鲜切药材特点和实际，制定具体品种切制加工标准和规程。鲜切药材的切制加工应当参照《药品生产质量管理规范》及其中药饮片附录（以下称中药饮片GMP）相关规定实施，应当有完整准确的批生产记录，且切制加工规程应当有传统经验或者研究验证数据支持。

（4）鲜切药材应当有规范的包装和标签，并附质量合格标识。其直接接触药材的包装材料应当符合药用要求，标签内容应当包括：品名、规格、数量、产地、采收日期、生产批号、贮藏、保质期、企业名称等。

（5）产地加工企业应当建立完整的中药材质量追溯体系，能够保证中药材种植、采收、加工、干燥、包装、仓储及销售等全过程可追溯。

（三）鲜切药材质量管理责任主体

中药饮片生产企业对采购的鲜切药材承担质量管理责任，对鲜切药材应当入库验收，按照中药饮片GMP要求和国家药品标准或者省（自治区、直辖市）中药饮片炮制规范进行净制、炮制等生产加工，并经检验合格后，方可销售。中药饮片生产企业应当在产地加工企业质量追溯基础上进一步完善信息化追溯体系，保证采购的鲜切药材在种植、采收、加工、干燥、包装、仓储及生产的中药饮片炮制、销售等全过程可追溯。

（四）鲜切药材采购相关规定

中药饮片生产企业不得从各类中药材市场或个人等处购进鲜切药材用于中药饮片生产；也不得从质量管理体系不健全或者不具备质量管理体系的产地加工企业购进鲜切药材用于中药饮片生产；不得将采购的鲜切药材直接包装后作为中药饮片销售。

三、各省级政策相关内容

复函政策出台，极大促进了各地中药材产地加工炮制一体化的发展，成为中医药高质量发展的里程碑事件。此后，河北、山东、重庆、四川也相继出台一系列政策，积极引导本地中药材产地趁鲜加工的发展。各地出台的政策在复函的基础上进行细化，主要是进一步明确品种、管理职责、规范行为和提出工作求等，通常会包括"中药材产地趁鲜切制加工品种目录""中药材产地趁鲜切制加工质量管理指导原则"和"中药材产地趁鲜切制加工报告表"等3个文件。一般而言，"中药材产地趁鲜切制加工品种目录"是指政策制定省（市、区）可以开展中药材产地趁鲜切制加工的品种，有的地区目前已经发布2批以上；"中药材产地趁鲜切制加工质量管理指导原则"明确了政策制定省（市、区）药材产地趁鲜切制加工质量管理的适用范围、原则、人员要求、选址要求、加工车间与设施要求、设备要求、包装与运输要求、文件管理要求、加工管理要求、质量控制管理要求等内容；"中药材产地趁鲜切制加工报告表"则是中药饮片生产企业向所在地省（市、区）药品监督管理部门报告基本情况的制式表格。

任务三 中药材产地趁鲜切制品种

一、药典规定可以产地趁鲜加工的品种

《中国药典》规定有70个品种可以产地趁鲜加工，其中切片29种，切段18种，切块3种，切瓣4种，切瓣或片、段11种，去心3种，去粗皮2种，具体品种如下（表15-1）。

表15-1 《中国药典》规定可以产地趁鲜加工的品种

加工方法	列举品种
切片	干姜、土茯苓、山柰、山楂、山药、川木通、三棵针、片姜黄、乌药、功劳木、附子、地榆、皂角刺、鸡血藤、佛手、苦参、狗脊、粉草薢、浙贝母、桑枝、菝葜、绵草薢、葛根、紫苏梗、黄山药、竹茹、桂枝、狼毒、滇鸡血藤
切段	大血藤、小通草、肉苁蓉、青风藤、钩藤、高良姜、益母草、通草、桑寄生、黄藤、锁阳、槲寄生、颠茄草、野木瓜、广东紫珠、首乌藤、桃枝、铁皮石斛
切块	何首乌、茯苓、商陆
切瓣	木瓜、化橘红、枳壳、枳实
切瓣或片、段	丁公藤、大黄、天花粉、木香、白蔹、防己、两面针、虎杖、香橼、粉葛、大腹皮
去心	远志、莲子、牡丹皮
去粗皮	苦楝皮、椿皮

二、各地规定可以产地趁鲜加工的品种

目前，甘肃、陕西、山东、云南、安徽、河北、四川、重庆等出台一系列引导趁鲜切制的发展政策，并发布了产地趁鲜切制中药材品种目录（表15-2，时间截至2025年3月）。各省趁鲜切制政策法规的相继出台，极大地促进中药材产地趁鲜切制的发展，为趁鲜切制的实施与推广奠定基础。

表15-2 部分省（直辖市、自治区）发布的趁鲜切制品种

省（直辖市、自治区）	切制方法	数量/个	中药
山东	切片	19	丹参、柴胡、生地黄、西洋参、拳参、赤芍、桔梗、白芷、黄芩、山楂、天花粉、山药、白芍、牡丹皮、木瓜、百部、防风、香附、虎杖
	切段	9	北沙参、荆芥、泽兰、忍冬藤、徐长卿、水蛭、蒲公英、远志、益母草
	切片或段	1	玉竹
	切丝或块	1	瓜蒌
	切丝	1	荷叶
甘肃	—	18	当归、党参、黄芪、红芪、唐古特大黄、肉苁蓉、甘草、板蓝根、柴胡、车前草、地榆、独活、独一味（鲜制）、黄芩、蒲公英、淫羊藿、掌叶大黄（鲜制）、猪苓
云南	—	7	三七、天麻、重楼、白及、桔梗、黄精、秦艽
安徽	—	26	白芍、白术、桔梗、知母、丹参、板蓝根、桑白皮、紫菀、射干、何首乌、天麻、灵芝、蒲公英、墨旱莲、马齿苋、半枝莲、白花蛇舌草、穿心莲、大蓟、藿香、马鞭草、佩兰、仙鹤草、紫苏、桑枝、杜仲

续表

省（直辖市、自治区）	切制方法	数量/个	中药
天津	切片	34	知母、桔梗、白芍、白术、白芷、牡丹皮、苏木、当归、党参、黄芪、甘草、延胡索、苎麻根、丹参、三棱、柴胡、拳参、生地黄、西洋参、赤芍、黄芩、天花粉、郁金、莪术、槟榔、川牛膝、天麻、泽泻、前胡、川芎、苍术、人参、鹿角、山药
	切段	11	徐长卿、北沙参、荆芥、泽兰、忍冬藤、蒲公英、水蛭、牛膝、细辛、石斛、远志
	切丝	1	桑白皮
	切瓣	2	金樱子（除去毛、核）、川楝子
	切片、块	2	茯神（块）、樟木（片、块）
	去心	1	巴戟天
重庆	—	20	川牛膝、党参、独活、杜仲、黄连、黄柏、木香、前胡、天麻、枳壳、白芷、百部、陈皮、大黄、佛手、金荞麦、黄精、牡丹皮、桑白皮、枳实
四川	—	11	天麻、枳壳、白芷、白芍、川芎、黄精、丹参、杜仲、厚朴、黄柏、姜黄
福建	—	16	铁皮石斛、巴戟天、黄精、灵芝、显齿蛇葡萄、荷叶、盐肤木、穿心莲、福建胡颓子叶、养心草、满山白、肿节风、福建山药、三叶青、绞股蓝、泽泻
湖北	—	38	川牛膝、天麻、木瓜、白及、白茅根、陈皮、黄连、百部、大黄、独活、杜仲、骨碎补、合欢皮、厚朴、黄柏、黄精、金樱子肉、桔梗、木香、青风藤、桑白皮、五加皮、玄参、重楼、灵芝、茯苓、白术、葛根、菝葜、党参、白芍、大血藤、虎杖、白蔹、射干、柴胡、天花粉、白前
湖南	—	15	玉竹、黄精、茯苓、白术、厚朴、杜仲、枳壳（实）、栀子、白莲子、石菖蒲、陈皮、黄柏、荆芥、蕲蛇、蜈蚣
江西	—	27	枳壳、黄精、天冬、防己、茯苓、乌药、栀子、金樱子、虎杖、绵萆薢、陈皮、枳实、石菖蒲、白花蛇舌草、仙鹤草、粉葛、白术、生姜、兰香草、景天三七、山香圆叶、海金沙藤、益母草、钻山风、杜仲、鹿茸、白前
吉林	—	17	人参、西洋参、鹿茸、天麻、苍术、淫羊藿、甘草、返魂草、虎眼万年青、桑黄、灵芝、防风、板蓝根、桔梗、黄芩、鹿骨、鹿角
辽宁	—	19	人参、西洋参、细辛、龙胆、鹿茸、泽兰、黄芪、黄精、玉竹、白鲜皮、藁本（辽藁本）、苍术（北苍术）、穿山龙、威灵仙（东北铁线莲）、射干、升麻、白薇、防风、桔梗
黑龙江	切片	30	刺五加、人参、西洋参、赤芍、白芍、黄精、黄芪、黄芩、板蓝根、防风、白鲜皮、地榆、苦参、柴胡、桔梗、党参、鹿茸、甘草、苍术、天麻、知母、北豆根、蒿本、升麻、穿山龙、灵芝、白头翁、槲寄生、射干、玉竹
	切段	10	益母草、槲寄生、返魂草、紫苏梗、蒲公英、车前草、威灵仙、龙胆、白薇、刺五加
	切丝	1	暴马子皮
河南	—	43	丹参、柴胡、生地黄、桑白皮、山药、桔梗、白芷、黄芩、山楂、黄精、何首乌、皂角刺、牛膝、茯苓、天麻、杜仲、白芍、白术、紫苏梗、半枝莲、白花蛇舌草、冬凌草、益母草、首乌藤、忍冬藤、板蓝根、白及、猪苓、蒲公英、苍术、瓜蒌、玄参、荆芥、合欢皮、车前草、大青叶、泽兰、延胡索、牡丹皮、淫羊藿、天花粉、香附、玉竹
山西	—	27	柴胡、黄芩、黄芪、党参、丹参、黄精、甘草、防风、地黄（生地黄）、赤芍、玉竹、猪苓、远志、板蓝根、石刁柏、蒲公英、射干、知母、桔梗、白芍、秦艽（小秦艽）、瓜蒌、香加皮、丹皮、天麻、杜仲、苍术

续表

省（直辖市、自治区）	切制方法	数量/个	中药
浙江	—	20	莪术、金荞麦、白花蛇舌草、楤木、杜仲、芦根、三叶青、蛇六谷、无花果、玄参、温郁金、泽泻、天冬、香茶菜、薄荷、赤芍、党参、当归、三七、黄芩
内蒙古	—	16	黄芪、防风、苍术、桔梗、甘草、肉苁蓉、苦参、黄芩、赤芍、板蓝根、北沙参、锁阳、牛膝、柴胡、蒲公英、益母草
新疆	—	11	板蓝根、甘草、肉苁蓉、新疆赤芍、锁阳、黄芪、丹参、黄芩、牛膝、防风、党参
宁夏	—	7	黄芪、党参、甘草、板蓝根、银柴胡、黄芩、白芍
陕西	—	26	大黄、天麻、白及、丹参、西洋参、玄参、甘草、远志、茜草、苦参、苍术、延胡索、秦皮、秦艽、葛根、柴胡、黄连、黄柏、黄芩、黄芪、黄精、猪苓、淫羊藿、杜仲、厚朴、牡丹皮
广西	—	25	郁金、莪术、广山药、牛大力、天冬、肉桂、广金钱草、千斤拔、穿心莲、泽泻、巴戟天、百部、广藿香、白及、青蒿、肿节风、黄柏、金樱子肉、玉竹、黄花倒水莲、杜仲、姜黄、厚朴、灵芝、三叉苦
广东	—		无最终品种数量，规定符合现行版《中国药典》收载的允许趁鲜切制中药材品种；其他省、自治区、直辖市发布的允许趁鲜切制的中药材品种；其他经中药生产企业研究评估适合产地趁鲜切制加工，能够确保最终产品质量的中药材品种等3种情况中药生产企业可自建或采购鲜切药材。另列举《广东省中药材产地趁鲜切制风险管控品种目录》76个，要求各中药生产企业应重点关注其趁鲜切制的质量风险。经过研究验证，自评符合质量管理指南和省药品监管局发布的相关品种风险管控指南要求，能够确保最终产品质量的，可自建或采购该鲜切药材品种

知识链接

部分中药材产地鲜加工参考方法

序号	药材名	产地鲜加工参考方法
1	秦皮	鲜药材，刮去粗皮，淋洗，切6mm丝，70℃恒温干燥
2	川芎	鲜药材快速淋洗，阴干至含水量约28%，切片，50℃鼓风干燥6~8小时
3	益母草	鲜药材高温热风干至含水量在40%左右时，切段，高温热风干燥
4	苦参	净制，60℃鼓风干燥24小时，淋洗，晾干，除去根头及支根，切厚片
5	当归	鲜药材40℃烘干至含水量约60%，切片（2~4mm），烘干
6	何首乌	削去两端，净制，切厚片或块，干燥；鲜药材，切6mm厚片，烘干
7	地榆	趁鲜切厚片，70℃干燥9小时
8	枳壳	趁鲜切片（3mm），50℃干燥4小时
9	白芍	洗净，除去头尾和细根，煮15分钟，去皮，切薄片，50℃干燥6小时
10	地黄	除去芦头、须根及泥沙，切片（5mm），50℃干燥18小时
11	商陆	净制，切6mm厚度片，75℃干燥17小时，即得4mm商陆厚片
12	川党参	鲜药材清水洗，干燥至含水量约46%，切制3mm厚片，58℃烘干约10小时

···· **目标检测**

答案解析

一、单项选择题

1. 以下关于中药材产地趁鲜切制说法错误的是（　　）

    A. 有利于保存中药的有效成分　　　　B. 避免或减少有效成分的水解

    C. 避免中药的发霉、变质　　　　　　D. 增加了人力资源成本

    E. 避免或减少有效成分的酶解

2. 以下不适宜推广中药材产地趁鲜切制的是（　　）

    A. 山药　　　　　　B. 白芍　　　　　　C. 法半夏

    D. 牡丹皮　　　　　E. 天麻片

3. 以下关于鲜切药材说法错误的是（　　）

    A. 应当是列入所在地省级药品监管部门公布的鲜切药材目录品种

    B. 其基源应当符合《中国药典》等国家药品标准或者省（自治区、直辖市）中药饮片炮制规
    范中的相应规定

    C. 其形态应当符合《中国药典》等国家药品标准或者省（自治区、直辖市）中药饮片炮制规
    范中的相应规定

    D. 其种植、采收、加工等应当符合《中药材生产质量管理规范》要求

    E. 鲜切药材的切制加工应当有完整准确的批生产记录

4. 以下关于中药材趁鲜切制产地加工企业说法错误的是（　　）

    A. 应当具备与其加工规模相适应的专业技术人员

    B. 应具备独立落实药品质量管理要求的能力

    C. 应结合鲜切药材特点和实际，制定具体品种切制加工标准和规程

    D. 应具备加工、干燥、包装、仓储等设施设备

    E. 应当建立完整的中药材质量追溯体系

5. 巴戟天趁鲜切制加工应该（　　）

    A. 切段　　　　　　B. 切丝　　　　　　C. 切片

    D. 切块　　　　　　E. 去心

二、简答题

1. 简述中药材产地趁鲜切制的优点。

2. 简述复函的主要内容。

（易东阳）

书网融合……

重点小结　　　　　习题

中药材的包装与仓储是中药材产地加工的重要环节，是保证中药材质量的重要手段和过程。中药材包装材料的选择、包装的方式以及仓储保管与养护，均直接影响中药材的质量稳定和用药安全。国家鼓励发展中药材现代流通体系，提高中药材包装、仓储等技术水平，建立中药材流通追溯体系。

项目十六　中药材的包装

PPT

学习目标

知识目标：通过本项目学习，应能掌握中药材包装的概念、基本技能；熟悉中药材包装的分类；了解中药材包装的规范化管理。

能力目标：能运用中药材包装的概念、分类与规范化管理等理论知识，进行中药材包装的概念、分类与规范化管理的解释。

素质目标：通过本项目学习，提高对中药材包装知识的理解。

情境导入

情境：传说，为奖励孙思邈治病救人的功劳，钦赐其大红袍一身，并加封"药王"称号。孙思邈接受封赏后，因心系广大缺医少药的百姓，便面君辞朝，到终南山采药去了。他进山之后，一边采药，一边给山民治病，就这样，来到了太白山，发现这儿的药实在是太丰富了，杜仲、天麻、柴胡、大黄、贝母等药材应有尽有。他采了又采，很快就把背篓装满了，可山里的药还有很多，孙思邈想不出装药的办法，忽然他一低头，看见身上的大红袍，就把身上穿的钦赐大红袍前后大襟撕了下来，缝制了许多小口袋，把采来的奇珍异草，分门别类装进了红布口袋中。后来口袋不够用，又撕下了2只袖子。就这样，孙思邈下山时，就成了一个身背红布药口袋的草医了。再后来，在许多草药医生的竞相模仿下，红布口袋就成了许多草药医生中药材包装的标准配置。

思考：1. 列举你见过的中药材包装，如何做到中药材包装的与时俱进？

2. 中药材包装对中药材经营会产生什么样的影响？

中药材的包装包括静态和动态两个方面的内容，是静态概念和动态概念的统一。从静态的角度来理解，中药产品包装是指在市场营销过程中，为保护中药产品的质量、方便储运、促进销售，按一定技术方法包覆在中药产品实体上的容器、材料和各种辅助物的总称。从动态角度来理解，中药产品包装是指在市场营销过程中，为保护中药产品的质量，方便装卸和储运，采用一定的技术方法将商品盛装于一定的容器或包装物内的操作过程。中药材的包装主要根据药材特性选择，多在原产地进行。内容包括三部分：中药材包装的目的，中药材包装的分类和特点，以及中药材包装的规范化管理。

任务一　认识中药材包装的目的

　　包装是中药材产地加工的重要组成部分，直接关系到中药的品质、数量和安全，对包装的作用给予充分的重视，既是法规的要求，也是保障商品价值的基本措施。包装质量不好，材质很差，会造成药材损失，也不利于保护药材品质。

一、保存药材数量

　　包装在束裹、容纳药材数量的同时，必须具备保存药材数量的作用。药材对包装的要求，不仅应当具有适用性，更需要具备牢固和耐久的性能。避免药材在运输、装卸、储存过程中破损造成撒漏、丢失。有利于计量和点验。

二、保护药材品质

　　药材暴露未经包装，或者包装不严密、包装材质不符合要求，随着时间发展，会不同程度地使药材吸湿、生霉、泛油、潮解、黏结、变色和散失气味等。根据药材性质而选择适宜的包装，包材具有密封、防潮、隔热、避光等性能，有利于保护药材品质。

三、方便运输

　　中药材包装后才能进入生产、流通领域。包装后的中药材体积小、药包牢固、结实、质量高、性能好，不仅有利于装、卸、搬运，也能增加堆码、运输空间，减少"吨位"，节省费用。

四、有利储存

　　中药的包装质量好，在储存过程中有利于堆码、计量、发运、转仓倒垛、盘点、养护等。相反，包装材料粗劣，性能不符合要求，不仅操作不便，破损以后还会增加整理、倒换包装等繁重的工作任务，增加工作量，增加包装成本。

五、提高作业效率

　　包装品质好，质量标准化、数量规格化，不仅方便运输、节省库容，而且能够最大化保证中药质量，减少品种差错混淆，降低商品损耗，节约管护费用，避免虫、鼠等造成的浪费和损失。

六、打造中药品牌

　　中药材包装还有商品美化功能，可以促使产品品牌化，建立购销信誉，提高经营效果，因此，我们应当十分重视中药材的包装。

任务二　认识中药材包装的分类和特点

　　中药材包装可分为商品包装（原始包装、内包装）和运输包装（加工包装、外包装）。根据包装器材的耐压性能又分为硬性包装器材、半硬性包装器材和软性包装器材三类。

一、中药包装的种类

随着药材生产、购销和出口外贸业务的扩大，药材包装的种类将越来越多。目前按流通范围分类的方法分为商品包装和运输包装两种。

1. 商品包装 主要用于销售，包括内包装和中包装。内包装是直接用来盛装商品的包装用品。中包装是指在几个内包装之外再加上一层或二层材料的包装，以利保护商品质量，便于零售计量、点验和销售。

2. 运输包装 主要用以保障中药商品在运输和贮存过程中的安全，方便搬运装卸、堆码、点交，这种包装称为外包装。例如整件包装的木箱、纸箱、铁桶、麻（布）袋、篓、筐等。

二、包装器材

（一）硬性包装器材

大多为木材、金属、玻璃、陶瓷、硬塑料等材料制成。此类包装器材质地坚实、耐压性能好，而且可以阻抗外界湿度、阳光等的影响，适合于包装易吸湿、挥发、质脆、易虫蛀、贵重、毒麻及流体或半流体的药材。

1. 木质器材 比如木箱、木桶等，其造价较低，适用范围广，造型易于码放，是良好的外包装器材。但其严密性差，易破损，重复使用率低，若采用优质木材，严密装订，内衬防潮纸或塑料薄膜，在易损处加钉铁皮等方法即可以克服。

2. 金属器材 诸如铁桶、铁罐、马口铁盒、铝合金盒等。较木箱严密，复用率高，但质重、造价高。适用于盛装液体、半固体、易软化变稀的中药及贵重、毒麻药材等。

3. 玻璃、陶瓷器材 如玻璃瓶、缸、安瓿、瓷罐等。该类器材性质稳定、严密，但质脆易碎。多用于内包装或盛装少量的粉末性、流体、贵重中药，更多用于固定性贮藏。

（二）半硬性包装器材

主要有纸箱（盒）、竹篓（筐）、柳条筐等，有一定的耐压性能，成本低，适用于体积大、耐压性差或新鲜药材。

1. 纸箱（盒） 一般用黄板纸或用硬质纸板加工制成。耐压性能适中，较木箱成本低，美观，便于搬运，可回收再用，但防潮性能差，易破损。纸盒多用于盛装体形规则的加工制品如动物胶类中药材，纸箱适用于盛装质轻规整的中药材。

2. 竹篓（筐）、柳条筐 材料来源广泛，成本低，透气性好，轻便，但牢固性和耐压性能较差，严密性更差，易破损而泄漏，只适用于体积较大、质地轻松、不易泄漏或新鲜的中药材，且多限于短途运输和内销。

（三）软性包装器材

主要有麻袋、布袋、纸袋、塑料袋、化学纤维纺织袋及蒲草包等。这类包装机械防护性能极差，但可就地取材，成本低，适用于耐压的中药，而且质柔软，故又多用于内包装。

1. 麻（布）袋、化学纤维纺织袋 用麻线、棉线或化学纤维织成的袋，包装轻便、韧性好，耐用，可重复应用，使用范围广，适用于各种耐压中药的盛装。麻袋质厚，容积大，可盛装 50 ~ 100kg

的药材；布袋质地较薄，只能装 20～30kg 的中药；化学纤维纺织袋，内衬一层塑料袋，盛装较易吸潮或芳香性中药最为适宜，但外皮较滑不易码放（图 16-1）。

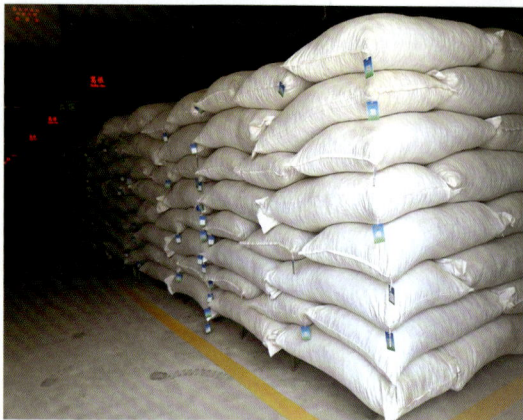

图 16-1 中药材编织袋包装

2. 蒲包、草包 用蒲草或稻草纺织而成。适用于全草类、皮类、茎类等药材的包装。包好后，外用麻绳或铁丝捆扎，包装简便，费用低廉，但防护性能差，在运输和仓储过程中应特别加以注意。

3. 纸袋、塑料袋 纸袋多选用质地致密而牢固的牛皮纸做成，耐磨性好，可数层叠用，亦可内衬防潮纸。聚氯乙烯薄膜制成的塑料袋，可有多种厚度，但耐磨性能差。塑料袋和纸袋结合使用，可耐磨、防潮、避光、密封，能有效地防止挥发、虫蛀、发毒等现象的发生，多用于中药内包装或盛装少量贵重药材及加工品等。

在实际应用中，常常是多种包装器材配合使用，互补不足，以适应中药包装的需要。

任务三 认识中药材包装的规范化管理

一、包装器材的选择

（一）中药材包装选择的原则

1. 安全、环保、规范 中药材的包装材料，不得含有有毒有害物质，包装材质应符合相应的国家标准和法规，以确保其安全性。禁止使用含氯成分和再生利用的有毒材料。

为适应环保需要，应尽可能选择可降解的环保型材料。包装材料应由符合资质的企业生产。

2. 努力实现"三化" 中药的包装应适应中药现代化事业发展的新要求，与时俱进，应当努力实现标准化、规格化和打包机械化。包装规格化就是要求对包装的类型、规格、容量、包装材料、容器的结构造型、承受压力、印刷标志以及商品盛放、衬垫、封装方法、名词术语、检验要求等做统一规定。同一品种应该使用统一包装材料，统一规格，统一容量，统一标记和统一封装方法。包装标准化应首先制定技术标准，加以贯彻执行。药材包装实行打包机械化，规格标准化，对合理使用包装，节约包装材料，适应运输工具特点，保证商品安全，方便运输、装卸、堆码、交接，促进运输装卸机械化和自动化，提高劳动生产率，降低中药运输费用等。

中药包装在向"三化"努力过程中，要因地制宜，从实际出发，对包装材料的来源、容积、规格、性能等指标和投资能力、经济效益等都应当全面考虑，并反复核实和试验。首先应对地道药材和在主产区逐步实现"三化"。

3. 包装要适应品种性质 要根据中药不同品种的物理化学性质和疗效，选择适宜的包装材料用品和包装方法。由于中药品种繁多，性质不同，规格复杂，对包装使用的材料、包装强度、结构形式、包装的方法要求也不同。有些药材品种，不仅要有外包装，还要有内包装。如怕散失的可加塑料袋，怕潮湿的需要加衬防潮纸或走油纸等，如包装物使用不当，或者是包装物料潮湿、酸败或附有霉菌、虫卵等，就很容易引起药材发霉，生虫变质。所以选择适当的包装容器，并按不同要求加以包装是非常重要的。

4. 按运输贮存要求选择包装　药材包装必须适应运输装卸条件，从当前实际出发，包件的重量必须适应搬运装卸工人的一般体力，以免发生事故。现在一般纸箱包装商品每件规定 20～30kg，木箱包装，包件规定在 50kg 左右，包件的体积要求方便搬运、装卸和堆码，以及适应各种运输工具。

5. 经济、美观　在牢固和适用的前提下，中药材包装还应考虑就地取材，合理选择，尽量降低包装成本。名贵药材还应避免过度包装，杜绝豪华包装，减少包装浪费。

包装美观可以提升商品价值，拓展商品市场。随着市场经济的发展，中药要占领市场，除要求质量好外，药材包装的颜色、外观、标志等亦应美观，以使人们易于接受和使用。

综上所述，对于中药包装器材的选择，应着重遵循适用、牢固、经济、美观等原则，所谓"适用"即根据中药自身的性质和性状特点来选择。如质脆易碎的药材，应选择防压性能较好的包装；比较耐压的中药，可使用软性包装，易吸潮、易泄漏的药材，应选择严密性好的包装；鲜湿药材应选择透气性能好的包装；贵重或毒性药材宜用牢固、严密的小型包装等。所谓"牢固"，即根据中药的比重及运输、贮藏的要求，确定每包件重量及包装器材的材料、形状和大小。为了仓储和运输的方便，质轻体大的药材，每件重量一般为 25～50kg，质重体实的中药，每件重量一般为 50～75kg，并且使包件呈长方形，避免正方形和圆形。比重较大的药材如矿石类，宜用坚固而不太大的木箱盛装。

（二）中药材包装的选择

1. 根及根茎类　该类药材多质地坚实、块头大小不一。一般选用编织袋、麻袋包装。特殊情况下，可以双层包装，防止运输过程中擦刮破损。

2. 果实种子类　果实种子类药材多细小，宜选择材质细密的编织袋、麻袋、布袋，包装封口严密，防止漏料。葶苈子、车前子、青葙子等细粒粉末类药材，要选用双层包装，内层多为聚乙烯材质包装，封口严实，防止撒漏。外层为普通编织袋、麻袋等材质，保护内层包装的同时，方便装卸、运输。

要注意的是，在包装海金沙、蒲黄类粉末状药材时，在产地加工过程中应干燥及时、均一，防止包装后积热、炭化，造成损失甚至引发火灾。

3. 全草类　全草类药材大多质地松泡，如鱼腥草、薄荷、广藿香等，包装时宜先用打包机压榨打包成型、捆扎，然后再用编织袋包装，既不易受潮变质，又缩小体积，方便储运。

4. 花叶类　花叶类药材颜色鲜艳者，如玫瑰花、月季花、红花等，宜选用双层包装，内层尤以深色为好，起到遮光避光作用，防止变色。同时，易碎品种还要防止花瓣叶片破碎，外层包装宜选用抗压性较好的纸箱类包装。

5. 矿石类　矿石类药材质地坚实、厚重，有的棱角锋利。在包装材质上应选择韧性较好的包材，如麻袋等。包装时，单件重量适宜，若太重则不宜搬运、堆垛。

6. 其他类

（1）液体、半流体类药材　如蜂蜜、苏合香油等液体药材，宜用塑料桶、玻璃容器等盛装，封口严密，防止溢洒渗漏。

（2）易破碎类药材　如包装茯苓卷、茯苓片等，宜选用加盖塑料箱、桶，加盖木箱、桶等包装，内衬油皮纸、塑料袋等。也可以选用抗压性能好的纸箱作外包装。

条形中药材如山药、白芍、北沙参等中药材宜选用抗压性能好的塑料筐、纸箱做外包装，保证药材不致压碎。

（3）芳香类药材　当归、小茴香等中药材包装时应充分考虑防止香气溢散、挥发走味，多用双层包装，内层选用密封性能好的包材如聚乙烯袋等，封口应严密。

（4）贵细类中药材　该类药材经济价值高，包装过程中，在根据药材特性选择适宜包装的同时，还应充分考虑包装的安全性，防止破碎、鼠咬、运损。如牛黄、冬虫夏草等。

（5）易潮解、泛糖中药材　如地黄、朴硝、秋石等易潮解、泛糖的品种，宜选用双层包装，内层应为具有防潮防水功能的塑料袋等材质。

（6）鲜药类中药材　如生姜、鲜石斛等鲜药类药材，保质期短，易腐坏、变质，宜选用气调保鲜包装，或选用泡沫包装盒，根据季节、环境条件，内填河沙、冰袋等，以延长鲜药保质期。

（7）趁鲜切片类药材　趁鲜切片类药材在产地加工时，应严格遵循国家、地方制定的相关操作要求，包装环节宜选择双层包装，内层包装至少应符合食品卫生标准，具备防潮功能。

（8）毒麻类中药材　毒麻类特殊中药材品种，包装选择应安全、牢固，严防撒漏遗失，多用双层包装。且外包装上应印、贴有明显标识，储运从其相关管理规定。

二、包装方法

中药材包装过程中，包装方法和技术直接影响包装质量，是影响中药在贮运过程中质量的重要方面。选择好适宜的包装后，应选用适当的方法进行包装。可采用手工式包装方法，有条件者可用各种机械化、半机械化的打包机，或包装流水线装置。包装要求牢固，包件均匀、美观。在包装时，装箱要紧密，以防运输过程中中药因受撞击、摩擦而破碎；装订、封口、捆扎、衬垫要牢固，特别是种子类等颗粒小易漏的药材更应注意，以避免在贮运中松散、破损、泄漏。为避免损及软性包装材料，在捆扎时可在四周加垫竹片或木板条。麻袋包装在缝装时，四角做成耳朵状，以便于搬运时抓提。叶类、全草类、花类等中药材宜在干燥稍回潮后打包，以防捆扎破碎，影响外观质量。

在包装、运输过程中，发现问题及时解决，如包装器材选择不当，应及时改装，包装破损及时修补或更换等。

三、包装标签

中药材包装时，每件包装上都应有明显标签，注明品名、规格、数量、产地、采收（初加工）时间等信息，毒性中药材等有特殊要求的中药材外包装上应有明显的标志。产地信息应明确到区县一级行政辖区单位。所使用标签应耐用、不易脱落。必要时，标签或药包材上应根据中药性质和包装器材性能，标明防潮、防震、防重压、勿倒置、有毒等运输和仓储注意事项。

四、中药材的效期　⒠微课

中药材品种多，来源广，性质不一。在选用能保证其贮存和运输期间质量的包装材料或容器之外，应根据品种性质，结合药材包装、贮藏环境等因素，考察和制订科学合理的中药材复验期，并按期复验，遇影响质量的异常情况须及时复验。

▪ 知识链接

法律法规关于中药材包装的规定

（1）《中华人民共和国药品管理法》（2019 年修订）　第四十八条：发运中药材应当有包装。在每件包装上，应当注明品名、产地、日期、供货单位，并附有质量合格的标志。

第五十八条：药品经营企业销售中药材，应当标明产地。

（2）药品 GMP——中药饮片附录　第三十二条：购入的中药材，每件包装上应有明显标签，注明品名、规格、数量、产地、采收（初加工）时间等信息，毒性中药材等有特殊要求的中药材外包装上应有明显的标志。

（3）《中华人民共和国中医药法》（2017 年 7 月 1 日施行）　第二十四条：国家鼓励发展中药材现代流通体系，提高中药材包装、仓储等技术水平，建立中药材流通追溯体系。

目标检测

答案解析

一、单项选择题

1. 中药材包装可以分为商品包装和（　　）

    A. 运输包装　　　　　　B. 内包装　　　　　　C. 外包装

    D. 中包装　　　　　　　E. 木质包装

2. 药品经营企业销售中药材，应当标明（　　）

    A. 质量　　　　　　　　B. 产地　　　　　　　C. 批准文号

    D. 质量状态　　　　　　E. 标签

3. 发运中药材，应当包装。在每件包装上，应当注明品名、产地、日期、供货单位，并附有（　　）

    A. 标识　　　　　　　　B. 通行证　　　　　　C. 质量合格的标志

    D. 接收单位　　　　　　E. 发票

4. 软性包装材料包括（　　）

    A. 柳条筐　　　　　　　B. 竹篓　　　　　　　C. 麻袋

    D. 木箱　　　　　　　　E. 塑料周转箱

5. 毒性中药材外包装上的标识为（　　）

    A. 白底黑字　　　　　　B. 白底绿字　　　　　C. 黑底红字

    D. 白底蓝字　　　　　　E. 黑底白字

二、简答题

1. 简述中药材包装的概念。

2. 简述中药材包装的目的。

（熊　凯）

书网融合……

重点小结　　　　　　微课　　　　　　习题

项目十七　中药材的仓储保管

PPT

学习目标

知识目标：通过本项目学习，应能掌握中药材仓库的分类、中药材储存、养护技能；熟悉中药材仓储管理的基本内容；了解中药材的变质现象与养护方法。

能力目标：能运用中药材仓库的分类、仓储管理的基本内容、中药材的变质现象与养护方法等理论知识，进行对中药材仓库的分类、仓储管理的基本内容、中药材的变质现象与养护方法的解释。

素质目标：通过本项目学习，加深对中药材仓储管理，以及中药材的变质现象与养护方法等知识的理解。

情境导入

情境：中药储存与养护的历史可以追溯到古代，并在不同历史时期得到了不断的发展和完善。《隋书·百官志》载："太医署有主药二人……药园师二人……药藏等六局，设置监、丞各两人。"又云："药藏丞为三品勋一位。"可见，在当时就已专门设立了储药机构，从此明确了药物储存保管的重要性与必要性。至唐代，不仅讲求道地药材，对药材的储存养护也十分考究。如《备急千金要方》提出"贮药在离地数尺，则湿气方不中药"。这些朴实有效的经验，扼要实用，流行很广，甚为后世推崇。在宋代，政府设立了"药仓库"，规定药材必须经过检验才能入库，确保了药材的供应、质量和储备，形成了一套完整的药材储备体系。明代陈嘉谟《本草蒙筌》阐释的中药储存与养护经验成为后世研究中药储存的重要理论依据。概言之，中药储存养护从古到今，各个时期都有它的成就和特色，历代相承，日渐繁荣，是中医药文化的宝贵财富之一。

思考：1. 列举日常生活中见过的食物储藏技巧，思考与中药储存与养护的关系。

　　　2. 现代中药储存与养护应该向什么方向发展？

中药材品质的好坏，不仅与采收加工有关，而且与药材的贮藏保管是否得当有着密切的关系，如果药材贮藏不好，保管养护不好，就会产生各种不同程度的变质现象，降低质量和疗效，造成经济损失。

任务一　中药材仓库的分类

我国中药资源丰富，品种繁多，性质各异，为最大限度保证中药材质量和预防其霉蛀变质，根据仓库承担的任务和储量大小不同，建筑条件以及仓储业务情况的复杂性，结合中药材生产企业产地的业务范围等相关要求，可将中药仓库划分为以下几个种类。

一、按照仓库的主要业务职能分类

1. 加工仓库　加工仓库指将中药储存与加工业务结合在一起的仓库，地点可设置在中药生产区或供应区。此类仓库的主要职能是对某些中药进行必要的挑选、分类、整理、分装、改装、组装和简单的流通加工，以弥补生产过程加工不足，更有效地满足客户或企业自身的需求，使产需双方更好地衔接以方便储存和适应销售需要。

2. 储备仓库 储备仓库指为储存国家的某些重要储备中药和季节性储备中药而设立的专门仓库。它的业务特点是接收和发运中药的批次量较少，中药较长时期脱离周转。其主要用来协调可能出现的重大失调，补救自然灾害所造成的损失或战争急需。它主要业务是对中药进行较长时期的保管和养护。

3. 中转仓库 中转仓库指为适应中药在运输途中进行分运或转换运输工具而建立，作为中药短暂停留的仓库。设置地点一般在铁路、公路、航运等交叉汇集点，要求有齐全的装卸设备；若是大型中转仓库，应有铁路专用线直达仓库站台或有专用航运码头，方便业务开展。

二、按照仓库的仓储技术条件分类

1. 普通仓库 指用于仓储一般性能相近，并在保管上没有特殊要求的中药仓库。它只要求有一般的保管场所，以及进出库、装卸、搬运、堆码和中药养护的普通设备。这类仓库的特点为技术装备比较简单，建造比较容易，适用范围广泛。

2. 保温、冷藏、恒温恒湿仓库 有些中药较易受外界温湿度影响而发生变质和失量，因而要求用保温、冷藏、恒温恒湿仓库加以储存。这类仓库需要配有制冷设备，并有良好的保温隔热性能以保持所需的温湿度。

3. 气调仓库 气调仓库是指能够改变仓库空气组成成分，通过充加氮气、二氧化碳或其他惰性气体，控制库内氧气浓度的中药仓库；是利用气调技术达到防虫、防霉变和保证库存中药质量的一种储存养护技术。

三、按照仓库的建筑结构分类

1. 露天库 又称货场，用于堆放中药商品的露天场所，大多是经过简单加工的天然地面，一般要比地平面高出 20~25cm，设有排水沟，以利排水。场地要平坦结实。露天库只适合储存受气候影响较小的药材，一般仅用于临时存放中药商品，不能长期储存。储存时货堆必须"上盖下垫"。

2. 半露天库 又称货棚，指用于存放中药商品的棚子。一般只有棚盖而无墙壁。其优点是结构简单、造价低廉，但隔热防潮力差，使用寿命短，一般用于短期存放笨重或轻泡商品如空箱、空瓶、空坛、麻袋、筐、篓等包装材料。当密闭库不够使用时也可暂时用来储存受温湿度影响较小的药材。在我国华北、西北等气候干燥的地区，可用来较长期储存药材，但在长江以南地区只适合作短时间的储存。

3. 平房仓库 平房仓库指单层建筑仓库，小型企业及农村、小城镇适宜建造。优点为建筑结构简单、造价较低，移库作业方便。缺点为土地利用率低。

4. 多层楼房仓库 多层楼房仓库指 2 层或 2 层以上建筑的楼房仓库，大中城市和规模较大的仓库适宜建造。优点为可提高仓容量和土地利用率，但建筑结构复杂，造价较高。

5. 高层货架立体仓库 高层货架立体仓库又称自动化立体仓库，是指采用几层、十几层乃至几十层高的货架储存单元中药，并可用相应起重运输设备进行中药入库和出库作业的仓库。此类仓库可以实现计算机网络管理，实现物流仓储的自动化、智能化、快捷化、网络化、信息化。优点是提高了土地利用率、单位面积储存量，有利于提高仓库的出入库频率，提高仓库的管理水平。自动化立体仓库是众多高技术集成工程，涉及的领域有巷道堆垛机、自动导向搬运车系统、条码技术、图像识别、网络通信、数据采集、数据库系统、自动分拣系统、实时监控系统、计算机集成管理系统等。自动化立体仓库是未来中药仓库发展的主要趋势之一。

6. 地下库 具有隐蔽、安全的特点，一般用于战备和忌高温储存的商品。这类库房要采取防潮排湿措施。

7. 密闭库 具有严密、不受气候影响、储存品种不受限制等优点。药材仓库的所有药材一般都应储存于此类库房内。

四、按中药材商品性质分类

1. 普通中药仓库 储存一般中药商品的仓库。这种类型的药材仓库，在收购、加工、调拨、批发和零售等环节中都可以设置，涉及的范围最广，数量最多，如中药材仓库、饮片库（图17-1）。

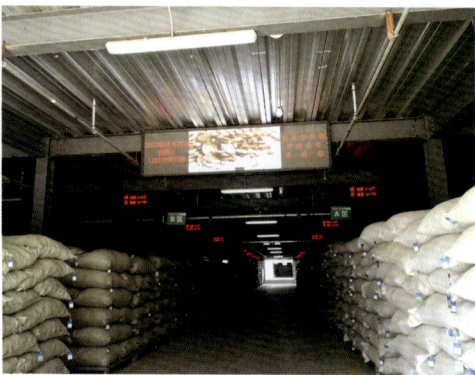

图 17-1 中药材仓库

2. 特殊药材仓库 分细贵药材库、毒剧药品库、危险品仓库等。

（1）细贵药材库 专门储存来源不易，经济价值较高的中药材。如珍珠、玛瑙、牛黄、麝香、猴枣、马宝、川贝、冬虫夏草等，不能混存于普通仓库，应设特种仓库储存。

（2）毒剧药品库 单独储存国家限制使用的毒剧药材或中成药的仓库，管理严格，设施安全。

（3）危险品仓库 专门储存易燃易爆等危险品的仓库，如火硝、硫黄以及杀灭害虫的化学熏蒸剂。

此外，还可按照仓库使用的建筑材料分类，有土石仓库、砖木仓库、钢筋混凝土仓库、钢结构桁梁仓库等；按照仓库建筑形式分类，有地上仓库、半地下仓库及地下仓库等；按照仓库的使用年限分类，有永久性仓库、半永久性仓库及临时仓库等。

任务二 中药材仓储管理

一、中药材仓库温湿度管理

影响中药储存的环境因素很多，其中最主要的是温度和湿度。中药储存过程中几乎所有质量变化都与温湿度有关。因此，必须加强库房温湿度管理，采取各种措施，创造和保证适宜的温湿度条件，确保储存中药的质量安全。

（一）中药仓库温湿度的测定

测定空气温湿度通常使用干湿球温度表。在库内，干湿球温度表应安置在空气流通、不受阳光照射的地方，挂置高度与人眼平、约1.5m。每日必须定时对库内的温湿度进行观测记录，一般在上午8~10时，下午2~4时各观测1次。温湿度记录资料要妥善保存，定期分析，摸出规律，以便掌握商品保管的主动权。

（二）中药仓库温度的调节与控制

中药仓库内温度控制要求达到冷藏温度（2~10℃）、阴凉温度（20℃以下）及常温（10~30℃）三种程度。冷藏宜以压缩式制冷机制冷，由隔热房保持低温，自动调温控制。多采用空气调节式，经通风槽将冷气送入库内，用于贵细及易霉蛀中药安全度夏。如需杀灭仓虫，则应置于-10℃以下的冷冻间。阴凉及常温库采用安装中央空调或柜式空调等达到调节温度范围的目的。此外，还可采用天然冰或人造冰降温、通风降温、凉棚降温，以及利用防空洞、地下室冷气降温。但应防止库内湿度增大。

（三）中药仓库湿度的调节与控制

中药保管要求库内相对湿度以75%以下为宜。相对湿度大于75%时，应调节与控制，主要措施：一是减少湿气来源，二是排除库内湿度。大多采用密封、通风与吸潮相结合等方法，对库内相对湿度进行调节和控制。

1. 密封防潮　密封就是把商品尽可能严密封闭起来，减少外界不良气候条件的影响，以达到安全保管的目的。采用密封方法，要和通风、吸潮结合运用，如运用得法，可以收到防潮、防霉、防热、防溶化、防干裂、防冻、防锈蚀、防虫等多方面的效果。密封保管应注意的事项有：在密封前要检查商品质量、温度和含水量是否正常，如发现生霉、生虫、发热、水淞等现象就不能进行密封。发现商品含水量超过安全范围或包装材料过潮，也不宜密封。要根据商品的性能和气候情况来决定密封的时间。怕潮、怕溶化、怕霉的商品，应选择在相对湿度较低的时节进行密封。常用的密封材料有塑料薄膜、防潮纸、油毡、芦席等。这些密封材料必须干燥清洁，无异味。密封常用的方法有整库密封、小室密封、按垛密封以及按货架、按件密封等。

2. 通风排潮　通风是利用库内外空气温度不同而形成的气压差，使库内外空气形成对流，来达到调节库内温湿度的目的。库内外温度差距越大，空气流动就越快；若库外有风，借风的压力更能加速库内外空气的对流。但风力也不能过大（风力超过5级，灰尘较多）。正确地进行通风，不仅可以调节与改善库内的温湿度，还能及时散发商品及包装物的多余水分。按通风的目的不同，可分为利用通风降温（或增温）和利用通风散潮两种。

3. 吸湿防潮　在梅雨季节或阴雨天，当库内湿度过高，不适宜商品保管，而库外湿度也过大，不宜进行通风散潮时，可以在密封库内用吸潮的办法降低库内湿度。或者使用机械吸潮方法。安装、使用除湿机把库内的湿空气通过抽风机，吸入除湿机冷却器内，使它凝结为水而排出。达到干燥去湿、保证在库中药材质量的目的。

二、中药材仓库安全管理

安全管理是中药仓库的管理重点。中药仓库的安全管理一般包括仓库设施设备安全管理、仓储中药质量安全管理、仓库工作人员人身安全管理及消防安全管理。

（一）仓库设施设备安全管理

中药仓库在作新建、扩建或改建的设计时，要充分考虑到库房管理的安全因素，合理选址和布局，充分考虑防震、防灾需求，降低库房因自然灾害带来的风险，延长其使用寿命。仓库建设过程中必须加强施工现场管理。所使用的建筑材料必须符合设计要求，施工步骤不能随意更改、减少。库房荷载指标、墙体厚度、给排水管道、电路敷设、消防等工程指标均不能低于设计值。

中药仓库的设备很多，应定期进行检修维护，保证设备能正常运行。设备使用时，要严格按照说明书或标准操作规程操作，避免发生短路、碰撞或其他安全事故。

（二）仓储中药质量安全管理

仓储中药必须放置在适宜的温湿度条件下定期养护，防止其质量变异。此外，还要做好防火、防盗、防破坏等方面的管理。仓库应做到门窗严密、牢固。库区要设立"仓库重地，未经允许，严禁入内""仓库重地，严禁烟火"等警示性标识。库房进出口安装门禁系统或采取安全员值班制度，避免非仓库工作人员随意入内，从而降低药品被污染、被盗或被调换的风险。库内可结合企业实际情况安装防盗报警装置或全天候视频监控系统。

毒性等有特殊要求的中药材应当设置专库存放，并有相应的防盗及监控设施，双人双锁管理。

（三）仓库工作人员人身安全管理

仓库工作人员在进行中药仓储作业时，要严格按照规程操作，避免意外事故发生，造成人身伤害。仓储负责人还应重视对仓储工作人员的劳动保护：按岗位需求配备工装、手套、口罩等劳保装备；从事冷藏冷冻作业的人员应配备防寒服；从事中药气调养护岗位的人员应配备氧气面罩。最大限度保证仓库工作人员的身体健康和人身安全。

（四）中药仓库消防安全管理

影响仓库的不安全因素，包括火灾、水灾、污染、爆炸、盗窃和破坏等。其中以火灾造成的危害程度最大，损失也最严重。因此防火灭火是中药仓库安全管理的重点。

1. 消防组织管理　中药仓库应当确定专人为防火负责人，全面负责仓库的消防安全管理工作。组建成立消防安全小组，定期组织学习贯彻消防法规，组织制订电源、火源、易燃易爆物品的安全管理和值班巡逻等制度，落实逐级防火责任制和岗位防火责任制；组织对职工进行消防宣传、业务培训和考核，提高职工的安全素质；组织开展防火检查，消除火险隐患；领导专职、义务消防队组织和专职、兼职消防人员，制订灭火应急方案，组织扑救火灾演练。

2. 作业过程管理　中药仓库在实施仓储作业时，严格区分易燃易爆类中药，并分库存放。存放物品应当分类、分堆、分组和分垛，并留出必要的通风、防火间距。

中药仓库装卸、转运作业时，应采取措施防止机动设备造成火灾隐患，现场应有专人管理。装卸作业结束后，应当对库区、库房进行检查，确认安全后，方可离人。

3. 火源及电器设备管理　中药仓库要严格按照消防管理制度强化电器设备及火源管理。设置醒目的防火标志，妥善管理好火种火源。库房内外严禁使用明火，如确需使用明火的，必须上报单位防火负责人批准，并采取严格的防火安全措施。

电器使用不当是造成火灾隐患的重要源头，仓库的电气装置必须符合国家现行的有关电气设计和施工安装验收标准规范的规定。库房内不准设置移动式照明灯具。敷设的配电线路，需穿金属管或用阻燃硬塑料管保护。库内严禁使用白炽灯等高温照明灯具。选择使用日光灯等低温照明灯具或其他防燃型照明灯具时，应当对镇流器采取隔热、散热等防火保护措施，确保安全，易燃易爆仓库宜使用防燃防爆灯具。仓库的电器设备，必须由持合格证的电工进行安装、检查和维修保养。电工应当严格遵守各项电器操作规程。

4. 消防设施器材管理　中药仓库内应当按照国家有关消防技术规范，设置、配备消防栓等消防设施和器材，设置的地点应明显和便于取用，周围不准堆放物品和杂物。仓库的消防设施、器材，应当由专人管理，负责检查、维修、保养、更换和添置，对消防水池、消防栓、灭火器等消防设施、器材，应当经常进行检查，保证完好有效。库区的消防车道和仓库的安全出口、疏散楼梯等消防通道，严禁堆放物品。

三、中药材仓库信息管理

按 GAP 要求，中药材生产企业应当建立中药材生产质量追溯体系，保证从生产地块、种子种苗或其他繁殖材料、种植养殖、采收和产地加工、包装、储运到发运全过程关键环节可追溯；鼓励企业运用现代信息技术建设追溯体系。

中药材生产企业应根据自身实际情况，自建或共建中药材生产质量追溯体系，有条件的情况下，鼓励建设现代化信息仓库。

（一）中药仓库信息化的作用

1. 提高工作效率 主要体现在提高中药仓库内部工作效率和提高部门间的工作效率。提高中药仓库内部的工作效率，主要是运用计算机强大的运算能力和网络技术的信息共享能力，提高业务处理速度，提高内部信息共享和业务沟通、流转效率。提高部门间的工作效率主要是通过业务流程的规范，提高部门间的信息共享和事务处理能力。增强企业对市场需求的反应能力，快速响应市场，从而提高整体竞争实力。

2. 加强管理控制能力 加强对中药仓库的监控能力，规范中药收货、入库、验收、保管、养护、发货等业务流程，监控关键业务点。加强对企业的监控能力，主要是通过信息系统规范业务处理流程，对供需双方的交易过程和业务处理流程中容易出现漏洞的环节重点监控。

3. 降低运营成本 提高工作效率和资源利用率，降低企业单位的运营成本；加强管理控制，降低损失浪费，节约成本。

4. 实现协同管理 包括中药材生产企业内部的协同管理和企业与外部的协同管理。企业内部的协同主要包括中药仓库与企业内部部门间、人员间的信息共享、业务协同和资源共享。企业外部的协同包括与供应商、客户的协同。

5. 决策支持 中药仓库信息化管理数据能够及时、客观地反馈给企业管理层，为企业决策者提供辅助决策需要的经营分析数据和提高决策执行力。

6. 可追溯体系建设 中药仓库信息化，使所有中药材生产数据更加真实、客观，有利于中药材可溯体系的建设和完善。

（二）企业计算机系统基本要求

计算机系统的基本要求一般包括两个方面：一是硬件方面的要求；二是系统运行过程中的管理要求。

1. 硬件要求 ①有支持系统正常运行的服务器和终端机；②有安全、稳定的网络环境，有固定接入互联网的方式和安全可靠的信息平台；③有实现部门之间、岗位之间信息传输和数据共享的局域网；④有药品经营业务票据生成、打印和管理功能；⑤有符合本规范要求及企业管理实际需要的应用软件和相关数据库。

2. 管理要求 ①各类数据的录入、修改、保存等操作应当符合授权范围、操作规程和管理制度的要求，保证数据原始、真实、准确、安全和可追溯；②计算机系统运行中涉及企业经营和管理的数据应当采用安全、可靠的方式储存并按日备份，备份数据应当存放在安全场所，记录类数据的保存时限至少5年。

（三）中药仓库信息系统建设

1. 医药 ERP 系统 ERP（enterprise resource planning）即企业资源计划系统，是指建立在信息技术基础上，以系统化的管理思想，为企业决策层及员工提供决策运行手段的管理平台。

目前，国内常见的医药 ERP 系统很多，中药材生产企业要根据自身实际情况作好信息系统规划、医药 ERP 系统的选型评估和建设工作。

中药材生产企业建立起 ERP 系统后，就能够实时控制并记录中药材经营各环节和质量管理全过程。在中药经营方面，改变传统的作业流程方式，通过在系统中设置各经营流程的质量控制功能，与采购、销售以及收货、验收、储存、养护、出库复核、运输等系统功能形成内嵌式结构，对各项经营活动进行判断，对不符合药品监督管理法律法规以及 GSP 的行为进行识别及控制，确保各项质量控制功能的实时和有效。既保证了经营过程中的中药质量，又基本实现了无纸化操作，大大降低了企业的运营成本。目前，医药 ERP 系统在医药流通领域已经强制推行。

2. 仓储管理系统（WMS） 随着医药流通领域的快速发展，一体化、集成化的大型医药物流中心成为医药流通领域的发展趋势，并逐步呈现与国际化接轨的势头。中药自动化立体仓库、自动分拣和传输系统、电子标签辅助拣货系统等先进设施应运而生。传统的以人工管理为主的仓储管理模式已不再适应新的历史变革。

仓储管理系统（warehouse management system，WMS）的建设立足于仓储管理需要，服务于业务，与财务、采购、销售、运输等业务直接相关。在设计与开发时要充分考虑到与业务管理相结合，实现物流、商流管理一体化、管理与作业的协同化。

3. 仓库电子标签辅助拣选系统（CAPS） 随着现代物流业的发展，电子标签辅助拣选系统（CAPS）正发挥越来越大的作用。与传统出库方式相比，利用电子标签拣货可以实现无纸化作业，大大提高作业效率和准确率，使用户的出库时间大大减少。

电子标签辅助拣选系统（computer assisted picking system，CAPS）的工作原理是通过电子标签进行出库品种和数量的指示，从而代替传统的纸张拣货单，提高拣货效率。电子标签在实际使用中可分为两种方式。

（1）DPS（digital picking system）方式 即利用电子标签实现摘果法出库。首先要在仓库管理中实现库位、品种与电子标签对应。出库时，出库信息通过系统处理并传到相应库位的电子标签上，显示出该库位存放货品需出库的数量，同时发出光、声音信号，指示拣货员完成作业。DPS 使拣货人员无须费时去寻找库位和核对商品，只需核对拣货数量，因此在提高拣货速度、准确率的同时，还降低了人员劳动强度。采用 DPS 时可设置多个拣货区，以进一步提高拣货速度。

（2）DAS（digital assorting system）方式 这是另一种常见的电子标签应用方式，根据这些信息可快速进行分拣作业。DAS 同 DPS 一样，也可多区作业，提高效率。电子标签用于物流配送，能有效提高出库效率，并适应各种苛刻的作业要求，尤其在零散货品配送中有绝对优势，在连锁配送、药品流通场合等物流中有广泛应用前景。而 DPS 和 DAS 是电子标签针对不同物流环境的灵活运用。

一般来说，DPS 适合多品种、短交货期、高准确率、大业务量的情况；而 DAS 较适合品种集中、多客户的情况。无论 DPS 还是 DAS，都具有极高的作业效率。

任务三　中药材在库养护

中药材在库管理，除开正常的收、发货、堆垛、盘存等业务之外，其中最重要的是养护管理。中药保管养护水平直接关系到药材的质量。

一、中药材仓储中常见变质现象

1. 虫蛀 虫蛀是指害虫侵入中药内部所引起的破坏作用，多发生在含淀粉、糖、脂肪、蛋白质等成分的中药材。药材虫蛀后，有的形成蛀洞，有的被蛀成粉末，使中药重量减少、有效成分损失、疗效降低或失去药用价值，破坏性极大。害虫的来源，主要是药材在采收中受到污染，而干燥时没有将虫卵杀死，带入贮藏的地方，或者是贮藏的地方和包装容器本身不清洁，内有害虫附存。药材害虫的发育和蔓延情况，与贮藏仓库环境温度、空气相对湿度以及药材成分和含水量有关。药材因含有淀粉、蛋白质、脂肪和糖类等，就成为害虫的良好滋生地，适宜的温度通常为 16~35℃，在此温度范围内，相对湿度 70% 以上，药材含水量在 13% 以上，均能促进害虫繁殖。

2. 霉变　又称发霉，是指中药受潮后在适宜温度条件下，引发散落在其表面的霉菌大量繁殖，导致发霉的现象。药材生霉后，萌发的菌丝分泌酵素，溶蚀药材的内部组织，使之腐坏变质，失去药效。有些霉菌能产生毒素，属于产毒霉菌，如曲霉素中的黄曲霉菌。有的黄曲霉菌能代谢产生黄曲霉毒素，对肝脏有强烈毒性。霉变直接影响中药材的质量和安全。

3. 泛油　又称"走油"。指中药表面出现油状物质、质地变软、发黏、颜色变深，产生败油气味的现象。中药的泛油不但指含油药材由于储存不当出现的油分外溢，产生酸败现象，而且也包括某些含糖质或黏液质的中药在变质时表面呈现出油样物质的现象。前者如柏子仁、苦杏仁、桃仁、郁李仁（含脂肪油）及当归、肉桂等（含挥发油）；后者如天冬、枸杞子、麦冬等（含糖质）。药材的泛油与药材自身性质、贮藏温湿度高和时间久有关。药材"泛油"，除油质成分损失外，常与药材的变质现象有关。

4. 变色　指中药在采收加工或储存过程中，由于保管养护不当而引起中药自身固有色泽改变的现象。各种药材都有固定的色泽，色泽是中药材品质的标志之一。引起药材变色的原因：①有些药材所含成分的结构中具有酚羟基，在酶的作用下发生氧化、聚合作用，形成大分子的有色化合物，而使中药的颜色加深。如含黄酮类、羟基蒽醌类、鞣质类的药材。②有些药材含有糖及糖酸类分解产生的糠醛或其他类似化合物，这些化合物有活泼的羟基，能与一些含氮化合物缩合成棕色色素。③有些药材所含蛋白质中的氨基酸，可能与还原糖作用而生产大分子棕色物质。④药材在加工烘干时，温度过高或药材在发霉、生虫过程中发生变色。⑤使用某些杀虫剂也会引起药材变色，如用硫黄熏蒸后所产生的二氧化硫遇水成亚硫酸，为还原剂，导致药材变色。⑥某些环境外因，如温度、湿度、空气、光照等也与变色有关。

5. 风化　指含有结晶水的无机盐类中药，在干燥空气中失去部分或全部结晶水，在中药表面形成粉末状物的变异现象。使药物外形改变，成分流失，功效减弱，如明矾、芒硝、胆矾等。

6. 潮解　指在一定温度、湿度的影响下，中药所含的可溶性糖或无机盐成分被空气中的水分逐渐溶解的现象。易潮解的中药有芒硝、大青盐、秋石、硼砂、海藻、昆布等。

7. 自燃　是一些质地轻薄松散的中药由于贮存不当自发燃烧的现象。发生原因主要是层层堆垛重压，在紧实状态中中央产生的热量散发不出去，局部温度增高，先焦化后燃烧，如柏子仁、海金沙等；也有因药材吸湿回潮或水分含量过高，堆垛过高过密，产生的内热集聚，使局部高热炭化而自燃，如菊花、红花等。

8. 其他

（1）气味散失　指某些药材含有挥发性成分（如挥发油等），在贮藏过程中因保管不当而造成挥发性损失，使得中药气味发生改变的现象。中药的气味散失既是所含挥发性成分的散失，也是有效成分的散失。因此，中药的固有气味若逐步淡弱或消失，说明有效成分在减少，从而降低疗效，如荆芥、薄荷等药材。

（2）升华　指固体中药不经过液体阶段，直接转化为气体挥散的现象。如樟脑、冰片等，当包装不严，暴露在空气中时，会随着温度升高而发生升华。温度愈高，升华愈快。

（3）融化　指中药受热后，质地变软，或黏结成团，甚至变成液体，失去原有形状的一种现象，如阿胶遇热则融化黏连；蜂蜡软化、融流等。药材耐热性差、吸湿性强、品质纯度低，都易出现融化。易融化的中药主要有蜂蜡、阿胶、鹿角胶、龟甲胶、乳香、没药、阿魏等。

二、中药材的养护方法

（一）干燥养护

通过干燥措施除去药材中多余的水分，同时可杀死霉菌、害虫及虫卵，起到防治虫、霉，久贮不变质的效果。常用的干燥方法有晒、晾、烘等。对于颗粒较小的中药粉末状药材，还可以用微波干燥法或远红外加热干燥法。

1. 暴晒法 又称晒干法，利用太阳光的热可以使药材散发水分而干燥，同时又利用其紫外线杀死霉菌及虫卵，达到防霉、治虫的目的。

2. 摊晾法 也称阴干法。将药材置于室内或阴凉处所，使其借温热空气的流动，吹去水分而干燥，适用于芳香性叶类、花类、果皮类等药材。

3. 烘干法 对含水量过高而又不能暴晒的药材，或者因为天气原因无法利用日光暴晒时，可以采用加热增温以去除水分，所用方法有火盆烘干、烘箱（烘房）烘干与干燥机烘干等。这种加热干燥方法适合大多数药材的应用，具有使用率高、省劳动力、省费用，而且不受天气限制等优点，使用范围广。此外，加热干燥也能达到杀虫去霉效果；干燥温度可以任意掌握，不致影响药材质量。

4. 石灰干燥法 凡药材容易变色、价值贵重，质地娇嫩，容易走油、溢糖而生霉虫蛀，回潮后不宜暴晒或烘干的品种如人参、枸杞子、鹿茸等，可采用石灰箱、石灰缸或石灰吸潮袋的干燥法。

5. 木炭干燥法 先将木炭烘干，然后用皮纸包好，放置于易潮易霉的药材内，可以吸收侵入的水分，从而防霉防虫。

6. 翻垛通风法 将堆码的药材踩底翻到踩面，或堆成通风踩、井字踩，使热气及水分散发。一般在梅雨季节或发现药材含水量较高时采用，并可辅以风扇、鼓风机等机械装置加速通风。

7. 密封吸湿法 利用严密的库房或缸、柜、箱、桶、瓶、塑料袋等包装器材，将中药密封，使药材与外界空气隔离，尽量减少湿气侵入药材的机会，保持药材原有的水分，防止霉变和虫蛀。但在密封前药材的水分不应超过安全值，且无变质异状存在，否则反易促进霉烂变质。

8. 远红外加热干燥养护 远红外加热干燥是20世纪70年代发展起来的一项养护新技术。干燥的原理是电能转变为远红外辐射出去，被干燥物体的分子吸收后产生共振，引起分子、原子振动和转动，导致物体变热，经过热扩散、蒸发现象或化学变化，从而达到干燥目的。该法具备干燥快、脱水率高，节能省电，成本低，保证药材质量，设备简单造价低，有利于自动化，节省劳动力等优点。但不易吸收远红外线的药材或药材太厚（大于10mm），不宜选用远红外加热干燥。

9. 微波干燥养护 微波干燥是20世纪60年代迅速发展起来的一项干燥新技术，实际上是一种感应加热和介质加热，药材中的水分和脂肪等能不同程度地吸收微波能量，并把它转变为热量，形成干燥养护。微波加热设备主要由直流电源、微波管、连接波导、加热器及冷却系统等组成。

（二）冷藏养护法

采用低温（2～10℃）储存中药，可以有效防止不宜烘、晒药材的生虫、发霉、变色等变质现象发生。目前，全国很多中药材主产区、药材市场等大多建有大型冷藏冷冻库房，常年储存中药材。不仅能防霉、防虫，而且毫不影响药材品质，使药材安全度夏。由于此法需要一定的设备、耗费能源，费用较大，适用于经济价值较高的中药材。冷藏库温度不能低于0℃，以免因受冻降低药材质量。进入冷藏库的药材含水量必须是在安全标准范围内，最好密封包装，以防止湿气进入。由冷藏库发出的药材，应从速出售，不宜久藏。

（三）埋藏养护法

埋藏养护法是利用河砂等介质将药材进行埋藏，隔绝或减少外界湿气进入，保持药材干燥，防止生虫发霉的方法。包括石灰埋藏法、砂子埋藏法、谷糠埋藏法等。不同性质的药材选择不同的埋藏介质。大宗药材不宜选用。

（四）醇闷养护法

醇闷养护法是根据害虫对乙醇气味的敏感，在密闭的条件下形成不利于害虫生长繁殖的环境，从而达到防治害虫的目的。方法是在广口玻璃瓶等容器内盛装浓度为95%的药用乙醇溶液，用双层纱布将广口瓶外口扎固，放入容器底部，然后放入药材密封共存。数量较多的药材，可以选择较大的密封容器，直接倒入乙醇。乙醇用量一般为3%（V/V）。乙醇中放一托架，上部隔空放置垫子，药材放到垫子上密封共贮。药材即用即取，即刻密封，直到容器内的药材用完。该法简便易行，适应面广，时效较长。乙醇易挥发，很少残留在药材中，不改变药物的性味。

（五）定期拌盘法

定期拌盘法是一种预防为主，防治结合的中药传统保管养护方法，适用于养护条件有限，品种数量较少的中药养护。能较好地防止药材发霉、虫蛀等变异现象的发生。拌盘方法分为堆积拌盘和装袋拌盘2种。堆积拌盘法是将药物倒入簸箕、盘篮等敞口容器内，结合揉搓进行拌和。量少的可采取集中型的整体拌和法拌盘，量大的则选用蚕食型的逐级拌和法拌盘。装袋拌盘法是将药物盛装于布袋或小麻袋内，药物的数量以袋容量的一半为宜，最多不超过袋容量的2/3，否则就不利于操作，效果也欠佳。装袋后扎紧袋口，然后拉住底部两角，上下轮换翻转，纵横揉搓，反复数次即可。

（六）无污染对抗同贮法

对抗同贮也称异性对抗驱虫养护，是利用不同品种的药材所散发的特殊气味、吸潮性能或特有驱虫去霉化学成分来防止另一种药材发生虫、霉变质等现象的一种储存养护方法。即利用不同性能的中药具有相互制约虫害的作用来进行药材储存保管的一种养护方法。其作用机制均是运用一些有特殊气味，能起驱虫去霉作用的药材与易生虫发霉的药材一起同放共存，从而达到防止药材生虫霉变的目的，其实质也就是相当于现代生物防治中类似以虫治虫，以药治药的一种形式。如泽泻、山药与丹皮同贮防虫保色，藏红花防冬虫夏草生虫，蜜拌桂圆、肉桂保味保色，大蒜防芡实、薏苡仁生虫，细辛、花椒护鹿茸，姜防蜂蜜"涌潮"，荜澄茄驱除黄曲霉毒素，当归防麝香走气色，酒蒜养护土鳖虫，蜈蚣、蛤蚧与伤湿止痛膏同贮等。

（七）气调养护法

气调养护法是指在密闭条件下，人为调节空气的组成，造成低氧环境，抑制害虫和微生物的生长繁殖及药材自身的氧化反应，以保持中药品质的一种方法。该方法可杀虫、防霉，还可在高温季节有效防止走油、变色、变味等现象的发生，成本低，无化学杀虫剂的残留，无公害，不影响人体健康，是一项科学而经济的技术。一般防霉防虫，含氧量控制在8%以下即可。

（八）化学养护法

化学养护法是将药材在置于密闭条件下，添加符合相关规定的适宜化学药剂，通过氧化还原等化学反应，改变药材原有环境条件与参数，达到预防或杀灭害虫、霉菌的目的。用于药材杀虫的药剂必须挥发性强，有强烈的渗透性，能渗入包装内，作用迅速，效力持久，穿透力强，可在短时间内杀灭一切害虫和虫卵，杀虫后能自动挥散而不黏附在药材上，对药材的质量基本没有影响。

化学养护法虽然对药材基本没有影响，但也要注意尽量采取其他方法防虫防霉。如果必须使用化学方法时，使用的次数尽量越少越好。必要时，要进行残留量的检测。目前，国家规定，中药材的化学养护禁止使用氯化苦、磷化铝等化学药剂。

（九）辐射防霉除虫养护

利用放射性^{60}Co产生的γ射线或加速产生的β-射线辐射药材时，附着在药材上的霉菌、害虫吸收放射能和电荷，很快引起分子电离，从而产生自由基。这种自由基经由分子内或分子间的反应过程诱发射线化学的各种过程，使机体内的水、蛋白质、核酸、脂肪和碳水化合物等发生不可逆变化，导致生物酶失活，生理生化反应延缓或停止，新陈代谢中断，霉菌和害虫死亡，故能有效保护药材的品质，相对延长储存期。

此外，还有环氧乙烷防霉、蒸汽加热、中药挥发油熏蒸防霉、无菌包装等中药养护新技术。

知识链接

药品储存温度要求

《中国药典》一部凡例第二十八条：阴凉处系指不超过20℃；凉暗处系指避光并不超过20℃；冷处系指2~10℃；常温（室温）系指10~30℃。

目标检测

答案解析

一、单项选择题

1. 中药材库房内，测定空气温湿度的干湿球温度表挂置高度与人眼平，约（　）
   A. 1.7m   B. 1.6m   C. 1.5m
   D. 1.4m   E. 1.8m

2. 中药仓库温度控制要求规定，常温库为（　）
   A. 2~10℃   B. 10~30℃   C. 20~30℃
   D. 20℃以下   E. 10~20℃

3. 中药仓库的安全管理不包括（　）
   A. 仓库设施设备   B. 仓储中药质量   C. 仓库工作人员人身安全
   D. 仓库消防安全   E. 中药数字安全

4. 中药材表面出现油状物质，质地变软，发黏，颜色变深，属于（　）
   A. 泛油   B. 变色   C. 虫蛀
   D. 霉变   E. 潮解

二、简答题

1. 简述中药材仓库信息化的作用。
2. 简述中药材养护的方法。

（熊　凯）

书网融合……

重点小结　　　　习题

参考文献

[1] 龙全江. 中药材加工学［M］.2 版. 北京：中国中医药出版社, 2018.

[2] 康廷国, 闫永红. 中药鉴定学［M］. 北京：中国中医药出版社, 2021.

[3] 陈随清, 秦民坚. 中药材加工与养护学［M］. 北京：中国中医药出版社, 2013.

[4] 张钦德. 中药鉴定技术［M］.4 版. 北京：人民卫生出版社, 2018.

[5] 刘根喜, 滕训辉. 黄芪生产加工适宜技术［M］. 北京：中国医药科技出版社, 2017.

[6] 屠鹏飞. 新编中国药材学（第三卷）［M］. 北京：中国医药科技出版社, 2020.

[7] 陈随清, 李向日. 中药材加工与养护［M］. 北京：人民卫生出版社, 2021.

[8] 郭兰萍, 黄璐琦. 道地药材生产技术规范研究［M］. 上海：上海科学技术出版社, 2023.

[9] 滕训辉, 闫敬来. 黄芩生产加工适宜技术［M］. 北京：中国医药科技出版社, 2017.

[10] 郑玉光, 马东来. 河北省常见中药材采收、加工与炮制技术［M］. 北京：中国医药科技出版社, 2020.

[11] 秦民坚, 郭玉海.《中药材采收加工学》［M］, 北京：中国林业出版社, 2008.

[12] 陈随清, 秦民坚. 中药材加工与养护学［M］. 北京：中国中医药出版社, 2013.

[13] 张钦德. 中药鉴定技术［M］.4 版. 北京：人民卫生出版社, 2018.

[14] 卓鱼周, 刘晓琴, 王樱静, 等. 矿物药朱砂原生矿石显微结构及 51 种微量元素含量分析［J］. 药物分析杂志, 2022, 42（12）：2069－2081.